研修医のための
神経内科診療

編著 阿部康二
岡山大学 脳神経内科学 教授

株式会社 新興医学出版社

Clinical Neurology for Residents and Medical Students

Koji Abe, MD, PhD

Department of Neurology, Graduate School of Medicine,
Dentistry and Pharmaceutical Sciences, Okayama University

SHINKOH IGAKU SHUPPAN CO., LTD TOKYO.
Printed & bound in Japan

執筆者一覧

□編集

阿部　康二　岡山大学大学院医歯薬学総合研究科脳神経内科学・教授

□分担執筆者（執筆順）

河村　　満　昭和大学医学部内科学講座神経内科学部門・教授
武田　景敏　昭和大学医学部内科学講座神経内科学部門
大鳥　達雄　日本医科大学内科学神経・腎臓・膠原病リウマチ部門・講師
片山　泰朗　日本医科大学内科学神経・腎臓・膠原病リウマチ部門・教授
羽生　春夫　東京医科大学老年病科・准教授
国分　則人　獨協医科大学神経内科・講師
平田　幸一　獨協医科大学神経内科・教授
中村　正史　東北厚生年金病院神経内科
藤原　一男　東北大学大学院医学系研究科多発性硬化症治療学・教授
武井　洋一　独立行政法人国立病院機構まつもと医療センター中信松本病院神経内科・部長
池田　修一　信州大学医学部脳神経内科リウマチ・膠原病内科・教授
松本　真一　関西電力病院神経内科・副部長
梶　　龍兒　徳島大学大学院ヘルスバイオサイエンス研究部神経情報医学部門感覚情報医学講座臨床神経科学・教授
池田　佳生　岡山大学病院神経内科・講師
桑原　　聡　千葉大学大学院医学研究院神経内科学・教授
坂井健一郎　川崎医科大学脳卒中医学教室・臨床助教
木村　和美　川崎医科大学脳卒中医学教室・教授
内野　　誠　熊本大学大学院神経内科学分野・教授
市川弥生子　東京大学医学部附属病院神経内科・助教
辻　　省次　東京大学大学院医学研究科神経内科学・教授
田口　芳治　富山大学附属病院神経内科・診療講師
田中耕太郎　富山大学附属病院神経内科・教授
深浦　彦彰　岩手医科大学内科学講座神経内科/老年科分野・講師
寺山　靖夫　岩手医科大学内科学講座神経内科/老年科分野・教授
尾野　精一　帝京大学ちば総合医療センター神経内科・教授
熱田　直樹　名古屋大学医学部附属病院神経内科・助教
祖父江　元　名古屋大学大学院医学系研究科神経内科学・教授
栗田　啓司　山形大学医学部附属病院第3内科（神経内科）・講師
加藤　丈夫　山形大学医学部附属病院第3内科（神経内科）・教授
上野　弘貴　広島大学大学院医歯薬学総合研究科病態探求医科学脳神経内科学・助教
宮地　隆史　広島大学大学院医歯薬学総合研究科病態探求医科学地域医療教育センター・講師
松本　昌泰　広島大学大学院医歯薬学総合研究科病態探求医科学脳神経内科学・教授
木村　友美　東京女子医科大学神経内科・助教
内山真一郎　東京女子医科大学神経内科・教授
清水　宏明　東北大学大学院医学系研究科神経感覚器病態学講座神経病態制御学分野・准教授
冨永　悌二　東北大学大学院医学系研究科神経感覚器病態学講座神経外科学分野・教授
加藤　裕司　埼玉医科大学国際医療センター神経内科/脳卒中内科・助教
棚橋　紀夫　埼玉医科大学国際医療センター神経内科/脳卒中内科・教授
池田　篤平　金沢大学大学院医学系研究科脳老化・神経病態学（神経内科学）
山田　正仁　金沢大学大学院医学系研究科脳老化・神経病態学（神経内科学）・教授
東海林幹夫　弘前大学大学院医学研究科脳神経内科学講座・教授
伊澤　良兼　慶應義塾大学医学部神経内科学・助教
鈴木　則宏　慶應義塾大学医学部神経内科学・教授
阿部　達哉　埼玉医科大学神経内科/脳卒中内科・助教
荒木　信夫　埼玉医科大学神経内科/脳卒中内科・教授
深江　治郎　順天堂大学医学部附属順天堂医院脳神経内科・助教
波田野　琢　順天堂大学医学部附属順天堂医院脳神経内科・助教
服部　信孝　順天堂大学医学部附属順天堂医院脳神経内科・教授
伊東　秀文　京都大学大学院医学研究科脳病態生理学講座臨床神経学・講師
高橋　良輔　京都大学大学院医学研究科脳病態生理学講座臨床神経学・教授
西澤　正豊　新潟大学脳研究所臨床神経科学部門神経内科学分野・教授
西山　毅彦　公立大学法人横浜市立大学附属市民総合医療センター神経内科・准教授
黒岩　義之　横浜市立大学大学院医学研究科神経内科学/脳卒中医学・教授
吉良　潤一　九州大学大学院医学研究院神経内科学・教授
磯部　紀子　九州大学大学院医学研究院神経内科学
佐々木秀直　北海道大学大学院医学研究科神経病態学講座神経内科・教授
秋本　幸子　北海道大学病院神経内科・助教
水戸　泰紀　苫小牧市立病院神経内科・医長
山野　光彦　産業医科大学医学部神経内科学
赤松　直樹　産業医科大学医学部神経内科学・講師
辻　　貞俊　産業医科大学医学部神経内科学・教授
三井　良之　近畿大学医学部神経内科・准教授
楠　　　進　近畿大学医学部神経内科・教授
青木　吉嗣　国立精神・神経センター神経研究所遺伝子疾患治療研究部・研究員
武田　伸一　国立精神・神経センター神経研究所遺伝子疾患治療研究部・部長
中島　健二　鳥取大学医学部医学科脳神経医科学講座脳神経内科分野・教授
中辻　裕司　大阪大学大学院医学系研究科情報統合医学神経内科学・講師
佐古田三郎　大阪大学大学院医学系研究科情報統合医学神経内科学・教授
大原　麻耶　東京医科歯科大学大学院医歯学総合研究科脳神経病態学・医員
水澤　英洋　東京医科歯科大学大学院医歯学総合研究科脳神経病態学・教授

初期研修医・後期研修医に贈る神経内科診療の面白さ

2004年から卒後臨床研修が義務化され，すべての医師が幅広い基本的臨床能力を身につけることを目標として，医学部卒業生が全国の基幹病院へ臨床研修に行く時代となりました。医学部で受けた教育を実際の臨床現場での研修によって自分のものとすることで，救急医療から慢性疾患まで幅広く医師としての将来的な発展のための基礎作りが標準化されたと言えます。神経内科（Neuro1ogy）は一般臨床上で頻度の高い頭痛やしびれ，めまいなどの診療を得意としているため研修に最適であるということで，卒後臨床研修のなかでも特に人気のあるローテーション分野になっています。

神経内科は生活習慣病やメタボリックシンドロームを基盤として発症する脳卒中や認知症，頭痛，パーキンソン病などの今後ますます患者数が増加する疾患をはじめ，神経変性疾患や神経免疫疾患，リハビリテーション医学などを対象としており，意識障害など救急医療においても神経内科研修経験は非常に役立ちます。神経内科診療は今後ますます面白くなる分野と考えられているだけでなく，あらゆる診療分野の中で限りなく患者サイドに近い立場での診療ができます。そのためか内科系あるいは外科系を問わず将来どの専門分野に進むにしても臨床医としての実力が付くと研修医の皆さんが考えているようです。

もしかしたら一見とっつきにくい分野と思われがちな神経内科ですが，逆に疾患理解や基本的な診察手技，診断技術のコツを会得すれば，日進月歩の脳画像診断と併せてむしろ日常研修が面白くてたまらないということになります。そこで本書は日々臨床現場で神経疾患患者を診療している初期研修医・後期研修医の皆さんが，実際に本書を片手にすぐ診断や検査，処置に興味をもって臨めるようにという配慮のもとで，全国的にご活躍中の先生方に分かりやすく解説をしていただきました。本書が神経内科の日常研修を遂行する上での一助となり，併せて医学生やその他の関連する診療科の先生方にもご活用いただければ幸いです。

2009年9月

阿部康二

目 次

症候・検査・処置編

1. 神経内科的診察法のポイント ……………3
A. 病歴聴取と身体診察は診断の両輪である …3
B. 一般内科と脳神経の診察ポイント …………4
C. 上肢と歩行の診察ポイント …………………6
D. 下肢と腱反射，感覚の診察ポイント ………7
E. 診察所見のまとめ ……………………………8

2. 神経心理的診察と検査のコツ ……………9
A. 失語 ……………………………………………9
B. 失行……………………………………………12
C. 失認（視覚性失認を中心に） ………………14
D. まとめ…………………………………………15

3. 脳画像による脳梗塞の急性期診断………16
A. CT（computed tomography） ……………16
B. MRI（magnetic resonance image），MRA（magnetic resonance angiography）……18
C. SPECT（single photon emission computed tomography）………………………………19
D. PI（perfusion image）灌流画像 …………19
E. CT 灌流画像（CTP：CT perfusion） ……22

4. 脳画像による認知症の鑑別診断 …………23
A. アルツハイマー病（Alzheimer's disease：AD）……………………………………………23
B. レビー小体型認知症（Dementia with Lewy bodies：DLB）と認知症を伴うパーキンソン病（Parkinson's disease with dementia：PDD）………………………………………25
C. 脳血管性認知症（Vascular dementia：VaD）……………………………………………27
D. 前頭側頭型認知症（Frontotemporal dementia：FTD）………………………………28
E. 進行性核上性麻痺（Progressive supranuclear palsy：PSP） ………………………28
F. 大脳皮質基底核変性症（Corticobasal degeneration：CBD）…………………………29
G. ハンチントン病（Huntington's disease）…29
H. クロイツフェルト-ヤコブ病（Creutzfeldt-Jakob disease）……………………………29
I. まとめ…………………………………………29

5. 末梢神経伝導検査と針筋電図検査………30
A. 末梢神経伝導検査……………………………30
B. 針筋電図検査…………………………………33
C. まとめ…………………………………………37

6. 腰椎穿刺と髄液細胞診 ……………………38
A. 腰椎穿刺………………………………………38
B. 髄液細胞診……………………………………41

7. 筋生検と神経生検…………………………43
A. 筋生検…………………………………………43
B. 神経生検………………………………………46

8. テンシロンテスト…………………………50
A. 神経筋接合部の機能…………………………50
B. 神経筋接合部以外のアセチルコリン作用性シナプス ………………………………………52
C. コリンエステラーゼ（cholin-esterase）…54
D. AChE 阻害薬とその薬理作用 ………………54
E. テンシロンテストと重症筋無力症…………55
F. テンシロンテストの実際……………………55
G. 重症筋無力症の診断…………………………55
H. 抗 AChE 剤投与量の決定……………………56
I. 重症筋無力症急性期憎悪時…………………56
J. テンシロンテストの判定……………………56

9. 重心動揺計 …………………………………58
A. 重心動揺検査の原理…………………………58
B. 重症動揺検査の方法…………………………59
C. 重心動揺検査の解析項目……………………59
D. 各種の神経疾患における重心動揺解析……61
E. 重心動揺検査の意義…………………………62
F. まとめ…………………………………………62

10. 自律神経機能検査（含 MIBG 心筋シンチ）……………………………………………63
A. 心血管系検査…………………………………63
B. 瞳孔系検査……………………………………65

C．発汗系検査 ……65
D．皮膚交感神経機能検査 ……65
E．MIBG心筋シンチグラフィー ……66

11．頸部血管超音波検査と経頭蓋ドプラ検査 ……68

A．頭頸部における血管の解剖について ……69
B．頸部血管超音波検査 ……69
C．経頭蓋ドプラ検査（Transcranial dopplar ultrasonography：TCD） ……72
D．まとめ ……76

12．好気的運動負荷試験と阻血下前腕運動負荷試験 ……77

A．好気的運動負荷試験と阻血下前腕運動負荷試験の臨床的意義 ……77
B．部分的阻血下前腕運動負荷試験 ……79
C．好気的運動負荷試験 ……80

13．遺伝子診断の実際 ……82

A．遺伝子検査を行う前に考慮すべきこと ……83
B．神経内科診療における遺伝子診断の流れ ……87
C．まとめ ……89

14．ボツリヌス毒素注射法 ……90

A．A型ボツリヌス毒素について ……90
B．ボツリヌス毒素注射の実際 ……93

15．血漿交換療法 ……99

A．血漿交換治療の歴史 ……99
B．血液の組成と対応療法 ……99
C．血漿交換療法の種類 ……100
D．適応疾患 ……101
E．治療方法の実際 ……101
F．副作用 ……101

16．嚥下障害対策と在宅経管栄養剤 ……104

A．嚥下障害対策 ……104
B．在宅経管栄養剤 ……106

17．コミュニケーション機器の活用 ……109

A．どのような場合に必要となるか ……109
B．コミュニケーション機器にはどのようなものがあるか ……109
C．実際の導入にあたり配慮すべき点 ……111

18．呼吸障害・喀痰吸引と人工呼吸器の選択 ……112

A．呼吸障害を生じる神経内科疾患 ……113
B．呼吸管理 ……113

19．特定疾患と介護保険の活用 ……117

A．特定疾患とは ……117
B．特定疾患医療受給者証の申請 ……119
C．特定疾患に対する行政サービス ……119
D．介護保険制度 ……120
E．特定疾患認定患者の介護保険サービス利用 ……122

20．意識障害の診かたと脳死判定の実際 ……124

A．意識障害とは ……124
B．意識障害の診かた ……125
C．植物状態と脳死の区別 ……127
D．脳死判定基準と脳死判定の実際 ……128

疾患編

1．脳卒中① 脳梗塞 ……133

A．脳梗塞の診断 ……134
B．ガイドラインに基づく脳梗塞治療 ……138

2．脳卒中② 脳出血，くも膜下出血，もやもや病 ……144

A．脳出血（Intracerebral hemorrhage：ICH） ……144
B．くも膜下出血（Subarachnoid hemorrhage：SAH） ……145
C．もやもや病 ……148

3．脊髄血管障害 ……150

A．脊髄虚血性疾患 ……150
B．脊髄出血性疾患 ……152
C．脊髄動静脈奇形 ……154
D．まとめ ……156

4．認知症① アルツハイマー病 ……157

A．病態 ……157
B．診断 ……158
C．診察 ……158
D．検査 ……160
E．治療 ……162
F．まとめ ……162

5. 認知症② レビー小体型認知症，前頭側頭型認知症 ……164
A. レビー小体型認知症（Dementia with Lewy bodies：DLB） ……164
B. 前頭側頭型認知症（Frontotemporal dementia：FTD） ……168

6. 認知症③ 脳血管性認知症 ……171
A. 定義と診断 ……171
B. 臨床病型 ……172
C. 危険因子 ……173
D. 経過と症状 ……173
E. 画像所見 ……173
F. 脳血管性認知症の病理 ……174
G. 大規模臨床試験 ……174
H. 治療 ……175

7. 髄膜炎，脳炎，脳膿瘍 ……178
A. 問診・診察・検査 ……178
B. 感染性中枢神経炎症 ……181
C. 非感染性中枢神経炎症および脳症 ……184

8. パーキンソン病 ……187
A. 病理 ……187
B. 症状 ……188
C. 画像 ……190
D. 診断 ……192
E. 治療 ……192
F. まとめ ……195

9. パーキンソン症候群（SND，PSP，CBD） ……196
A. 線条体黒質変性症（striatonigral degeneration：SND） ……197
B. 進行性核上性麻痺（progressive supranuclear palsy：PSP） ……198
C. 大脳皮質基底核変性症（corticobasal degeneration：CBD） ……200

10. 脊髄小脳変性症と多系統萎縮症 ……202
A. 脊髄小脳変性症の概念と分類 ……202
B. 多系統萎縮症（Multiple system atrophy：MSA） ……203
C. 皮質性小脳萎縮症（Cortical cerebellar atrophy：CCA） ……205
D. 優性遺伝性SCD（Autosomal dominant SCD：ADSCD） ……205
E. 劣性遺伝性SCD（Autosomal recessive SCD：ARSCD） ……206

11. 筋萎縮性側索硬化症と運動ニューロン疾患 ……208
A. 運動ニューロン病とは ……208
B. 運動ニューロン病の診察ポイント ……209
C. 筋萎縮性側索硬化症（ALS） ……210
D. 脊髄性進行性筋萎縮症（SPMA） ……211
E. 球脊髄性筋萎縮症（BSMA，KAS病） ……211
F. Kugelberg-Welander（K-W）病とWerdnig-Hoffmann（W-H）病 ……212
G. 運動ニューロン病の臨床検査所見 ……212
H. ALSと運動ニューロン病治療の現状 ……213

12. 重症筋無力症 ……215
A. 疫学 ……215
B. 分類 ……216
C. 臨床的特徴と診断 ……216
D. 機序 ……217
E. 検査 ……217
F. 成人眼筋型重症筋無力症 ……218
G. 成人全身型重症筋無力症 ……218
H. 抗MuSK抗体陽性重症筋無力症 ……219
I. 小児重症筋無力症 ……219

13. 多発性硬化症，NMO ……221
A. 診断 ……221
B. 身体診察のポイント ……223
C. 画像・臨床検査のポイント ……224
D. 見落としやすい注意点 ……225
E. 治療 ……225

14. 不随意運動をきたす疾患，ハンチントン病 ……228
A. 振戦（tremor） ……228
B. アテトーゼ（athetosis） ……230
C. 舞踏病（chorea） ……230
D. ジストニア（dystonia） ……231
E. 片側バリズム（hemiballismus） ……232
F. ミオクローヌス（myoclonus） ……232
G. アステリキシス（asterixis） ……232
H. チック（tic） ……233
I. その他の不随意運動 ……233

15. てんかん ……234
A. てんかんの診断 ……234
B. てんかんの治療 ……237
C. まとめ ……238

16. 末梢神経障害 ……240
A. 免疫性末梢神経障害 ……240
B. 遺伝性末梢神経障害 ……245

C. 糖尿病性ニューロパチー ……………………245

17. 筋ジストロフィー，多発筋炎 …………248

A. Duchenne型筋ジストロフィー（Duchenne muscular dystrophy：DMD）…………248

B. 多発筋炎（polymyositis：PM），皮膚筋炎（dermatomyositis：DM）………………250

18. 頭痛，正常圧水頭症 ………………………253

A. 頭痛 ……………………………………………253

B. 正常圧水頭症（NPH）………………………256

19. 膠原病関連神経疾患・がん関連神経疾患 ……………………………………………………258

A. 膠原病関連神経疾患 …………………………258

B. がん関連神経疾患 ……………………………262

20. プリオン病・亜急性硬化性全脳炎 ……265

A. プリオン病 ……………………………………266

B. 亜急性硬化性全脳炎（Subacute sclerosing panencephalitis：SSPE）………………269

索引 …………………………………………………271

症候・検査・処置編

症候・検査・処置編

1. 神経内科的診察法のポイント

岡山大学大学院 医歯薬学総合研究科 脳神経内科学　阿部康二

Key words　神経内科診察，脳神経，腱反射

要　点

①病歴聴取と身体診察は診断の両輪であり，この2点を心掛けることでかなり神経内科的診断が正確に行え診療に役に立つ。
②「目は口ほどに物を言い」，眼球の診察は瞳孔や眼瞼部，眼球運動，眼振，眼底などの診断上有用な情報が多いので十分に行う。
③上下肢の診察では筋トーヌスや筋脱力（運動麻痺），筋萎縮，腱反射が要点である。
④歩行観察はそのパターンからさまざまな疾患が鑑別できるので，診断上極めて大切である。
⑤皮膚感覚検査は患者の主観的返答に頼る検査なので，再現性を確認することが重要である。

重要ポイント

①構音障害：口唇や舌，咽頭喉頭筋など言語の末梢発生装置の異常であり，言語のプログラミング障害である失語症（大脳中枢性の障害）と混同しないことが大切。
②運動麻痺：運動神経のうち上位（錐体路）の障害あるいは下位（末梢運動神経）の障害，あるいは両方で起こる。簡単な診察で区別できるのでそれぞれの特徴を理解することが大切。

A 病歴聴取と身体診察は診断の両輪である

神経内科の臨床診断は，症状の時間的推移（病歴聴取）と病変の空間的広がり（診察所見）を突き詰めることでかなり正確に行えるので，常にこの2点を心掛けることで外来あるいは病棟診察に役に立ち臨床医としての実力も養われる。

病歴については，主訴の経時的変化に応じて，下記のような病態を想定する（**図1**）。また主症状や随伴症状ばかりでなく陰性症状も確認・記載する。

主訴の記載は，歩行障害(gait disturbance)，運動失調症（ataxia），片麻痺（hemiparesis），認知症（dementia）のような抽象的表現だけ

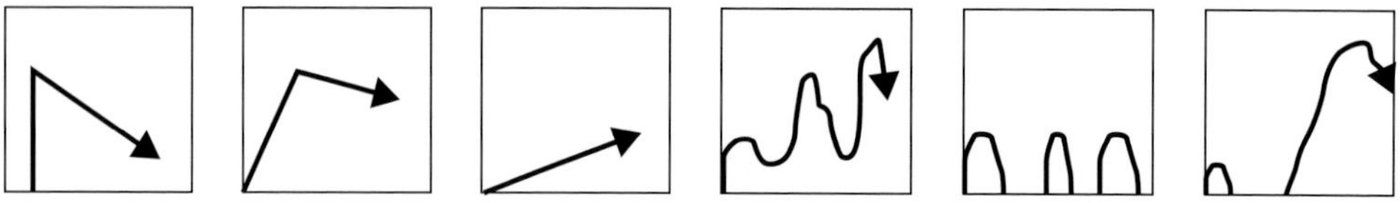

症状：	突然発症・軽快	急性発症・発熱	潜行発症・進行性	再発と緩解・症状蓄積	同一症状・再発	先行感染・急性続発症状
病態：	血管障害，循環障害	感染症，炎症	神経変性疾患，悪性腫瘍，老化性疾患	脱髄性疾患	機能性疾患	傍感染性疾患
診断：	脳梗塞，脳出血 くも膜下出血 脳底動脈循環不全	脳炎，髄膜炎， 脳膿瘍 神経ベーチェット	アルツハイマー， 筋萎縮性側索硬化症 パーキンソン， 脊髄小脳変性症 変形性頸椎症，脳腫瘍	多発性硬化症	てんかん，片頭痛 肝性脳症	ギランバレー フィッシャー症候群

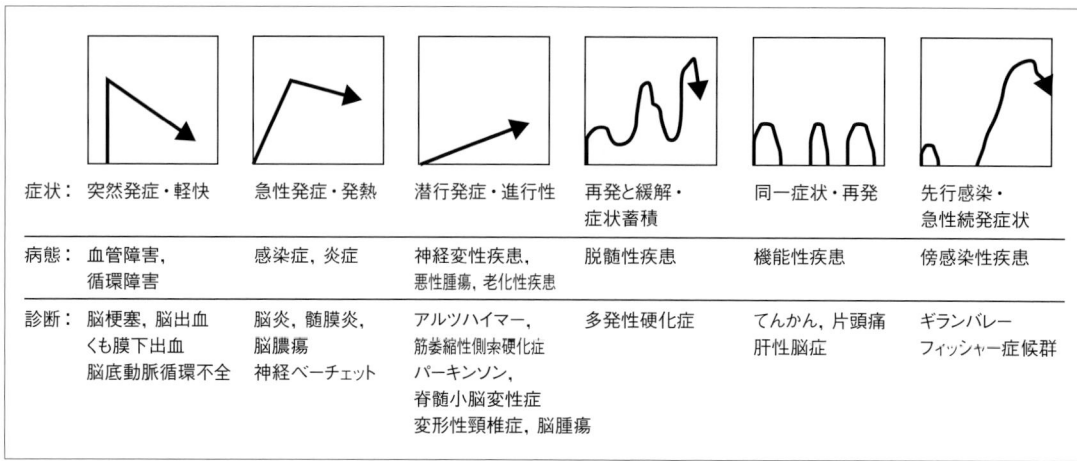

図1　臨床症状の変化から見た鑑別診断

ではなく判定の根拠になった症状の具体的内容や程度（手足のしびれ，麻痺，頭痛，めまい，ふらつき，物忘れ，体の動きが鈍い，手足がやせてきた，意識がおかしい，呂律が回りづらい，痙攣，目が見えづらい，耳が聞こえづらいなどの患者の訴えそのもの）も併せて記載しておくことが大切なポイントで，所見のまとめ方としては 一般内科的所見を記載した後で神経内科的所見を記載する，という習慣をつけるとよい。

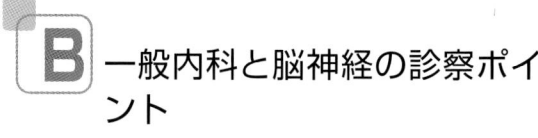

B　一般内科と脳神経の診察ポイント

病歴聴取の段階から診察は始まっていると考え，病歴を聴取しながら患者の表情や会話，精神状態その他を観察する。大脳高次機能に障害がありそうなら，発語状態や物品呼称，復唱などは簡単に診ておく。必要に応じて，理学的診察後に簡易痴呆検査や詳しい高次脳機能検査などを行う。

次に椅子に座って対座した状態で，最低限の一般内科的診察を行う。顔色，眼瞼および眼球結膜の観察，ついで両手首で脈を観察する。聴診器を用いた胸腹部の聴診や血圧測定などは最後にまとめて行う。

続いて脳神経の観察に入るが，まず嗅神経は通常問診で代用可とし，異常の疑われる場合は患者を閉眼させ紙巻タバコ，香水，樟脳などを鼻先に近づけ当てさせ鼻孔の左右別に検査する。

次に視力と視野の診察では，視力は問題がなければ問診のみ，または簡易視力表を利用する。極度に低下している場合は光覚，手動弁，指数弁で判定。対座法による視野検査（confrontation test）では，患者の片眼ずつを検者の指の動きを視標として患者に答えさせ判定する。次に部屋をやや暗くしてペンライトで瞳孔検査を行い，左右比較や形状を中心に観察したのち対光反射を直接・間接ともに観察する。そのまま直像鏡で眼底検査を行う。

部屋を明るく戻して，眼瞼や眼球運動，眼振の観察を行う。内眼角付近の xanthoma

表1　構音障害から見た鑑別疾患

構音	使用筋	障害部位	鑑別疾患
パ行（口唇音）	口輪筋	顔面神経，顔面筋	Bell麻痺，顔面肩甲上腕型筋ジス
ラ行（舌音）	舌筋	舌下神経，舌筋	脊髄小脳変性症，球麻痺による舌萎縮
ガ行（喉頭音）	喉頭筋	舌咽神経，咽頭筋	咽頭麻痺，球麻痺，鼻声

その他：言語緩慢ーパーキンソン病，易疲労性ーMG，仮性球麻痺ー脳卒中・ALS，嗄声ー喉頭麻痺，失声ー声帯麻痺。
失語症と混同しないこと。

をはじめ，眼振の有無，眼球可動範囲，輻輳反射などが診るべきポイントである。重症筋無力症を疑ったら，上方の持続固視による眼瞼下垂や外眼筋麻痺の増悪など易疲労性の有無もチェックし，PSPを疑ったら固視させたまま頭部を上下左右に他動的に動かし，人形の眼現象を確認するのも診察ポイントである。

次に顔面筋の観察として，まず開口させてみる。三叉神経運動枝が麻痺していると開口により下顎は麻痺側に偏倚する。また咬筋・側頭筋を触診し，左右差や萎縮の有無を調べる。顔面筋の麻痺では，麻痺側の開口が不十分となる（斜卵型の口）。ついで前額皺，努力閉眼時の筋力および睫毛の隠れ具合（ciliary sign），口とがらし，口角引き等における左右差を観察する。球麻痺では口ふくらませができなくなる。前額皺の著明な左右差や兎眼は末梢性顔面神経麻痺（ベル麻痺）を示唆し，瞬目毎の頬や頤の連合運動は陳旧性末梢性顔面神経麻庫（ベル麻痺後遺症）を示唆している。

次に構音障害について，パ行，ラ行，ガ行の順に発音させ，障害があれば**表1**のように判断する。

顔面表在覚は，筆（**図2**最上）で前額から頬，頤にかけてチェックし，聴力は音叉

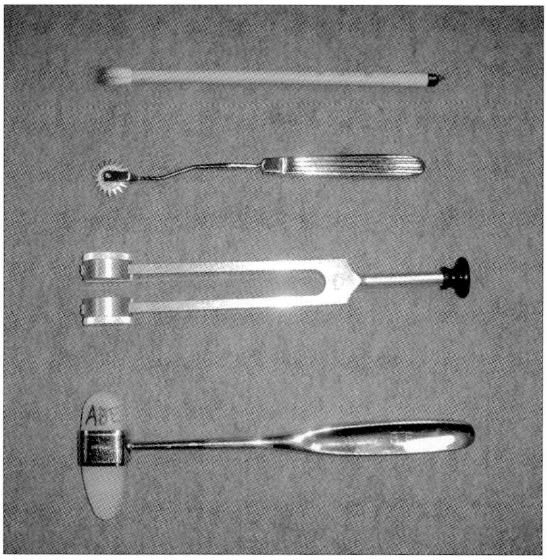

図2　主な診察用具

（**図2**上から3番目）を鳴らして聴力の左右差，Weber，Rinneを検査する。次に舌と口腔内の観察に入り，まず提舌させ舌の位置や舌表面を観察する。舌下神経麻痺では堤舌により舌は麻痺側に偏倚する。舌萎縮や筋線維束収縮（fasciculation）がある場合はALSやKennedy-Alter-Sung病などを疑う。次に舌圧子と懐中電灯をとり，発声時の軟口蓋・咽頭後壁の動きについて，口蓋垂挙上やカーテン徴候などに注意して観察する。筋強直性ジストロフィーでは舌に舌圧子をあててその上を叩打し，ミオトニー現象を確認する。味覚は通常問診で代用するが，

自覚症状のある場合や末梢性顔面神経麻痺では精査が必要となる。舌の前2/3の味覚は，顔面神経枝の鼓索神経で支配され，後1/3は舌咽神経支配であることを認識する。頸部の診察では，口角引きでの前頸部広頸筋の収縮具合（顔面神経支配）や，副神経支配である胸鎖乳突筋（SCM）と僧帽筋上部の脱力，萎縮や筋力左右差を観察する。

C 上肢と歩行の診察ポイント

まず上肢の観察としては，手掌を上にして両膝の上にのせてリラックスさせ，安静時振戦の有無を観察する。ついで手背を上にして両手を前方に突き出し，姿勢時振戦の有無を観察する。Piano playing fingerがあれば，脊髄後索障害を考える。両手を前胸部にかざすと微細な振戦も検出できる。筋トーヌスは，錐体路障害の場合は痙直（spasticity）を示し，錐体外路障害では強剛（ridigity）を示すのでこの区別は重要な診断ポイントである。まず上肢では手首を他動的にゆっくり上下させ 筋強剛の有無，またそのパターン（歯車様か鉛管様か）を判定する。肘関節の屈曲伸展でもrigidityが診られる。次いで他動的に前腕をすばやく回外させspasticityの有無を観察する。

筋力に関しては，特に訴えのない場合は上肢Barre検査と握力測定のみで済ませてもよいが，筋脱力と萎縮が近位筋優位か遠位筋優位であるかは重要なので必ず把握して記載する。一般的には筋原性疾患は近位筋優位の障害となり，神経原性疾患は遠位筋優位の障害となる（**表2**）。障害のレベル診断には，各筋を支配する髄節レベルと末梢神経を覚えておくことが大切である。

次に上肢の協調運動検査（前腕回内外，指鼻試験）のために，患者に前腕を回内外してもらいリズムや巧緻性をみる。指鼻試験は開眼と閉眼の両方で調べたほうがよい。指鼻指試験は視標である検者の指の位置を変えて行う。

次いで患者を立たせて，起立歩行検査に入る。まずルーチンに自然歩行させて姿勢やarm swingに注意し，継ぎ足歩行，Romberg徴候の有無について診察し，必要に応じて上肢懸振性やPu1sion検査，しゃがみ立ち（Gowers徴候），つま先・踵歩き，

表2　四肢筋力低下の診かた

障害部位	臨床所見	鑑別ポイント	疾患例
上肢	近位筋障害	万歳できず，洗濯物が干せない，蒲団を押入れに上げ入れにくい	多発筋炎，ALS，筋ジス
	遠位筋障害	握力低下，ペットボトルが開けづらい	末梢神経障害，ALS
下肢	近位筋障害	つかまり立ち（Gowers徴候陽性）	多発筋炎，筋ジス，ALS，糖尿病性筋萎縮症，GBS
	遠位筋障害	つま先立ちできない（腓腹筋力低下）踵立ち（前脛筋力低下）	末梢神経障害，ALS，GBS，遠位筋ミオパチー

表3 歩行のパターンから見た鑑別診断

歩行障害のパターン	特徴と病態	鑑別診断例
片麻痺歩行	ぶん回し歩行	脳梗塞，脳出血
対麻痺歩行	はさみ脚歩行	痙性対麻痺，HTLV-1関連脊髄症
小脳失調性歩行	広横幅，継足歩行不可	脊髄小脳変性症，小脳炎後遺症
脊髄失調性歩行	Romberg徴候 (+)，洗面現象 (+)	脊髄癆，Friedreich失調症
鶏歩	下垂足	腓骨神経麻痺，ポリオ
動揺歩行	腰振り，モンロー	多発筋炎，進行性筋ジストロフィー
パーキンソン歩行	前傾小歩，すくみ足，加速，突進	パーキンソン病
小刻み歩行	小歩すり足，上半身正常	ラクナ梗塞，血管性パーキンソニズム
間欠性跛行	血管性，脊髄性，馬尾性	閉塞性動脈硬化症，前脊髄動脈症候群，腰部脊柱管狭窄症

表4 運動麻痺の診かた

障害部位	臨床所見	鑑別ポイント	疾患例
上位運動ニューロン	筋萎縮（ー） 痙性麻痺 腱反射亢進 病的反射出現 （錘体路徴候）	Hoffmann反射 （Troemner反射） （Wartenberg反射） Babinski反射 Chaddock反射	脳卒中後遺症 変形性頸椎症、OPLL 筋萎縮性側索硬化症（ALS） 痙性対麻痺（HAMなど）
下位運動ニューロン	筋萎縮（十） 弛緩性麻痺 腱反射消失	筋線維束収縮 （fasciculation）	糖尿病性ニューロパチー 筋萎縮性側索硬化症（ALS） Guillain-Barré 症候群

hoppingなどをさせて詳細に診察する。Romberg徴候は，運動失調が脊髄小脳変性症や小脳出血，急性小脳炎，Fisher症候群などの小脳失調（陰性）によるものか，あるいは脊髄癆（梅毒）や亜急性連合性脊髄変性症，Sjögren症候群脊髄症（陽性）によるものかの鑑別診断上極めて重要な診察ポイントである。**表3**に歩行のパターンからみた鑑別診断を挙げてある。

D 下肢と腱反射，感覚の診察ポイント

歩行からそのままベッドで仰臥位になってもらい，下肢の観察に入る。まず下肢外旋位，内反尖足，足関節異常など姿位異常の有無を診る。下肢の筋トーヌスの観察は，まず伸展している下肢の片膝後部を急速に持ち上げて，膝関節の屈曲程度を観察したのち，屈曲伸展を繰り返して判定する。脳卒中や頸椎症，ALSなどの錐体路障害ではトーヌスは亢進し，末梢神経障害などの下位運動神経障害ではトーヌスは低下する（**表4**）。小脳失調症が疑われる場合は膝踵試験を左右交互に行い，必要に応じて下肢での描円，踵での膝タッピング，腕組み・起き上がり（asynergiaの検査）などを追加で行わせる。下肢Barre検査は，患者を腹臥位にして行う。必要に応じてパーキンソン病患者では頭落下試験（head drop test），頭蓋内

感染症が疑われる場合は項部硬直やKernig徴候，腰部椎間板ヘルニアが疑われる場合はLasegue徴候などを調べる。

次にハンマーをとって顔面と四肢の腱反射診察に入るが（**図2**最下），ハンマーは手首のスナップを利かせて，sharpに叩くと良い結果が得られる。腱反射は，顔面から順序よく上肢，下肢と所見をとっていく。反射がうまく出ないときは，Jendrassikの増強法を試み，これでも反応が認められない場合は消失と判定する。病的反射は，頭部ではsnout反射，上肢ではHoffman反射，下肢ではBabinski徴候，Chaddock徴候はルーチンで診ておくが，必要に応じてsucking反射やforced grasping，palmo-mental反射，逆Chaddock反射なども追加する。皮膚刺激はハンマーの柄や車のキー，虫ピン，爪楊枝などで行う。

次に患者を仰臥位にしたまま皮膚知覚検査に入るが，まず表在覚として，筆（**図2**最上）でlight touchを診，ついで針やコロ（**図2**上から2番目）で痛覚，続いて温冷水試験管を用いて温覚をみる。胸髄髄内病変が疑われる時は仙骨部回避（sacral sparing）の有無も診ておく。次に深部覚として音叉による振動覚，位置覚，爪床圧迫痛等を判定する。複合感覚の異常は頭頂葉障害を示唆しているが，2点識別覚と立体認知で簡略に検査できる。知覚障害の分布は，髄節性か末梢神経支配領域性か，手袋靴下型かなど病変の性質が推定できるように注意して所見を取るのがポイントである。また記載は10点満点中の何点かなど定量的表現を心掛ける。知覚検査は患者の主観的返答に依存しているため（患者依存性診察所見），検査結果の再現性を確保するように検査時間や日時を変えて繰り返し検討することがポイントである。また患者の訴えに振り回されて，徒に診察時間を浪費することもあるので注意する。

E　診察所見のまとめ

上記の神経内科的診察結果をまとめるに当たっては，所見の左右差とレベル（高位），程度の3点に注意しつつ所見の把握に努めるとポイントを掴んだ診察結果につながる。上記診察所見と聴取病歴と照らし合わせ，病巣診断と原因診断に基づいて暫定診断を得，鑑別疾患を列挙したのちに血液検査や脳画像検査や，脳脊髄液検査，筋電図などの補助検査を検討する。

症候・検査・処置編

2. 神経心理的診察と検査のコツ

昭和大学 医学部 神経内科 河村 満・武田景敏

Key words 失語，失行，失認

要 点
①失語とは，言語を介するコミュニケーションの障害で，Broca失語，Wernicke失語などの失語型がある。
②失行とは，運動麻痺や感覚障害などの要素的障害によらない行為の障害で，観念性失行，観念運動性失行，肢節運動失行がある。
③視覚性失認とは，視覚的に呈示された物品の認知障害であり，聴覚，触覚といった他の感覚様式を介する認知は可能である。

重要ポイント
①失語の診察は患者の自発語が重要であり，自然な会話における発話量，発語速度，錯語の有無などを診る。
②失行の診察では，慣習的動作，道具の使用行為，複数物品による系列行為について，口頭命令，模倣，実使用の順で実施する。
③視覚性失認には統覚型視覚性失認と連合型視覚性失認があり，その鑑別に模写が有用である。

神経心理学的診察と検査はもちろん神経内科的診察の一つで，運動，感覚，自律神経機能とともに重要である。しかし，神経内科専門医でも苦手な人が多く難解とされる場合が多い。ここでは，研修医のために，難解と言われている神経心理学的症候診察と検査のコツをわかりやすく述べたいと思う。

内容は，神経心理学的症候の中でもっとも高頻度で重要な，失語，失行，失認の3つの症候に絞った。

A 失語

1. 失語の分類

失語とは言語を介するコミュニケーションの障害で，多くは脳血管障害でみられる。一般的には以下の分類が用いられる。

1) Broca失語

運動性失語とも呼ばれる。発話量が少なく，非流暢，努力性でたどたどしい話し方を特徴とする。言語理解は原則として保た

れている。優位半球のBroca領域（下前頭回後部）の病変，脳血管障害では左中大脳動脈領域梗塞で生じる。顔面や上肢に強い片麻痺を合併することが多い。

2）全失語

すべての言語機能が重篤に障害された状態で，発話はまったくみられない無言の状態か，特定の言葉を繰り返し発する再帰性発話がみられることがある。言語理解も重度に障害されており，「はい/いいえ」で答える簡単な質問においても障害が明らかである。左シルビウス裂周囲の前頭葉，側頭葉，頭頂葉に及ぶ広範な病変で生じる。

3）Wernicke失語

感覚性失語とも呼ばれる。発話は流暢でなめらかだが，内容には乏しい。簡単な会話では大きな障害を認めないこともある。しかし検査の状況では言語理解障害が明らかになる。また錯語が多くみられる。優位半球のWernicke領域（上側頭回後部）の病変で生じる。

4）健忘性失語

物品の名称が出ない喚語困難が目立ち，「あの，その」といった指示代名詞を多用する。また名称のかわりに用途などを説明する迂遠な言い回しがみられる。発話は流暢で言語理解，復唱も良好である。さまざまな病変で生じる。

以上の失語の4型はよくみられる失語型であるが，次に述べる2型は比較的稀な失語型である。

5）伝導性失語

発語は流暢であるが，錯語が多く，えんぴつを「えんとつ，てんぴつ，えんぴつ」といったように言いなおしながら修正するのが特徴である（これを接近現象と呼ぶ）。言語理解は良好で，日常会話でほとんど問題ない。これに対して，復唱障害が強いのが特徴である。病巣はBroca領域とWernicke領域を結ぶ弓状束を含む病巣で生じる。

6）超皮質性失語

伝導性失語とは逆に，復唱が保たれている失語症型で超皮質性運動失語，超皮質性感覚失語と，これらが混合した混合型超皮質性失語に分けられる。超皮質性運動失語は自発話で会話量が著明に減少しているにもかかわらず，復唱，言語理解が良好なことが特徴である。Broca失語の回復期にみられることがある。超皮質性感覚失語は，発話は流暢だが，他の人がいった語や句を繰り返す反響言語を特徴とし，言語理解は著しく障害されている。復唱は保たれている。病巣については諸説があり，ここでは割愛する。

2．診察法

1）自発話

失語の診察は第一に問診で患者の自発話を診ることが重要である。自然な会話における発話量，発話速度，長さ，発話開始の状況，錯語の有無などを診る。Broca失語では多かれ少なかれ発話量の減少がみられ，発話速度は低下し，長さも短縮する。さらに，発話開始が遅れ，「えんぴつ」を「てんぴつ」というような音素性錯語や「えんぴつ」を「めがね」というような意味性錯語が認められることがある。Wernicke失語では自発話は流暢で，よどみなく話すことができ，文法的な異常は少ない。しかし内容は空虚で，理屈に合わず，言葉の使い方も適切でない。音素性錯語や意味性錯語もしばしばみられる。相手の話が理解できないために，会話の内容が食い違い，しばしば相手に聞き返すことがある。急性期に錯語や新造語が多く含まれたでたらめな文章をべらべらと話し続けるjargon（ジャルゴン）のみられる場合がある。伝導性失語では，発話量が多く，自発話で音素性の錯語が多いのが特徴である。それに加え，発話の誤りに気づき，自己修正し，正しい語に近づこうとする。

2）語想起

語想起の検査では物を見せたり，触らせたりしてその名前をいうことを呼称（confrontation naming）という。物を見せたり触らせたりせずに，随意的に名前を思い出すことを喚語（word finding）と呼び，呼称と喚語を合わせて語想起（word retrieval）という。すべての失語で多かれ少なかれ語想起に障害がみられる。呼称はベッドサイドにあるさまざまな物品を手に取って見せ，名称を答えさせる。患者に負担がなければ20個ぐらいは答えさせる。喚語は，新聞や週刊誌に載っている写真を見せ，説明させ，説明の際に喚語された名詞の数を数える。

3）言語理解

問診で患者の自発話を診る際にも，言語理解能力についてある程度推測できる。ベッドサイドでは「目を閉じてください」「口を開けてください」などの簡単な指示に従うかどうかを観察する。他にYes/No問題（例えば「あなたは医者ですか」，「7月に雪が降りますか」と聞いて違うと答えれば正解）が便利である。

4）復唱

まず簡単な単語を繰り返させ次に文章を復唱させる。Broca失語，Wernicke失語でも障害がみられ，障害の内容は自発話と類似するが，伝導失語では復唱障害が最大の特徴である。伝導性失語では自発話に比較して復唱が極端に悪く，音素性錯語が著明である。自発話でみられたように発語の誤りを修正する傾向がみられる。超皮質性運動性失語，超皮質性感覚性失語では自発話の障害に比較して復唱がよく，長い文でも復唱できる。

5）音読・書字

最後に患者に音読・書字をさせ，読み書き能力を診る。簡単な単語を音読させ，次に新聞の文章などを音読させる。書字も同様に，簡単な単語，次に文章を書かせる。この際，病前書き慣れていた名前や自宅の住所では誤りがみられないことも多いことは留意すべきである。Broca失語では書字に比較し読みが良好であることが多い。純粋失読・失読失書・純粋失書といった，会話に異常がなく，音読・書字に障害が強い病態もある。

3．失語の評価

これまで述べてきた順序で診察を行い，失語型の判定を行う。以下に簡単な鑑別のためのチャートを示す（**表1**）。

表1 失語型の判定

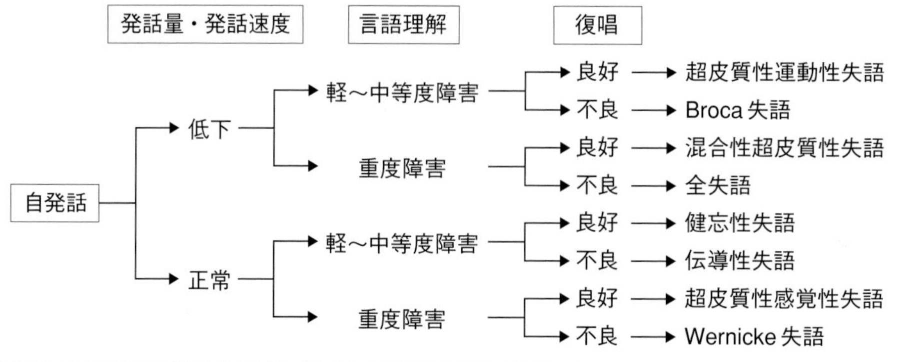

B 失行

1．失行の分類

古典的な失行の他に，歩行失行，着衣失行，構成失行などさまざまな用語・分類があるが，ここではLiepmannが分類した3つの臨床型の診察法について述べる。Liepmannは失行を他の運動障害から独立させ，四肢の運動感覚器官を，ある特定の目的を達するために用いることができない症状と定義した。このままでは難解なので，ここでは失行は運動麻痺や感覚障害などの要素的障害によらない手指の拙劣さや道具の使用障害といった行為の障害と定義する。Liepmannは失行を大きく運動失行と観念失行の2つに分類し，運動失行をさらに肢節運動失行と観念運動性失行に分けた。肢節運動失行，観念運動性失行，観念性失行が生じる領域はそれぞれ重なっており，これらが独立してみられることは稀である。

1）肢節運動失行

肢節運動失行は拙劣症とも呼ばれ，動作がぎこちなく，大雑把になり，一見運動失調とも似ている。病巣は左右の中心領域（中心溝を挟む前後の領域）で，症状は大脳病変とは反対側の上肢に生じる。大脳皮質基底核変性症の初期症状としても重要である。

2）観念運動性失行

観念運動性失行の特徴は日常生活上の自発動作は行うことができるが，同じ行為でも検者の口頭命令に従って行う場合や，検者のまね（模倣）をさせる場合にうまくできない。できない行為も常に失敗するわけではなく，正確にできる場合もある。病巣は左頭頂葉の縁上回，上頭頂小葉の皮質と皮質下白質で，症状は右手にも左手にも生ずる。

3）観念性失行

観念性失行の特徴は観念運動性失行とは異なり，日常生活上の動作を遂行する際にも障害が生ずる。複雑でなければ模倣動作には障害が認められない。数個の対象物を必要とする，いくつかの運動からなる系列行為で障害が明らかになる。病巣は左頭頂後頭葉すなわち角回を中心とする領域で生ずる。

2. 診察法

失行検査に用いる行為の種類は主に慣習的動作，道具の使用行為，複数物品による系列行為からなり，これらの行為を口頭命令，模倣，実使用の順で実施する。肢節運動失行ではボタンをはめる動作，手袋をはめる動作，物をつまむ動作など比較的単純な行為で見出すことができる。観念運動性失行や観念性失行とは異なり，自発運動，模倣動作，道具使用のいずれにおいても，症状が認められる。

1）慣習的動作：「兵隊の敬礼」，「さようならと手を振る」，「おいでおいでと手を招く」

まず「兵隊の敬礼をしてください」と口頭で指示し，うまくできなければ検者が動作をして見せて模倣させる。観念運動性失行では敬礼のかわりにさよならの動作をするなど運動のとり違いがみられる。観念性失行でも同様の症状がみられる。

2）道具の使用行為：「金槌で釘を打つ」「櫛で髪の毛をとかす」「歯ブラシで歯を磨く」

道具の使用行為ではまず「金槌で釘を打つまねをしてください」と指示し，口頭命令でうまくできない場合には，検者の動作を模倣させる。次に実際に金槌を手渡して使用させる。観念運動性失行では口頭命令，模倣ではうまくできなくても実際に道具を使用させるとうまく使えるのが特徴である。

3）系列行為：「マッチを使ってろうそくに火をつける」「徳利とお猪口を使ってお酒を飲む」

観念性失行ではろうそくに火をつける場合にマッチ箱をろうそくの芯に近づけるなど，マッチとマッチ箱の取り違え（道具の取り違い）がみられる。またマッチを取り出し，火をつけずにろうそくに近づけるといった行為の一部の省略や，行為の順番の間違いなどもみられる。

3. 失行の評価

失行の診察する際の注意点を述べる。まず失行の検査は左右の上肢を別々に調べる。次に失行は左半球の障害で生じることが多く，右麻痺を伴っていることが多い。しかし利き手でない左手においても失行がみられることを留意する必要がある。したがって右麻痺がある場合は左手で検査を行う（例えば左手で「兵隊の敬礼」をしてもらう）。

以上述べてきた失行症状の特徴を**表2**に示す。

重要な点は観念運動性失行では道具の使用行為において，口頭命令より模倣，模倣より実使用で改善がみられること，観念性失行では道具の使用目的の誤り（道具の取り違い）が特徴で，複数物品の系列操作で誤りが顕著であることである。

表2　失行症状の特徴

	自発運動	口頭命令	模倣
観念運動性失行	○	×	×
観念性失行	×	×	○
肢節運動失行	×	×	×

○：障害なし，×：障害あり

C 失認（視覚性失認を中心に）

1．失認の分類

失認とは，ある感覚を介して対象物を認知することができない状態であり，対象物の認知障害は意識障害，認知症，感覚低下では説明できず，他の感覚様式を介すれば，その対象物を認識できる。視覚，聴覚，触覚などの失認がある。ここでは視覚性失認についてその分類と診察法を述べる。

視覚性失認とは視覚的に呈示された物品の認知障害で，触覚，聴覚といった他の感覚様式を介すると物品を認知することができる。Lissauerは視覚失認を統覚型と連合型に分類した。以下にその分類を述べる。また連合型視覚性失認に似た症状を示す視覚性失語についても述べる。

1）統覚型視覚性失認

視力，視野などにほとんど異常がないにもかかわらず，形態の認知が重度に障害されている状態で，○や×といった簡単な図形の区別も困難である。もちろん文字や顔の認知も障害される。形態の認知が障害されるため，写字や模写ができない。病巣は両側後頭側頭葉で，一酸化炭素中毒や両側後大脳動脈領域の梗塞で生ずる。

2）連合型視覚性失認

形態の認知は保たれているが，物品を見てそれが何であるかわからない状態で，統覚型視覚性失認とは異なり，形態の認知が保たれているため写字や模写が良好であることが特徴である。一般的に実物より写真での認知が難しく，写真よりも線画の認知がさらに難しい。物品を触ったり，音を出したりすると何であるか比較的容易にわかる。病巣は統覚型視覚性失認とほぼ同様であり，統覚型視覚性失認の回復期にみられることがある。

3）視覚性失語

物品を見て，対象を呼称できないが，その対象を認識している状態で，使用法を示したり，名前をいわれてそれを指示したりすることができる。視覚系と言語系の連合が障害されている病態と考えられている。左後頭側頭葉内側部の病変で生ずる。

2．診察法

1）物品の呼称

実物，写真，線画などをみせて呼称させる。一般的に視覚性失認では実物より写真，写真より線画のほうが難しい。

2）物品の指示

名称を言い，対応する物品を実物，写真，線画の選択肢の中から選ばせる。

3）模写

単純な幾何学図形（丸，三角，四角など），物品の線画などを模写させる。模写ができれば形態の認知はできていることがわかる。

4）物品の使用法の説明

呈示された物品の使用法を動作（使うまねをする）や言語によって説明させる。

視覚性失語では物品の呼称ができないが，物品の指示，使用法を説明できることが連合型視覚性失認との重要な鑑別点となる。

以下に視覚性失認と視覚性失語の鑑別点を示す（**表3**）。

表3　視覚性失認と視覚性失語の鑑別

	統覚型視覚性失認	連合型視覚性失認	視覚性失語
物品の呼称	×	×	×
物品の指示	×	×	○
模写	×	○	○
物品の使用法の説明	×	×	○

○：障害なし，×：障害あり

D まとめ

研修医の皆さんが出会う失語，失行，失認の多くは脳卒中症例であると思う。しかし，アルツハイマー病やパーキンソン病などの変性性疾患にも生じることがある。特に孤立性に発症する病態（例えば原発性失語症）などが注目されている。

また，神経心理学的症候は，上記3つ以外にもたくさんある。例えば，遂行機能障害，健忘なども高頻度症候である。また，最近では情動障害や気分障害，さらに社会的認知障害なども注目されてきている。これらについては，参考文献を参照していただきたいと思う。

文　献

1) 平山惠造，河村　満：MRI脳部位診断．医学書院，1993.
2) 河村　満，山鳥　重，田邉敬貴：失行．医学書院，2008.
3) 河村　満，高橋伸佳：高次脳機能障害の症候辞典．医歯薬出版，2009.

　

症候・検査・処置編

3．脳画像による脳梗塞の急性期診断

日本医科大学 内科学 神経・腎臓・膠原病リウマチ部門　大鳥達雄・片山泰朗

Key words　CT，MRI，BPAS，early CT sign，hyperdense MCA sign

要　点

①CTでは半日から1日経過して，浮腫を伴った淡い低吸収域として梗塞領域が観察される。また，脳梗塞発症2～3週間以内の変化としてearly CT signやhyperdense MCA signが観察される。

②MRI拡散強調画像で発症1～2時間以内で梗塞巣が明瞭に描出されるため，近年では，脳血管障害急性期における必須の検査となっている。また，椎骨脳底動脈解離の診断には，BPAS画像が有用である。

③SPECTは，luxury perfusion，misery perfusion，diaschisis，脳循環予備能など脳虚血に伴うさまざまな病態の把握ができる。

④Perfusion MRIではdiffusion perfusion mismatchが観察され，ペナンブラに相当すると考えられており，血行再建により救出し得る領域として注目されている。

⑤Perfusion CTは単純CTに引き続いて施行でき，検査の簡便性，迅速性の面でメリットがある。同時に撮影した画像を3次元的に合成した3D-CTで脳血管の評価ができる。

重要ポイント

①CT上，広範な早期虚血変化がある症例はt-PAによる血栓溶解療法の禁忌であるためearly CT signの的確な読影が重要である。

②画像診断は重要であるが，しっかりと神経所見をとり異常を見逃さないことが肝要である。

脳血管障害急性期における各種画像診断について以下に解説する。

A　CT（computed tomography）

CTは脳血管障害急性期の画像診断として，まず施行されるべき画像検査であり，その診断能力と価値は高い。脳出血，くも膜下

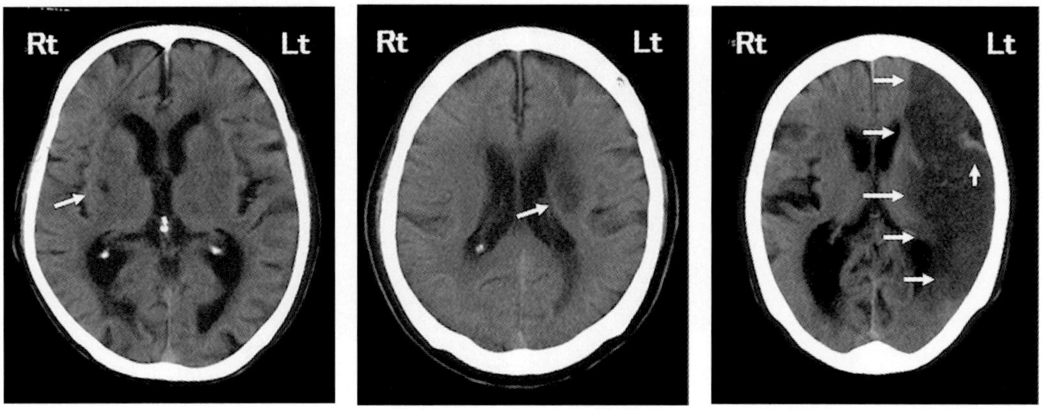

【ラクナ梗塞】
右被殻に10mm程度の低吸収域がみられる（矢印）。
ラクナ梗塞は基底核や白質に好発し，大きさは1.5～2cm以下である。

【アテローム血栓性梗塞】
左放線冠に境界不鮮明な低吸収域がみられる（矢印）。
頭蓋内外のアテローム硬化に起因する。側副血行路の発達により，皮質は梗塞に陥らない。

【心原性脳塞栓症】
左中大脳動脈領域に境界明瞭な低吸収域がみられる（矢印）。
脳浮腫が強く，一部，出血性の領域が高吸収域としてみられる（矢頭）。

図1　脳梗塞の病型とCT画像所見

出血等の出血性病変は発症時より高吸収域として描出される。脳梗塞の場合は，発症時および発症早期ではCT上の変化はみられない。通常，半日から1日経過して，浮腫を伴った淡い低吸収域として梗塞領域が観察される。

脳梗塞の分類として米国のNINDS Ⅲ[1]が，我が国でも汎用されている。臨床カテゴリーとして，アテローム血栓性脳梗塞，心原性脳塞栓症，ラクナ梗塞，その他の4つに分類されている。

アテローム血栓性脳梗塞は，高血圧，糖尿病，高脂血症などの動脈硬化性の基礎疾患がリスクファクターとして背景にある。梗塞の発症機序により多様な臨床像を呈す。心原性脳塞栓症は心房細動，弁膜症などの心疾患により形成された心内血栓が塞栓子となり梗塞をきたす。臨床症状は突発完成型である。内頸動脈閉塞症例では，続発する脳浮腫の程度が強く，致死的な脳ヘルニアをきたしやすい。また，塞栓発症後，閉塞動脈の自然再開通がみられ，それに伴い出血性梗塞（梗塞巣内での出血）を呈し，脳浮腫を一層増悪させる。ラクナ梗塞は高血圧や糖尿病との関連が深く，臨床症状としては，片麻痺のみ等のラクナ症候群を呈する。予後は比較的良好であり脳浮腫も軽度である。

各梗塞病型別の典型的な画像所見を呈示する（**図1**）。

画像解像度の向上により中大脳動脈領域の心原性脳塞栓症などでは脳梗塞超急性期（発症2～3週間以内）における変化をearly CT signとして捉えられるようになってきている。レンズ核陰影の不明瞭化，淡い低吸収域，皮質髄質境界の不鮮明化，脳溝の不

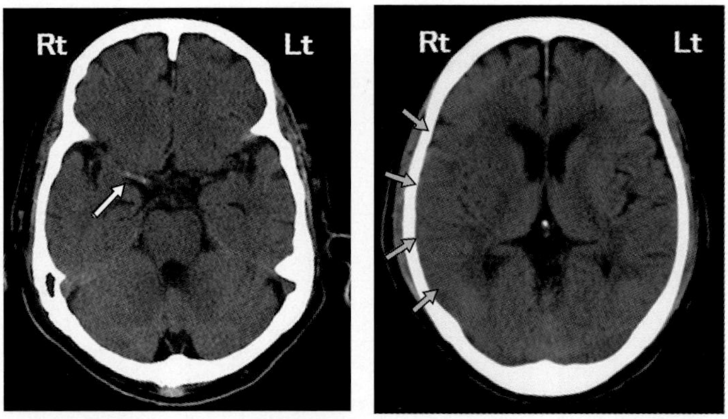

【右中大脳動脈の心原性脳塞栓症の症例（発症より2時間）】
左の画像では，右中大脳動脈内の血栓が高吸収を呈している（矢印）。それより上のスライスである右の画像では，レンズ核陰影の不明瞭化，淡い低吸収域，皮質髄質境界の不鮮明化，脳溝の不鮮明化（矢印）がみられている。

図2　hyperdense MCA sign と early CT sign

鮮明化が観察される。また，中大脳動脈内の血栓が高吸収領域として観察されるのはhyperdense MCA signとよばれている（**図2**）。

CT上広範な早期虚血変化がある症例はt-PA（tissue plasminogen activator）による血栓溶解療法の禁忌であるためearly CT signの的確な読影が重要である。

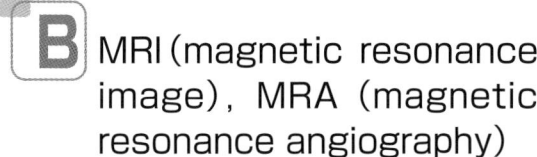

B　MRI（magnetic resonance image），MRA（magnetic resonance angiography）

MRIはCTより情報量が豊富で，頭蓋骨によるアーチファクトがなく小脳脳幹部の梗塞を観察しやすい。超急性期に梗塞巣が明確に描出されるため，近年では，脳血管障害急性期における必須の検査となっている。T1強調画像，T2強調画像，FLAR画像，拡散強調画像，T2＊（スター）画像など，さまざまな撮像条件により病態の多角的な把握ができる。

MRAは，血管撮影に相当する画像を，無侵襲かつ簡便に描出できる。撮像面に流入する血流が高信号になる原理を用いたTOF（time of flight）法による撮像が一般的に用いられている。脳動脈の狭窄や閉塞，動脈硬化による動脈壁の不整，動脈瘤等が描出される。血流の状態を画像化したものであるため，病変がなくても部分的に描出されないことがアーチファクトとしてしばしばみられ，読影には注意を要する（**図3**）。近年，脳動脈解離の診断には，MRAに加えてBPAS（Basiparallel Anatomical Scanning）画像が有用である。脳動脈瘤の外径が拡大した椎骨脳底動脈として観察される。

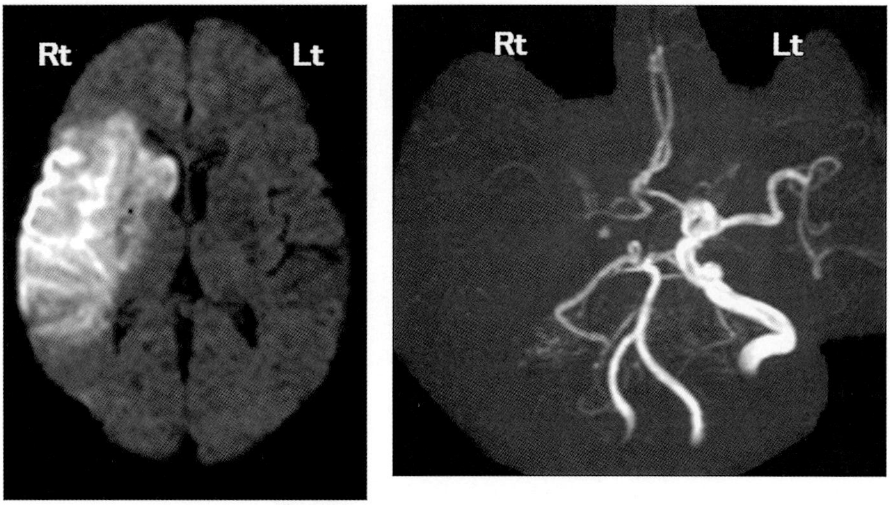

DW　　　　　　　　　　MRA

【右中大脳動脈領域の心原性脳塞栓症の症例（発症より2時間）】

DW画像で，右中大脳動脈領域のほぼ全体（一部右前大脳動脈領域）が高信号を呈している。MRA画像では左側の中大脳動脈と内頸動脈は描出されているのに対して，右側のそれらはほとんど描出されておらず，右内頸動脈閉塞例と診断された。

図3　脳梗塞急性期のMRI，MRA所見

C　SPECT (single photon emission computed tomography)

SPECTはRIを使用した検査であり，蓄積型の脳血流トレーサーを静脈注射し，脳に集積したトレーサーより放出されるガンマ線を検出器で捉えて画像化したものである。トレーサーとしては，^{123}Iで標識したIMP，^{99m}Tcで標識したHMPAOとECD，神経細胞のベンゾジアゼピン受容体に特異的に結合する^{123}I-Iomazenilが使用されている。

IMPによる脳血流SPECTは脳虚血に伴うさまざまな病態の把握に有用である。脳梗塞急性期におけるコアとペナンブラの把握，脳虚血後の再灌流に伴うluxury perfusion（贅沢灌流）や脳主幹動脈狭窄によるmisery perfusion（貧困灌流）の診断，梗塞部位と神経連絡のある遠隔部の血流異常（diaschisis）の診断，アセタゾラミド負荷による脳循環予備能の評価が行われている。

画像解析の手法として，測定データを標準脳上に置きかえて統計処理するSPM（statistical parametric mapping），3D-SSP（three dimensional stereotactic surface projections）[2]が開発され，広く臨床に用いられている（**図4**）。

D　PI (perfusion image) 灌流画像

MRIで新しく導入された撮像技術であり，施設により撮像可能である。造影剤を使用

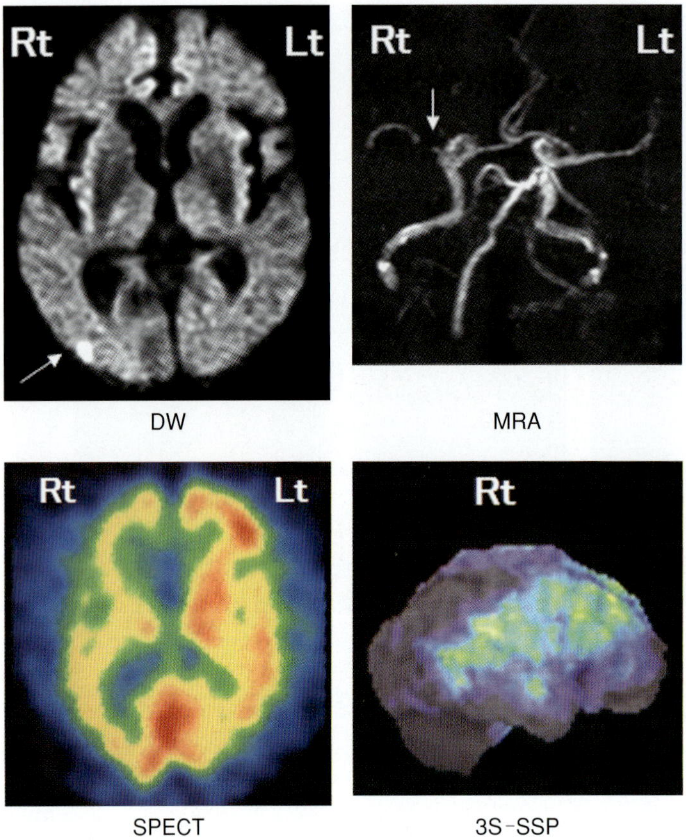

【右中大脳動脈のアテローム血栓性脳梗塞の症例】

構音障害，左半身麻痺。発症1時間35分でt-PA投与開始，投与中に症状の著明な改善がみられた。引き続き頭部MRI，MRA施行。MRA画像では右中大脳動脈M1の狭窄（矢印）がみられ，この部位での血管の閉塞が生じたと考えられたが，血栓溶解療法により，DW画像では小梗塞（矢印）を呈するのみであった。
後日のSPECT（IMP）では，右側は暖色で示される領域が対側とくらべて少なく，慢性的な右中大脳動脈領域の血流低下がみられている。
3D-SSPでは血流低下領域が，右大脳半球表面上に青から黄色で投射されている。

図4　脳動脈狭窄症例のMRI，MRA，SPECT，3D-SSP所見

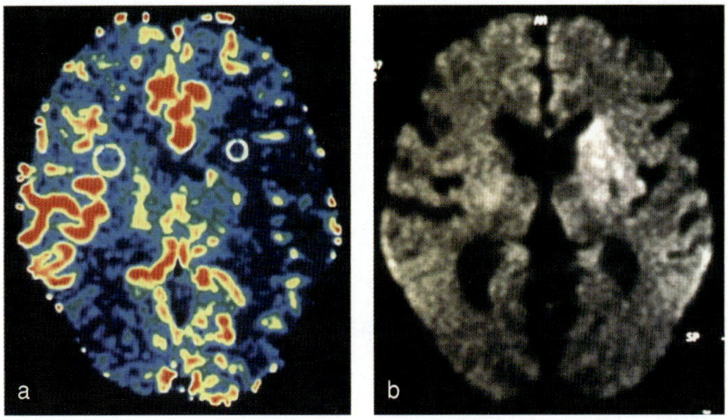

【一側中大脳動脈閉塞例】

PI画像（a）の信号低下領域は，DW画像（b）の高信号領域（梗塞領域）より大でありdiffusion-perfusion mismatchがみられる。この領域がペナンブラに相当すると考えられる。（五十嵐博中博士より提供）

図5　脳梗塞急性期PI画像とDW画像

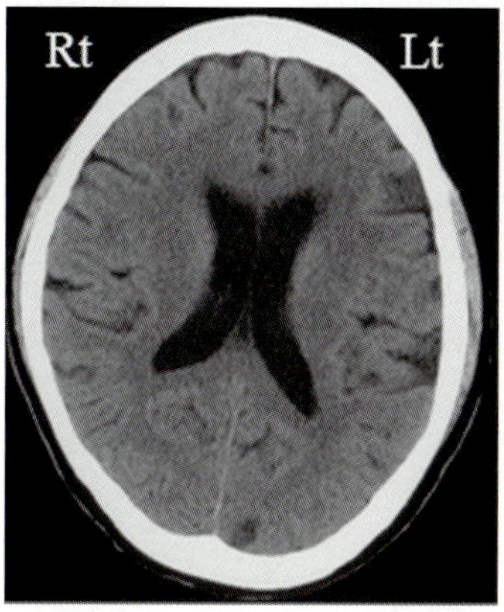

単純CT

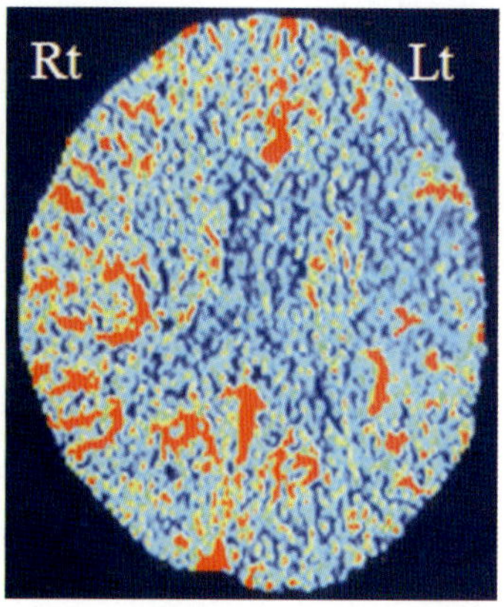

灌流CT（CBF）

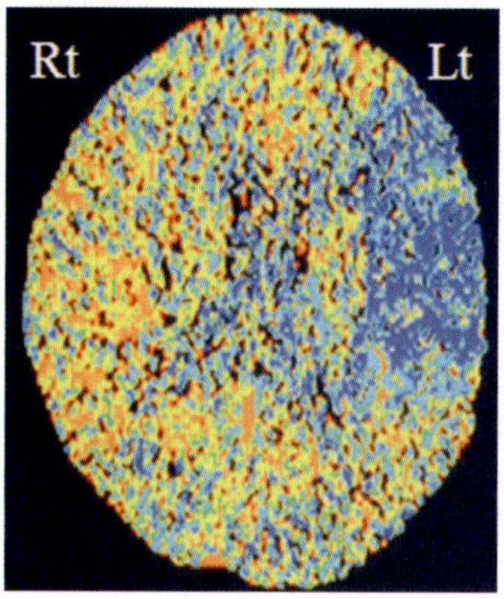

灌流CT（MMT）

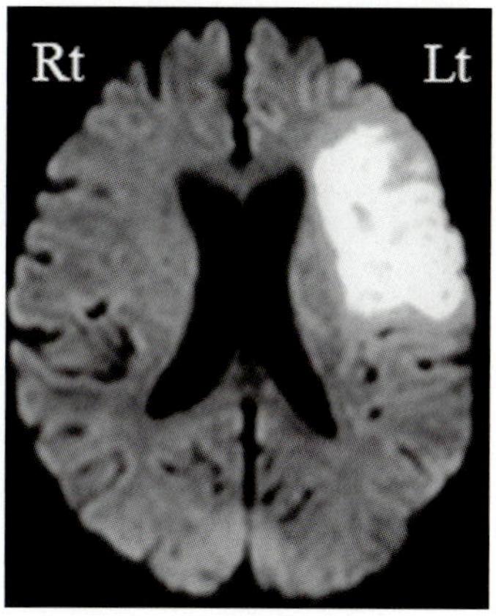

MRI DW

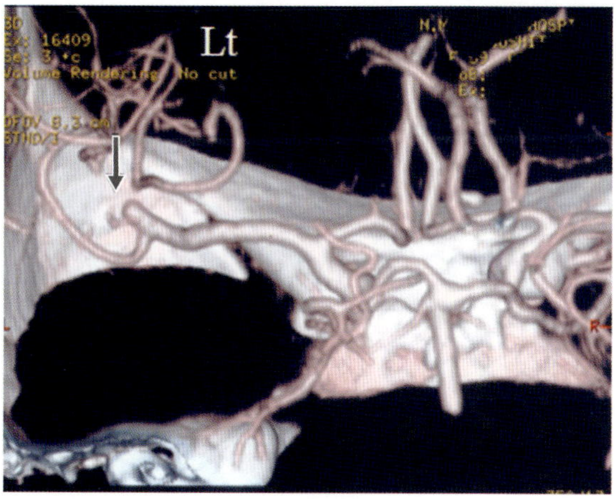

3D-CTA

【左中大脳動脈の
心原性脳塞栓症の症例】

59歳女性。意識障害，右麻痺，失語で発症。発症45分で頭部CT施行。CT上変化みられず，引き続き灌流CT，3D-CT施行。中大脳動脈領域でCBF（Cerebral Blood Flow）の低下，MMT（Mean Transient Time）の延長がみられた。

3D-CTAでは左中大脳動脈はM1の途中（矢印）で閉塞していた（3D-CTAは他の画像と左右逆に注意）。発症2時間後のMRI DWでは梗塞部位が明瞭に描出されている。本症例は血小板10万以下で禁忌項目に該当したため，t-PAは使用しなかった。

図6　灌流CT画像と3D-CTA画像

して，脳血液量（CBV），脳血流量（CBF），平均通過時間（MTT）が算出され，脳灌流状態が評価できる。

脳梗塞超急性期では，DWで描出される梗塞領域を取り囲む，より広範囲な低灌流領域がPIで描出される例があり，diffusion perfusion mismatch とよばれている。この領域はペナンブラに相当すると考えられており，血行再建により救出し得る領域として注目されている（**図5**）。

E CT灌流画像（CTP：CT perfusion）

CT灌流画像は，造影剤を急速静注しながらマルチスライスCTで連続的に撮像することにより脳血流量が定量できる。PI灌流画像と同様に，脳血液量（CBV），脳血流量（CBF），平均通過時間（MTT）が算出される。脳血管障害の発症直後は，はじめに単純CTが施行されることが多く，CTPは，患者を移動させることなく引き続き施行でき，PI灌流画像と比較して検査の簡便性，迅速性の面でメリットがある。同時に，撮影した画像を3次元的に合成した3D-CTAでMRAと同様，脳血管の観察ができる（**図6**）。

文　献

1) National Institute of Neurological Disorders and Stroke Ad hoc Committee：Special report from the National Institute of Neurological Disorders and Stroke. Classification of cerebrovascular diseases Ⅲ. Stroke, 21：637-676, 1990.
2) Minoshima S, Frey KA, Koeppe RA, et al.：A diagnostic approach in Alzheimer's disease using three-dimensional stereotactic surface projections of fluorine-18-FDG PET. J Nucl Med, 36：1238-1248, 1995.

症候・検査・処置編

4. 脳画像による認知症の鑑別診断

東京医科大学病院 老年病科　羽生春夫

Key words　認知症，MRI，SPECT

要　点

①認知症はさまざまな原因疾患によって生じるが，脳画像はそれぞれの病理・病態像を反映し，特徴的な画像所見から早期診断や鑑別に利用される。
②アルツハイマー病は，海馬領域の萎縮と側頭頭頂葉，後部帯状回の血流・代謝の低下がみられる。
③レビー小体型認知症は，海馬領域の萎縮は軽度であるが，後頭葉の血流・代謝の低下やMIBG心筋シンチによる心筋への集積低下が特徴的である。
④（皮質下性）血管性認知症は，穿通枝領域の小梗塞の多発と大脳白質病変によって特徴づけられ，前頭葉の血流・代謝の低下がみられる。
⑤前頭側頭型認知症は，前頭葉から側頭葉前方の萎縮（ときに脳葉萎縮と呼ばれる）と血流・代謝の低下がみられる。

重要ポイント

脳画像検査は，正常圧水頭症や慢性硬膜下血腫のような治療可能な認知症の鑑別の他に，アルツハイマー病を代表とするほとんどすべての認知症の原因疾患の診断に利用され，脳の病理学的変化を反映した特徴的所見が得られる。

認知症の診療において，頭蓋内の器質的病変を評価する画像検査は広く利用されている。認知症はさまざまな原因疾患によって生じるが（**表1**），それぞれ特徴的な画像所見がみられる。本稿では代表的な認知症の画像所見を呈示し，早期診断や鑑別のポイントを解説する。

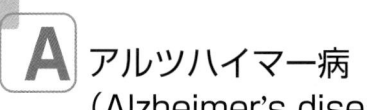

A　アルツハイマー病 (Alzheimer’s disease：AD)

病理組織学的に老人斑と神経原線維変化の出現および神経細胞脱落によって特徴づけられるが，このような変性過程は海馬を含む側頭葉内側部と側頭頭頂連合野に高度に出現する。したがって，この特徴的な変性分布に相応した異常を画像によって検出

表1　認知症の原因疾患

●脳血管障害……	脳梗塞／脳出血（脳血管性認知症）
●神経変性疾患…	アルツハイマー病，前頭側頭型認知症（ピック病），レビー小体型認知症（パーキンソン病），進行性核上性麻痺，大脳皮質基底核変性症，ハンチントン病
●感染性疾患……	クロイツフェルト-ヤコブ病，ヘルペス脳炎，AIDS脳症
●内科疾患など…	甲状腺機能低下症，ビタミンB_1欠乏症（Wernicke脳症），ビタミンB_{12}欠乏症，アルコール中毒
●脳外科的疾患…	正常圧水頭症，慢性硬膜下血腫，頭部外傷

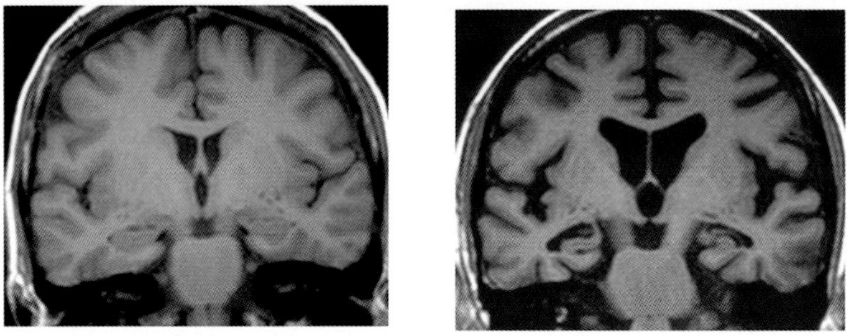

図1　健常者（72歳，男性）とアルツハイマー病（74歳，男性）のT1強調冠状断像

することは診断に役立つ。一般に，海馬病変はCTやMRIなどの形態画像が，側頭頭頂葉病変はSPECTやPETなどの機能画像が利用される[1)]。

海馬は前後方向に長く，上下方向に短い楕円形構造のため，観察には海馬長軸に直交する冠状断像が適している。海馬や海馬傍回，扁桃体の萎縮が明瞭に確認でき，さらに側副溝の開大，脈絡裂や側脳室下角の拡大も容易に観察される（**図1**）。最近登場したvoxel-based morphometry（VBM，形態の異なる各個人の脳形態情報を，Talairachの標準脳に合わせた後，脳の容積をボクセル単位でコンピューター解析する画像統計解析法）により客観的かつ定量的な形態学的変化の評価が可能となってきた。VBMのソフトウェアの一つとして開発されたVSRAD（Voxel-based Specific Regional Analysis System for Alzheimer's Disease）を用いると，海馬傍回（嗅内野皮質）の萎縮の程度がz-scoreとして定量的に算出され，読影に不慣れな臨床医にとっても容易に萎縮を確認することができる（**図2**）。海馬領域の萎縮は，軽度認知障害（mild cognitive impairment：MCI）の時期から観察されることも稀ではないが，その他の認知症でも種々の程度に認められるため，必ずしもADの特異的な画像所見とはならない。また，

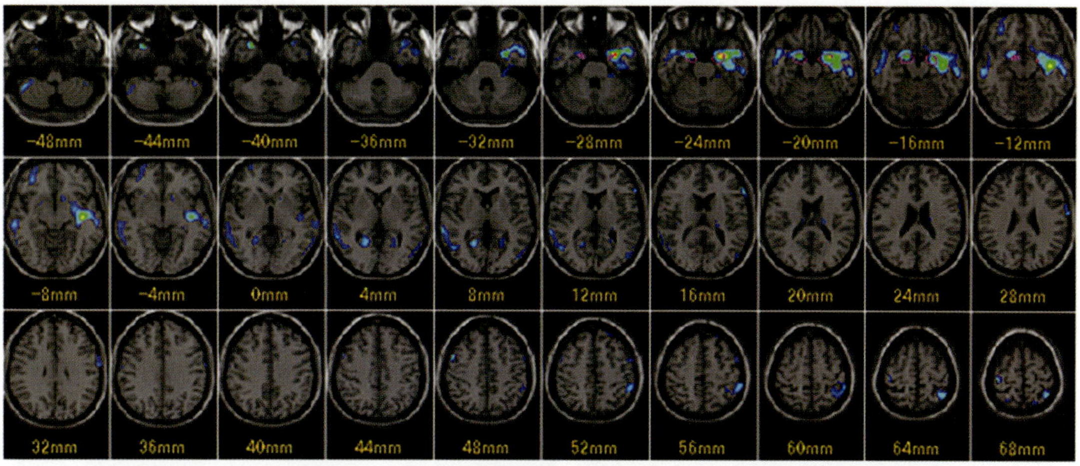

図2　アルツハイマー病（81歳，女性，MMSE 23/30）のMRI（VSRADによる解析）
海馬，海馬傍回を含む側頭葉内側領域の限局した萎縮がみられる（Z score＝2.77）。

VSRADを用いると，老年発症例では内側側頭葉領域に限局した萎縮を高率に検出できるが，若年発症例では大脳後方連合野を含む広範な皮質領域で萎縮が観察されることが多く，そのため嗅内野皮質のz-score値がやや低めに算出される傾向があり，注意が必要である[2)]。

海馬病変に加えて側頭頭頂葉領域の形態的，機能的異常はADの特徴的な所見であり，SPECTやPETなどの機能画像により血流や代謝の低下所見として観察されやすい。3D-SSP（three-dimensional stereotactic surface projections）や，eZIS（easy Z-score imaging system）などの統計学的画像解析法を利用すると診断精度の向上が期待できる。SPE-CT像を3D-SSPで解析すると，側頭頭頂葉に加えて内側面の後部帯状回や楔前部の血流低下が検出される（**図3**上段）。特に後者の所見はADの病初期から出現し，さらにMCIのうちでも早期にADへコンバートするような患者群で観察されやすいことから，早期診断法として活用されている。本法を用いると，AD患者のおよそ80～90％以上が検出可能となる[1)]。

概して，MRIによる海馬の萎縮はADを含む認知症にsensitiveな所見であり，機能画像による側頭頭頂葉の血流や代謝の低下は，ADのよりspecificな所見といえる。

B　レビー小体型認知症（Dementia with Lewy bodies：DLB）と認知症を伴うパーキンソン病（Parkinson's disease with dementia：PDD）

両者とも同様な病理，病態像を示すことから共通の画像所見を呈することが多い。ADと比べて記憶障害がより軽度であるように，MRIによる海馬領域の萎縮も軽度である。VSRADでも側頭葉内側領域の構造は比較的保たれることが多く，一方前脳基底部や脳

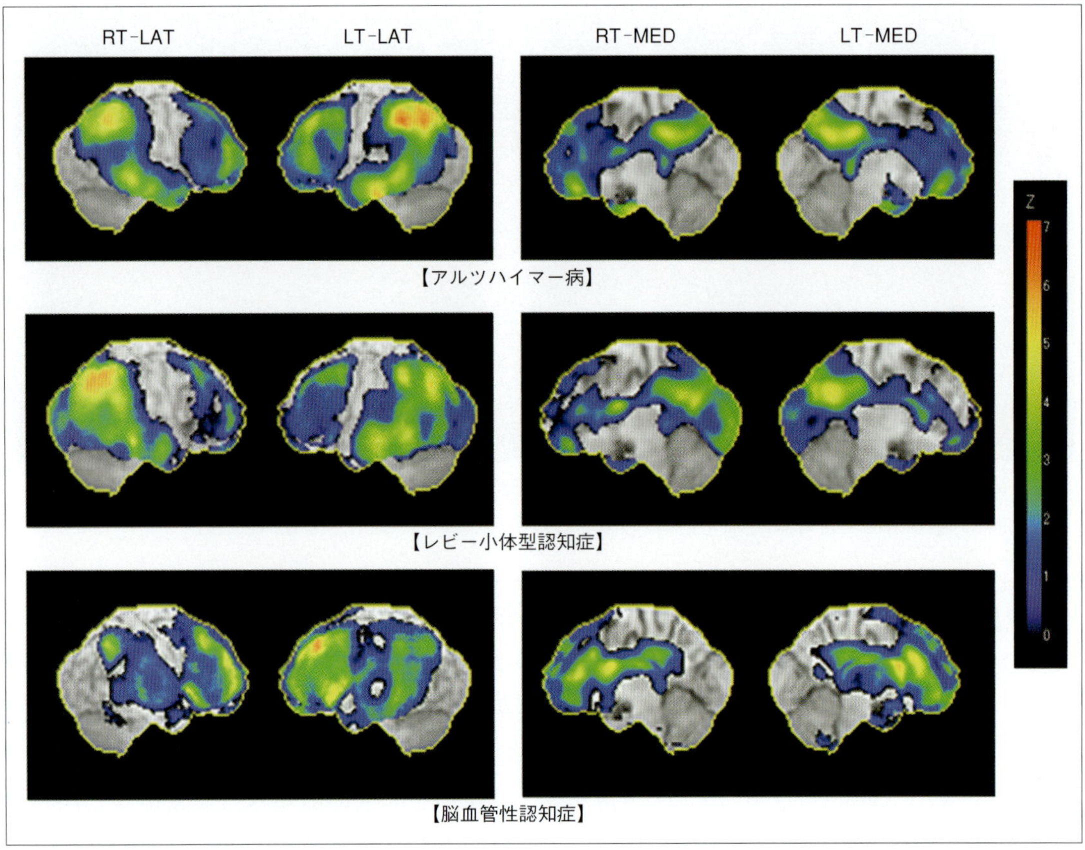

図3　脳血流SPECT（3D-SSPによる解析）

上段がアルツハイマー病，中段がレビー小体型認知症，下段が（皮質下性）血管性認知症。

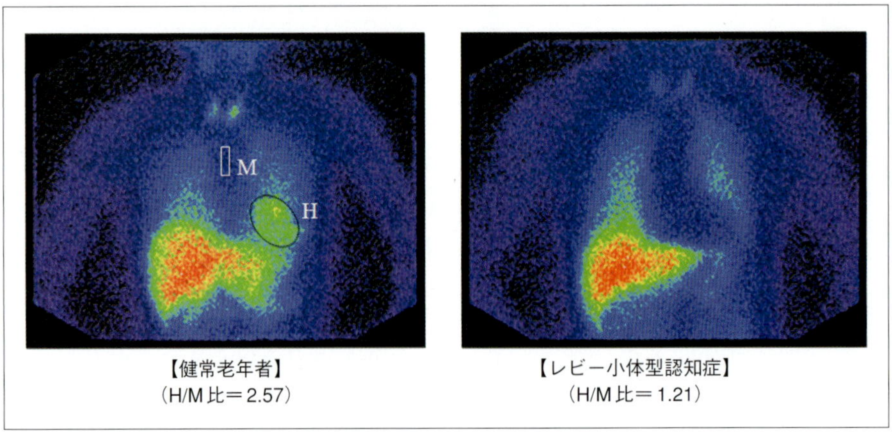

図4　健常老年者（75歳，男性）とレビー小体型認知症（78歳，男性）のMIBG心筋シンチグラフィー

幹被蓋の萎縮が認められやすい。SPECTやPETでは後頭葉内側，外側の血流や代謝の低下がみられ（**図3**中段），後頭葉の血流や代謝が保たれるADとは明らかな相違点となる。ただし，この所見はDLB/PDD患者のせいぜい70～80％程度にしかみられないため，この所見が認められないからといって否定することはできない。一方，中枢，末梢の広範な自律神経系の変性をきたすため，心筋交感神経機能を評価する^{123}I-MIBG（meta-iodobenzylguanidine）心筋シンチグラフィーで特徴的な心筋への集積低下が認められる（**図4**）。本所見は，DLB/ PDDの病初期から観察され，ADやその他の認知症で認められることは稀であり，レビー小体の出現と関連した特有な診断マーカーとしても利用されている[3]。

C 脳血管性認知症 (Vascular dementia：VaD)

脳血管性病巣に起因した認知症の総称名であり，病巣分布により臨床症状や経過は異なるが，主に頭蓋内の細小動脈硬化病変により，穿通枝領域の小梗塞（ラクナ梗塞）の多発による多発小梗塞型と広範な大脳深部白質の不全軟化や髄鞘脱落によるBinswanger型が代表的である。CTやMRIでは，基底核，視床，深部白質の小梗塞巣と種々の程度の大脳白質病変｛CTでperiventricular lucency（PVL），MRIでperiventricular hyperintensity（PVH）と呼ばれ，leukoaraiosisとも同義語である｝がみられ（**図5**），SPECTやPETで前頭葉を中心とした血流や代謝の低下が観察される（**図3**下段）。PVLやPVHは，前頭葉深部白質にみられること

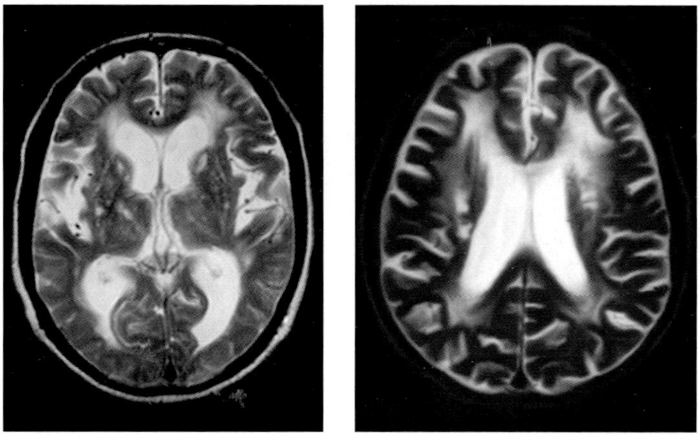

図5　脳血管性認知症のMRI
（左）多発小梗塞型，75歳，男性，（右）Binswanger型，78歳，男性

が多く，不全軟化，髄鞘や軸索の脱落，グリオーシスなどを反映した所見と考えられる。ただし，この所見は，本病に特異的なものではなく，他の変性型認知症や健常老年者にも認められることがある。高度の細小動脈病変を有する患者では，MRIのT2＊強調画像で低信号域としてみられる微小出血（microbleeds）が高率に観察され，抗血小板療法を開始する際に注意が必要となる[4]。

D 前頭側頭型認知症（Frontotemporal dementia：FTD）

前頭葉や側頭葉前方の限局性萎縮（ときに脳葉萎縮 lobar atrophyと呼ばれる）がみられる（**図6**左）。MRIのT2強調画像やプロトン密度強調画像では前頭側頭部白質の信号強度の増加がみられる場合があり，グリオーシスを反映した所見と考えられる。機能画像では前頭葉や側頭葉前方の血流，代謝の低下がみられる。

FTDに意味性認知症（semantic dementia：SD）と進行性非流暢性失語症（progressive non-fluent aphasia：PA）を加えて前頭側頭葉変性症という上位概念が提唱されている。SDやPAでは，左側優位の側頭葉（特に側頭極）やシルビウス裂周囲の萎縮や血流・代謝の低下がみられる。

E 進行性核上性麻痺（Progressive supranuclear palsy：PSP）

MRIで中脳被蓋部の萎縮（ハチドリ徴候：hummingbird sign）と第3脳室の拡大が，機能画像では前頭葉領域の血流や代謝の低下がみられる。

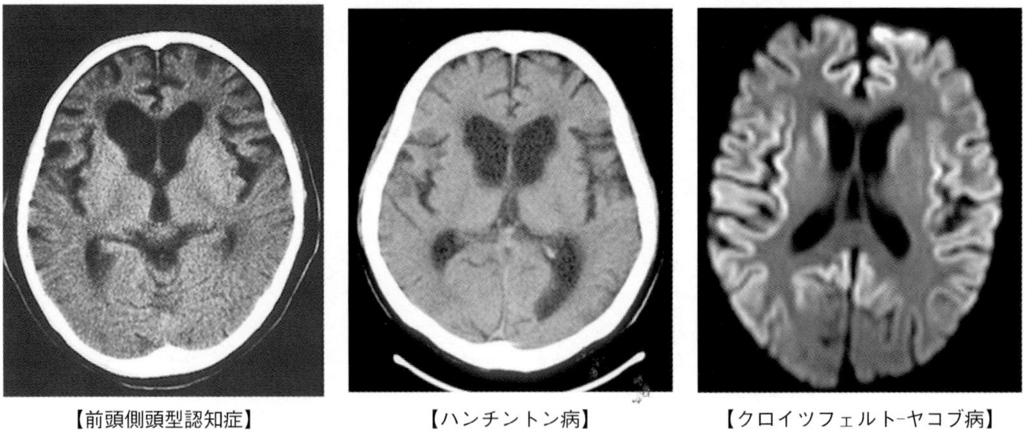

図6　種々の認知症のCT，MRI

左：前頭側頭型認知症のCT（62歳，女性）
中：ハンチントン病のCT（55歳，男性）
右：クロイツフェルト-ヤコブ病のMRI拡散強調画像（68歳，女性）

F 大脳皮質基底核変性症（Cortico-basal degeneration：CBD）

非対称性の前頭頭頂葉の萎縮と機能画像において萎縮部位の血流や代謝の低下がみられる。

G ハンチントン病（Huntington's disease）

尾状核萎縮に伴う側脳室の拡大と大脳皮質の萎縮がみられる（**図6**中）。

H クロイツフェルト-ヤコブ病（Creutzfeldt-Jakob disease）

MRIの拡散強調画像における大脳皮質や線条体の高信号が特徴的で，発症早期からみられる（**図6**右）。

I まとめ

認知症の画像所見は，それぞれの病理学的変性分布を反映していることが多く，画像診断には，病理，病態像の理解が基本となる。

文　献

1) 羽生春夫：日常臨床に活かす老年病ガイドブック（大内尉義，井藤英樹，三木哲朗，ほか，編）．認知症・うつ・睡眠障害の診療の実際 アルツハイマー病の画像診断．pp41-46，メジカルビュー社，2005.
2) 羽生春夫，金高秀和：Mild cognitive impairment. MCIのMRI診断—正常像との対比を中心に—．神経内科, 67：532-539, 2007.
3) 羽生春夫：シヌクレイノパチーの臨床と基礎研究．レビー小体型認知症の画像診断 Dementia Japan, 21：58-67, 2007.
4) 羽生春夫：内科疾患診療マニュアル（富野康日己，編）．脳血管性痴呆，Binswanger病，Alzheimer病，Pick病．pp916-925，中外医学社，2005.

 JCOPY 88002-700

症候・検査・処置編

5．末梢神経伝導検査と針筋電図検査

獨協医科大学 神経内科 国分則人・平田幸一

Key words 軸索変性，脱髄，脱神経

要 点

①末梢神経伝導検査は，脱力や感覚障害の原因が末梢神経由来なのか否か，末梢神経由来であるのであればその障害が脱髄か軸索障害かの判定と同時に障害部位の推定にも役立つ。
②脱髄では末梢神経伝導が遅延し，軸索変性では複合筋活動電位の振幅・面積が減少する。
③針筋電図検査は，脱力の原因が筋原性か神経原性かを判定し，また障害の分布を確認できる。また同時に障害の活動性や診断に直結するような特異的所見の有無も調べられる。
④針筋電図検査の安静時記録では，さまざまな自発電位がみられる。
⑤針筋電図の随意収縮時記録では動員パターンが重要である。

重要ポイント

①脱髄性ニューロパチーでは末梢神経伝導が遅延する。
②脱神経筋では線維自発電位や陽性鋭波などの自発電位がみられる。
③神経原性疾患では運動単位の動員が不良になる。

末梢神経伝導検査や針筋電図検査等の電気生理学的検査を用いた診断方法を電気診断という。電気診断が重要となる神経筋疾患の診断は一つの検査で一つの疾患の診断がつくとは限らず，むしろ患者の病態に応じた検査プランを立て，さまざまな検査を組み合わせて診断にたどり着くことが多い。電気診断に用いられる神経生理検査にはさまざまな検査法があるが，本稿では運動神経伝導検査と針筋電図を中心に解説する。

A 末梢神経伝導検査

末梢神経伝導検査の主な目的は，脱力や感覚障害の原因が末梢神経由来なのか否か，末梢神経由来であるのであればその障害が脱髄か，あるいは軸索障害かの判定であり，同時に障害部位の推定にも役立つ。通常は運動神経伝導検査であれば正中神経，尺骨神経，腓骨神経および脛骨神経，感覚神経であれば正中神経，尺骨神経および腓腹神

経が選択されることが多い。

検査の原理を簡単に述べると，末梢神経を電気刺激した際，その刺激により神経の興奮が起こり，興奮は神経筋接合部を経て筋を収縮させる。このとき筋から導出される電位のことを複合筋活動電位（compound muscle action potential：CMAP）あるいはM波と呼ぶ。神経の刺激を複数箇所で行い，得られたCMAPの潜時差，波形などを分析することで神経伝導を評価しようとするのが運動神経伝導検査（motor nerve conduction study：MNCS）である（**図1-A**）。感覚神経の興奮に伴う電位を皮膚上から記録したものが感覚神経活動電位（sensory nerve action potential）であり，この波形から感覚神経活動を評価するものが感覚神経伝導検査（sensory nerve conduction study：SNCS）である。

【正常と異常】

神経伝導検査の正常値は，各施設において幅広い年齢層の正常対称者から，一定の環境・手法の基に構築されるのが理想であるが，参考までに当院におけるデータを示しておく（**表1**）。主に評価するパラメータは，MNCSでは，遠位潜時，CMAP振幅，伝導速度である。正常範囲を逸脱する所見が得られた場合は，脱髄・軸索変性のいずれかが起きたのか，また，伝導障害が局所性なのかびまん性なのか，局所性ならばその部位はどこかを探索することになる。以下に代表的な障害例を示す。

1）軸索障害

軸索障害型末梢神経障害や運動ニューロン疾患，頸椎症性神経根症では，伝導する軸索数が減少するために収縮する筋量が減少し，その結果CMAPの振幅・持続時間が減少し，CMAPが「小さく」なる（**図2**）。末梢神経障害ではSNAP振幅が減弱するのに対し運動ニューロン疾患と頸椎症性神経根症では通常正常範囲に保たれる。末梢神経障害の中でも軸索型Guillain-Barré症候群（GBS）では，例外的に感覚神経障害がほとんどみられない。

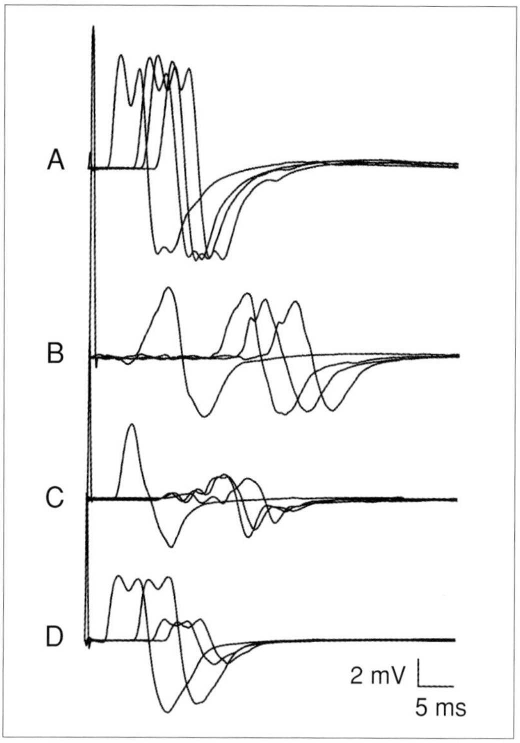

図1　(A) 正常者の尺骨神経伝導検査波形。手首部，肘遠位部，肘近位部，腋窩部の4点で刺激し小指外転筋からCMAPを記録した。(B) CMT1A。遠位潜時の延長，伝導速度の低下が著しいが，各刺激点から得られる波形に大きな変化はない。(C) CIDP。手首部と肘遠位部の間で大きな波形変化（abnormal temporal dispersion）がみられたが，肘から腋窩部までの間に波形変化はない。前腕部に脱髄が存在する可能性が高い所見。(D) 軸索型GBSでみられた，肘部での伝導ブロック。

表1　当院での末梢神経伝導検査の正常値

		DML (ms)	CMAP amp (mV)	CMAP duration (ms)	MCV (m/s)	SNAP amp (μV)	SCV (m/s)
正中神経	mean	3.4	10.0	4.9	60	43.3	62
	SD	0.4	3.0	0.5	3.5	11.6	5.1
	normal limit	4.3	4.8	6.2	51	19.7	49
尺骨神経	mean	2.7	8.0	5.2	64	30.9	58
	SD	0.3	2.1	0.5	4.4	10.2	4.4
	normal limit	3.6	4.1	6.3	53	12.5	47
脛骨神経	mean	3.7	16.2	5.1	50		
	SD	0.5	4.1	0.6	2.6		
	normal limit	4.9	7.3	6.7	43		
腓腹神経	mean					24.7	54
	SD					10.6	3.7
	normal limit					7.1	45

DML：遠位潜時，CMAP amp：遠位部刺激 CMAP 振幅，CMAP duration：遠位部刺激 CMAP 持続時間，MCV：運動神経伝導速度，SNAP amp：SNAP 振幅，SCV：感覚神経伝導速度

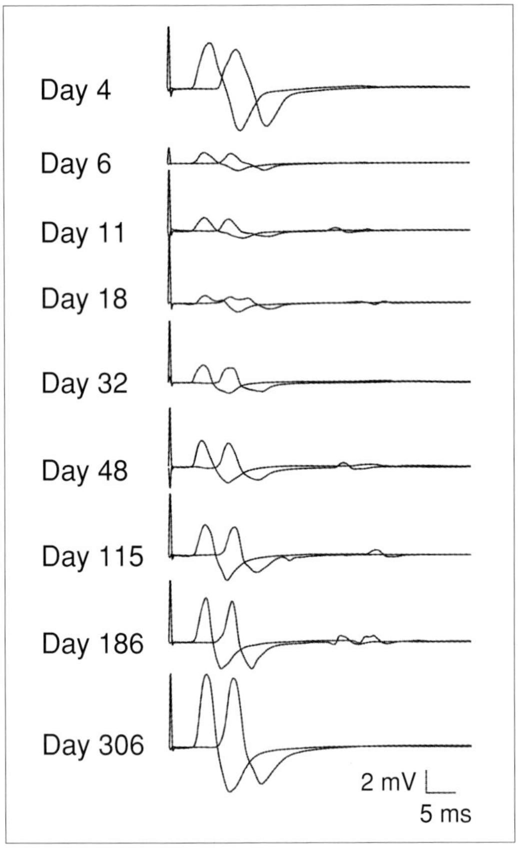

図2　軸索型GBSの正中神経伝導検査所見（手首部・肘部を刺激，短母指外転筋より記録）の経時的変化。進行とともにCMAP振幅が漸減し，臨床的回復とともに回復してくる。

2）脱髄

先天的に髄鞘形成が障害される脱髄型Charcot-Marie-Tooth病（CMT1）（**図1-B**）や，免疫学的機序により脱髄を起こす脱髄型GBS，慢性炎症性脱髄性多発根ニューロパチー（chronic inflammatory demyelinating polyneuropathy：CIDP）（**図1-C**）が代表疾患である。CMT1では神経のどの部位でも伝導障害が一様に起きているのに対し，脱髄型GBSやCIDPでは，局所に脱髄が集中することが知られており，脱髄部を隔てて伝導速度やCMAP波形が変化する。さらに，経時的な観察は病態の理解のためにも大変有用である（**図3**）。

3）局所性伝導障害

圧迫性ニューロパチーに代表される局在性ニューロパチーの診断も末梢神経伝導検査の目的である。軸索型GBSでは，肘部などの生理的絞扼部位において伝導ブロックがみられることがある（**図1-D**）。従来伝導ブロックは脱髄に伴う所見であるとされて

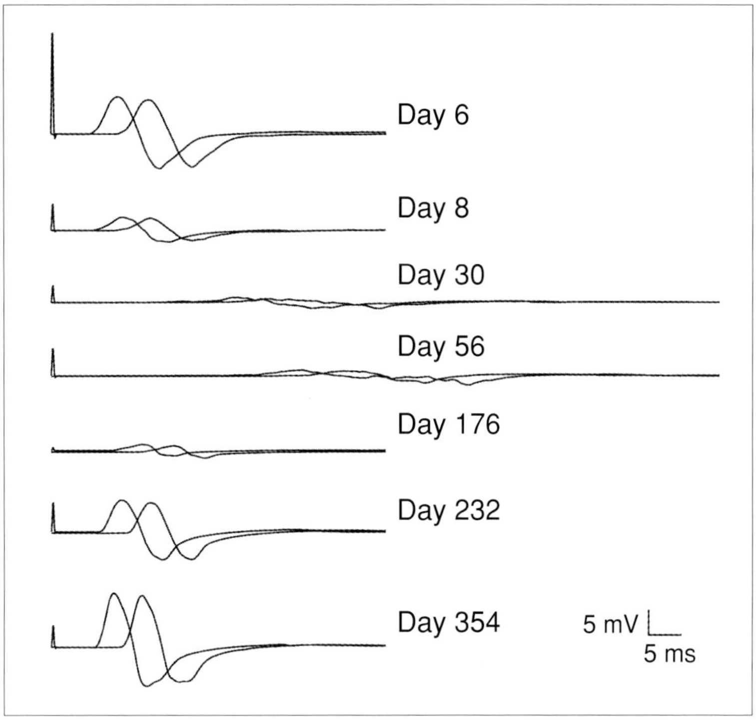

図3　脱髄型GBSの正中神経伝導検査所見の経時的変化。急性期には遠位潜時の延長や波形の変化は少ないが，臨床的には回復期の発症後4～8週にかけて遠位潜時は延長し徐々に回復してくる。

きたが，軸索型GBSでもみられることが知られてきている。また，手根管症候群や肘部管症候群における絞扼部での伝導障害の検出は末梢神経伝導検査の得意とするところである。

B 針筋電図検査

筋電図検査の主な目的は，脱力の原因が筋原性か神経原性かを判定し，障害の分布を確認することである。また同時に障害のある病態に特異的な所見の有無も調べることができる。

針筋電図検査の原理を簡単に説明しておく。筋肉は運動単位（motor unit）という単位毎に興奮・収縮する。運動単位とは，1つの前角細胞（下位運動ニューロン）が支配する数本から数百本の筋線維を1つの単位としたとらえ方で，1つの前角細胞の興奮（発火）は原則としてその支配するすべての筋線維の収縮を起こさせる。このとき筋から発生する電位を電気的に記録したものが運動単位電位（motor unit potential：MUP）である。筋を弛緩した状態から，徐々に収縮させるとまず初めに発火閾値の低い小さな運動単位が発火し，徐々に力を増すにつれ次々にその他の運動単位が発火してくる。これを動員（recruitment）という。針筋電図検査は，主に刺入から安静時，弱収縮時から強収縮時に分けて評価を行う。

1．刺入から安静時

異常筋では，さまざまな自発電位が観察される。異常自発電位はその起源により分類すると理解しやすい。また，自発電位は筋電図においてもっとも大切な所見でありながら，あまり技術的な熟練を要しない，初学者でも判定しやすい所見でもある。

1）筋線維起源の自発電位

ｉ）ミオトニー放電（Myotonic discharge，図4-A）：針の刺入や移動の際，あるいは筋を指でタップした際に誘発される。多くは20～50Hzの頻度で，漸増・漸減を伴う。スピーカーを通した音は急降下爆撃音として知られる。筋強直性ジストロフィーでよくみられ，本症では臨床的なミオトニーを伴う。しかしミオトニーを伴わない他の多くの筋疾患，ときに神経疾患でもみられる。

ii）線維自発電位（Fibrillation，図4-B）：もっとも重要な自発電位で，脱神経の後2週間程度からみられる。初期相陽性（下向き）の波形と非常に規則正しい発火パターンを認識することが重要である。初学者はこの規則正しい発火パターンを目印に検索するとみつけやすい。脱神経筋あるいは活動性の筋炎などでみられる。

iii）陽性鋭波（Positive sharp wave，図4-C）：Fibrillationとともに重要な自発電位。起源はfibrillationと同じと考えられており，発火様式，頻度，みられる病態もほぼ同様である。

iv）複合反復電位（Complex repetitive discharge，図4-D）：多相性の筋電位の一群が規則的に繰り返される比較的稀な自発電位である。脱神経筋あるいは活動性の筋疾患にみられる。疾患特異性はあまり高くない。

2）軸索あるいは神経細胞由来の自発電位

ｉ）線維束性収縮（Fasciculation potential，図4-E）：運動単位由来の電位が，まったくランダムに，ときに群発して発火する電位で，多くの場合目にみえる線維束性収縮を伴う。筋電図上では，弛緩が十分でない筋から得られるMUPとの鑑別が難しいこともある。運動ニューロン疾患に特異性が高い。

ii）ミオキミー放電（Myokymic discharge，図4-F）：単一のMUPの群発が繰り返し起こる状態で，多くの場合臨床的なミオキミーを伴う。放射線性神経叢症，手根管症候群などでみられるが，ときに正常者でもみられる。

2．随意収縮

1）MUPの形態

MUPの形態では，従来から神経原性では高振幅かつ長持続時間，筋原性では低振幅かつ短持続時間とされてきたが，この判定方法では多くの例外が出てしまう。そもそもMUP振幅は，運動単位の大きさ以上に発火点と記録電極との距離に依存するため，針の動かし方の技術により大きく変化してしまう。特に低振幅と判定することには慎重である必要がある。また，そうした手技的な困難が克服されても，例えば急性の脱神経であれば運動単位の脱落のみでMUPの形態に大きな変化はみられない。脱神経後に神経再支配がおこるとMUPは持続時間の長い，多相性の形態をとるが，必ずしも高振幅とは限らない。慢性期に入り，神経再支配が成熟すると各筋線維の興奮は同期性

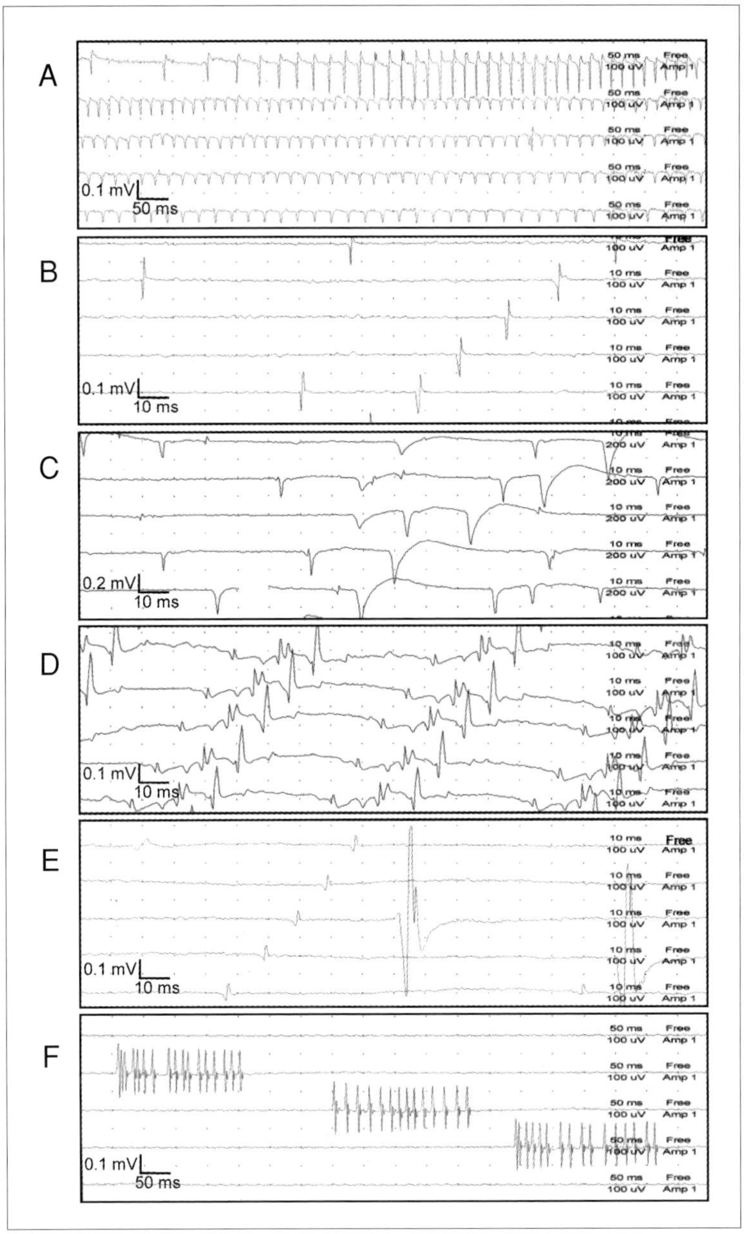

図4　筋強直性ジストロフィーでみられたミオトニー放電（A）。ALSでみられた線維自発電位（B）と陽性鋭波（C），複合反復電位（D）および線維束収縮と線維自発電位（E）。正常人で観察されたミオキミー放電（F）。

を増し，高振幅のMUPとなる（**図5-A〜C**）。また，筋疾患でも，ときに振幅の大きなMUPがみられることがある。

2）動員 recruitment の異常

前角細胞の発火能力の最小頻度は4〜6Hzであり，弱収縮をさせて1つのMUPだけを

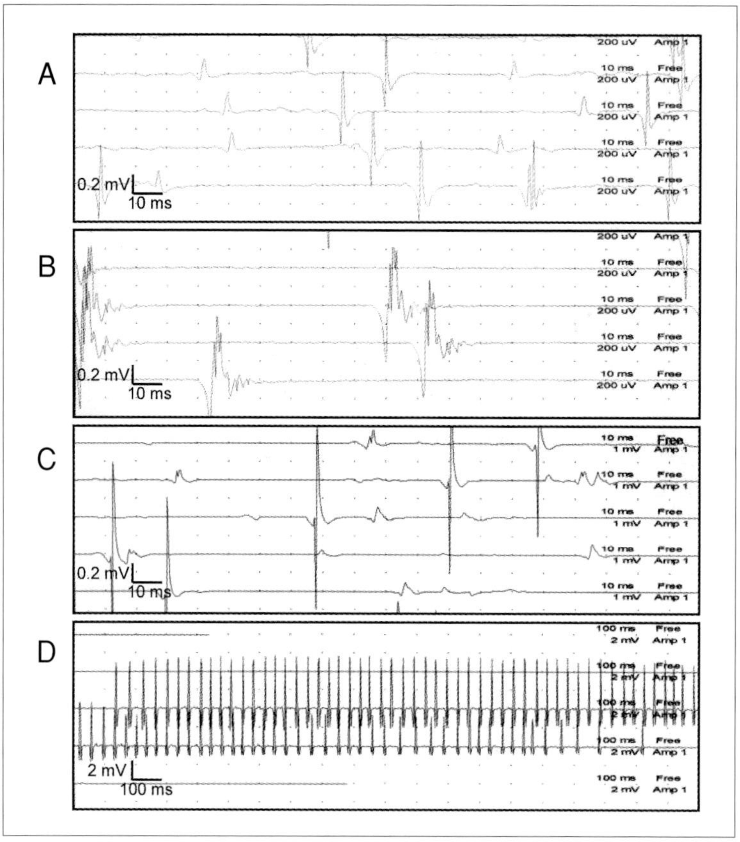

図5　正常MUP（A）。ALS患者でみられた脱神経急性期のMUP（B）。頸椎症患者でみられた慢性脱神経期のMUP（C）。球脊髄性筋萎縮症患者でみられた動員不良（D）。約8～10mVの巨大MUPが単独で最高40Hz程度の頻度で発火している。

導出しようと試みると通常四肢筋ではおよそ7～8Hzでもっとも発火閾値の低い運動単位が発火し始め，さらに力を加えるとやや大きめの運動単位が動員され，さらに力を加えると次々に運動単位が動員され個々のMUPは判別できなくなる。また，前角細胞の発火能力の最大頻度は25～50Hz程度までと考えられており，30Hzを超えてMUPが単離される場合は明らかな異常である（reduced recruitment，**図5-D**）。一方で筋疾患では，個々の運動単位を構成する筋線維の障害により一定の張力を得るために，より多くの神経細胞の発火を必要とするため，運動単位の動員が早くなる（early recruitment）。実際にはこの判定は，筋力がさして低下していない筋では大変難しい。初心者はearly recruitmentの判定を，「明らかな脱力のある筋で運動単位数の減少がみられないこと」を念頭に検索するとよい。

C まとめ

神経筋疾患の電気診断は臨床所見の延長であり，臨床の情報抜きでは診断に至らない。神経伝導検査や筋電図検査を行うにあたっては，検査する筋の種類，神経支配，髄節レベルなどの知識が必要である。筋電図を依頼される疾患では，この程度の情報で鑑別可能な疾患も少なからず含まれる。こうした知識は臨床所見のとり方や，神経走行や神経・筋の機能，疾患の病態に対する理解も深めてくれる。

神経筋疾患の電気診断は，しかるべき施設あるいは指導医のもとで多くの症例を経験しながら身につけるべきものであるが，本稿では初学者が身につけておくべき基礎的な知識に重点をおいて解説した。

文　献

1) 木村　淳，幸原伸夫：神経伝導検査と筋電図を学ぶ人のために．医学書院，2003.
2) Shin J O：Principles of Clinical Electromyography；Case Studies. Lippincott Williams & Wilkins, 1998.
3) Shin J O：Clinical Electromyography（3rd edition）；Nerve Conduction Studies. Lippincott Williams & Wilkins, 2002.
4) Kimura J：Electrodiagnosis in Diseases of Nerve and Muscle；Principles and Practice（3rd edition）. Oxford University Press, 2001.
5) William FG（著），岡田泰伸（訳）：ギャノング生理学（原著第22版）．丸善，2006.
6) 馬場正之，園生雅弘，編：神経筋電気診断の実際．星和書店, 2004.

JCOPY 88002-700

症候・検査・処置編

6．腰椎穿刺と髄液細胞診

東北厚生年金病院 神経内科　中村正史
東北大学大学院 医学系研究科 多発性硬化症治療学　藤原一男

Key words　腰椎穿刺，髄液細胞診

要　点
①腰椎穿刺による髄液検査はMRIなどの診断技術が進歩した今日でも重要な検査である。
②頭蓋内圧亢進状態などでは禁忌である。
③穿刺時の患者の体位が重要である。
④基本的には安全な検査であるが，穿刺後頭痛などがしばしばみられる。

重要ポイント

①髄液検査はMRIなど他の診断技術が進歩した今日でも重要な検査で，基本的には安全であるが，頭蓋内圧亢進状態などでは禁忌である。
②髄液が血性あるいはキサントクロミーを呈する場合には，Traumatic tapかくも膜下出血かの鑑別が必要である。

A　腰椎穿刺

1．目的

髄液は髄腔内に存在する液体で，その大部分は脈絡叢から産生され，髄腔内を循環したのち，主に大脳正中部傍矢状静脈洞近傍のくも膜顆粒から静脈洞へ吸収される。成人では総量は約150ml，1日の産生量は約500mlで，1日に3～4回入れ替わっており，機械的衝撃からの中枢神経系の保護や，中枢神経系の浸透圧の維持などに寄与している。中枢神経系に直接接しているため，神経疾患の診断，治療，予後判定などについての重要な情報が得られる。

2．適応

①感染性および神経ベーチェット病などによる髄膜炎・脳炎，②多発性硬化症，視神経脊髄炎，ギランバレー症候群などの脱髄疾患，③各種変性疾患，④正常圧水頭症での髄液排出試験，⑤そのほか髄液の情報が必要な神経疾患，⑥抗癌剤や抗菌剤などの髄腔内投与，⑦ミエログラフィー，など。

3．禁忌

①頭蓋内圧亢進状態や小脳テント下に腫瘍性病変が疑われる場合（脳ヘルニアを起こす可能性が高い），②強い出血傾向がある

場合，③穿刺部位の皮膚や皮下に感染巣がある場合，④患者や家族の同意が得られない場合，など。

4．準備

血糖と髄液糖が平衡になるには約4時間かかるので，髄液糖の値を把握する必要がある場合には穿刺前4時間は絶食とし，穿刺の直前あるいは直後に採血する。

5．手技

1) 患者を側臥位（検者が右利きの場合は左側臥位）にさせ，両膝を両腕で抱えこみ臍の覗きこむように頸部を前屈する体位をとらせる。これにより腰椎の棘突起の間隔が十分に開き，穿刺しやすくなる。このとき，背中が水平面に垂直になるように，患者の上側の肩（左側臥位の場合は右肩）が前方に回りこまないようにする。
2) 両側腸骨陵の頂点を結ぶJacoby線上に第4腰椎棘突起をみつけ，ここを中心にポビドンヨードで広く消毒する。
3) 清潔な手袋をはめ，患者の背部に穴あき滅菌シートを被せたのち，第3～5腰椎を触診し穿刺部位を決める。通常はL3-4，L4-5，L5-S1を穿刺する。
4) 患者に改めて前述の体位をとらせ，19—21Gの腰椎穿刺用針を刺入する。針をある程度進めたら数mm進めるごとに内筒を抜き，髄液が流出するか確認しつつ少しずつ穿刺する。針は皮膚，皮下組織，棘上靭帯，棘間靭帯，黄色靭帯，硬膜外脂肪層，硬膜，くも膜を通過してくも膜下腔に入る。硬膜を通過するときに膜を破る感覚や抵抗の消失を感じることがある。
5) 骨に当たって進まないときは，一度針を抜き，穿刺部位を再確認する。穿刺の方向を若干頭寄りにするとうまくいくことがある。それでもうまくいかないときには穿刺する椎間を変更する。髄液の流出が悪いときには針を90° 回転させると良好に流出することがある。
6) 髄液が流出したら，圧測定棒を接続し，三方活栓を操作し，初圧を測定する。このとき，患者を十分にリラックスさせる。針先がくも膜下腔にあれば患者の呼吸にあわせて液面が上下する。
7) Queckenstedt手技では，介助者に患者の両側側頸部を手掌で圧迫してもらう。圧測定棒内の液面が速やかに上昇し，圧迫解除後に速やかに下降する場合に「陰性」とし，上昇が遅く下降が緩やかな場合に「陽性」とする。脊髄腫瘍や変形性脊椎症などでくも膜下腔が閉塞している場合に陽性となる。頭蓋内出血や脳腫瘍では禁忌である。
8) 必要な量の髄液を採取し，初圧と同様に終圧を測定して針を抜去する。
9) 穿刺部位を消毒しガーゼを当てる。
10) 余分な髄液の漏出による穿刺後頭痛を防止するため，2時間安静とする（可能であれば腹臥位で)。

【補足】

①髄液が血性だった場合

髄液が血性の場合には試験管2～3本に分割して採取して色調を比べる。血管損傷(traumatic tap）の場合には次第に血性が薄まるが，くも膜下出血の場合には変化しない。

②側臥位で穿刺困難な場合

なんらかの理由で側臥位での穿刺が困難だったり，髄液圧が低く側臥位での流出が不良なときには座位での穿刺や採取を試みることもある。

6．合併症

①穿刺後頭痛（座位・立位で増強し，臥位で軽快する），②髄液圧低下による各種脳神経症状（複視，耳鳴，難聴など），③針が神経根に接触した場合の神経根痛，④感染，⑤出血・血腫，⑥脳ヘルニア　など。

7．検査項目

1）髄液圧

側臥位では70～180mmCSFが正常範囲である。10ml程度採取すると終圧は初圧と比べて20～40mmCSFほど低下する。

2）外観

正常では水様無色透明である。わずかに淡黄色のこともある。

i）血性の場合：Traumatic tapか，くも膜下出血が疑われる。鑑別については前述のとおり。

ii）ミキサントクロミー：黄色調を呈すること。頭蓋内出血（脳出血，くも膜下出血），髄液蛋白濃度高値（150mg/dl以上），重症黄疸（血清総ビリルビン6mg/dl以上）などでみられる。発症後2時間以上経過したくも膜下出血では髄液を遠心分離した上清はキサントクロミーを呈するが，traumatic tapでは無色透明である。

iii）日光微塵：髄液の入った試験管を黒い紙の前で斜めから日光を当てながら軽く振ったとき微細な浮遊物がみられること。細胞数の増加（>約200/mm^3）を示唆する。

iv）混濁：細胞数の増加（>500/mm^3）を示唆する。

3）細胞数

正常の細胞数は10/3（1μℓ中）以下で，主としてリンパ球（単核球）からなり，赤血球，好中球はみられない。好中球増加は細菌性髄膜炎や神経ベーチェット病，視神経脊髄炎を示唆し，リンパ球増加はウイルス性髄膜炎，結核性髄膜炎，神経梅毒などが疑われる。寄生虫による髄膜炎では好酸球が増加する。悪性腫瘍の中枢神経系浸潤では腫瘍細胞が認められることがある。HAM（HTLV-1 associated myelopathy）では花冠状の核をもつリンパ球がみられることがある。

4）蛋白

i）総蛋白量：基準値は15～45mg/dlである。増加する原因には髄膜炎・脳炎などの炎症性疾患，脳血管障害，脳腫瘍，脱髄性疾患，末梢神経障害などがあり，一般的には細胞数の増加を伴うが，くも膜下腔の閉塞やGuillain-Barré症候群などの場合は蛋白が増加しても細胞数は増えない（蛋白細胞解離）。低下は甲状腺機能亢進症や良性頭蓋内圧亢進症，水中毒などでみられる。

ii）IgG：IgG indexとしてみることが多い。IgG index＝（髄液IgG×血清アルブミン）/（血清IgG×髄液アルブミン）。正常上限は0.7で高値は中枢神経内でのIgG産生を示唆する。髄液IgG増加は多発性硬化症，亜急性硬化性全脳炎，神経梅毒，進行性多巣性白質脳症，Guillain-Barré症候群などでみられる。また，オリゴクローナルバンドも髄腔内での液性免疫応答を示唆する。

5）糖

髄液糖は血糖の1/2～2/3である。血糖値に応じて増減し，高血糖では髄液糖も高値となる。細菌性髄膜炎，結核性髄膜炎，真菌性髄膜炎，癌性髄膜腫症などでは病原体や腫瘍細胞による糖の消費のため低値となる。

B 髄液細胞診

1．目的

①悪性腫瘍細胞の検出，②病原菌の検出，③髄腔内での免疫反応の検索，④貪食細胞の検出，⑤治療効果の判定，⑥原因不明の疾患の病態検索，など。

2．髄液細胞の分類とその組成

1）リンパ球系細胞

正常な髄液でみられる細胞は単核球であり，小リンパ球と単球からなる。10～20 μm の大型のリンパ球や形質細胞の出現は何らかの病的な状態を意味する。

2）単球系細胞

単球は桿状もしくは馬蹄状の核をもつ。貪食能をもち，マクロファージとなり，髄腔内の種々の細胞，異物などを貪食する。

【例】

- くも膜下出血：赤血球貪食細胞，ヘモジデリン貪食細胞
- 細菌性髄膜炎：細菌貪食細胞
- ウイルス性髄膜炎：リンパ球貪食細胞
- 真菌性髄膜炎：クリプトコッカス貪食細胞
- 神経ベーチェット病：好中球貪食細胞
- 癌性髄膜炎：癌細胞貪食細胞
- 原田氏病：神経系内分泌顆粒貪食細胞

表1　おもな疾患での髄液所見

疾患	圧	外観	細胞数	蛋白	糖	その他
正常	70～180mm CSF	水様透明	10/3/μl以下（リンパ球）	15～45（mg/dl）	血糖の1/2～2/3	
ウイルス性髄膜炎	↑	水様透明	↑～↑↑（リンパ球）	↑	～	
細菌性髄膜炎	↑↑↑	混濁	↑↑↑（好中球）	↑↑	↓↓↓	
結核性髄膜炎	↑↑	水様透明～日光微塵	↑↑（リンパ球）	↑↑	↓↓↓	Cl↓，乳酸↑
真菌性髄膜炎	↑↑	混濁	↑↑（リンパ球）	↑↑	↓↓↓	クリプトコッカスなど
神経梅毒	↑	水様透明	↑（リンパ球）	↑	～	梅毒反応陽性
脳腫瘍	↑↑	水様透明	↑	～or↑	～	
神経ベーチェット病	～	水様透明	～or↑↑（好中球、リンパ球）	～or↑↑	～	
多発性硬化症	～	水様透明	～or↑	～or↑	～	オリゴクローナルバンド陽性、IgG index高値
視神経脊髄炎	～	水様透明	～or↑↑（好中球、リンパ球）	～or↑↑	～	オリゴクローナルバンド陰性、IgG index正常
Guillain-Barré症候群	～	水様透明	～or↑	↑	～	
くも膜下出血	↑↑↑	血性またはキサントクロミー	↑（好中球、赤血球）	↑↑	↓	

3）多核白血球

好中球，好塩基球，好酸球が含まれる。特に好中球は髄腔内での免疫反応を示唆するが，赤血球を伴う場合にはtraumatic tapの可能性も考慮する必要がある。好中球の出現は免疫反応の存在だけでなく血管透過性の亢進を示唆し，病勢の重篤度と関連する。好酸球は寄生虫疾患で多数出現する。

4）赤血球

正常であれば髄腔内ではみられない。くも膜下出血などの脳血管障害やヘルペス脳炎などで出現するが，traumatic tapとの鑑別が必要である（鑑別法は前述）。

文　献

1）水野美邦，編：神経内科ハンドブック第3版．医学書院，2002．
2）阿部康二，編：神経内科検査・処置マニュアル．新興医学出版社，2001．
3）中村正三：髄液細胞診．東北大学出版会，1998．

症候・検査・処置編

7. 筋生検と神経生検

独立行政法人国立病院機構まつもと医療センター中信松本病院 神経内科　武井洋一
信州大学医学部 脳神経内科 リウマチ・膠原病内科　池田修一

Key words　神経原性筋萎縮，筋原性筋萎縮，軸索変性，脱髄

要　点

①筋生検，神経生検はいずれも侵襲の大きい検査なので，適応を十分に考慮し，適切な部位から生検を行う。
②筋生検は各種筋疾患の診断のほか，神経原性筋萎縮を判定することが可能である。
③神経生検は末梢神経障害の鑑別として，軸索変性，脱髄の判定が可能である。

重要ポイント

①筋生検や神経生検から得られる情報を病歴，身体所見，電気生理学的検査と対比し，患者の状態を考慮して，総合的に判断することが重要である。
②筋生検と神経生検は採取，標本の作製，評価のみならず，将来の再評価に備えて保存についても十分に留意する。

筋生検，神経生検はいずれも観血的で侵襲が大きい検査である。しかし，特徴的な所見が確認されれば，診断や治療の面で患者が十分に恩恵を受けることができる。より侵襲の少ない検査を行っても診断が確定しない場合，または障害程度の病理学的評価が今後の治療選択に寄与すると考えられる場合に筋生検，神経生検が行われる。

A 筋生検

1. 筋生検組織

成人の筋生検組織はいくつかの筋束と間質からなる。間質には血管や膠原線維が含まれている。筋線維は多角形であり，直径 60～80 μm でほぼ均一に整然と並んでいる。大部分はエオジン好性の細胞質で占められ，核は周囲に偏在している（図1）。

2. 筋生検の適応

- 炎症性筋疾患：多発筋炎，皮膚筋炎，封入体筋炎など
- 筋ジストロフィー
- ミトコンドリアミオパチー
- 先天性ミオパチー，セントラルコア病，

ネマリンミオパチー

- 全身性疾患：サルコイドーシス，結節性動脈周囲炎，など。

筋力低下，筋痛などの臨床症状，筋酵素（クレアチンホスホキナーゼ：CPK，乳酸脱水素酵素：LDHなど）の上昇などの検査所見，さらに筋CTや筋電図の評価を経て，生検の適応を検討する。

3．筋生検部位の決定

上肢では三角筋，上腕二頭筋，下肢では大腿四頭筋の生検が行われる。生検部位は現在症状が進行していると思われる部位が望ましく，筋炎では，筋CTや筋MRIで炎症性変化が認められる部位が生検に適している。筋サルコイドーシスの場合は，触診上，あるいは画像上でサルコイド結節が疑われる部位の生検が必要である。筋CTで高度に脂肪化が認められている，あるいは筋力低下が高度で萎縮が進行した部位では，脂肪組織に置換していることがあり，あまり診断に寄与しない。また生検直前に針筋電図を施行した部位も避ける。

4．生検方法

患者に十分な説明と同意を文書で得ることが必要である。疑っている疾患，筋生検で得られると思われる情報，筋生検のメリット，デメリット，合併症，筋生検の方法について説明する。筋生検の概要は以下のとおり（詳細は成書[1]を参照のこと）。

1）生検部位のマーキング。
2）筋生検部皮膚の局所麻酔。筋肉は麻酔で壊死するため，筋肉への直接の麻酔は行わない。
3）メスで皮膚を3～4cm切開し，筋膜を露出。
4）筋膜を切開し，筋線維を十分に露出。
5）生検すべき筋線維束を周囲の筋線維束と十分に剥離し，尖剪やメスで筋線維束を切離。
6）筋内出血の圧迫止血。
7）止血を確認したら筋膜縫合。
8）皮膚縫合。1週間～10日後に抜糸。

筋自体は麻酔されていないので，筋肉の剥離および生検は速やかに行い，患者の苦痛を減らすよう努力する。

5．筋生検標本（図1）

1）ヘマトキシリン&エオジン（H&E）染色と筋組織の形態

基本的な筋組織の観察は凍結標本のH&E染色で行う。筋線維の変性，壊死，萎縮の有無を確認するとともに，間質の炎症細胞浸潤，血管炎などの存在にも注意する。

2）ゴモリ・トリクローム染色

ミトコンドリアミオパチーでのragged-red fiberや封入体筋炎の封入体，ネマリンなどの異常所見の確認が可能である。

3）NADH-TR染色

筋線維内のミトコンドリア，筋小胞体などの細胞小器官が染色される。網目のように染色され，筋線維の内部構造を観察するのに適している。タイプ1線維（赤筋）では濃く，タイプ2線維（白筋）では薄く染色される。

4）ATPase染色

筋線維のATPase活性を検出するための染色で，筋線維のタイプを判定するのに有用である。いくつかの染色法が定められており，タイプ1線維（赤筋）とタイプ2線維

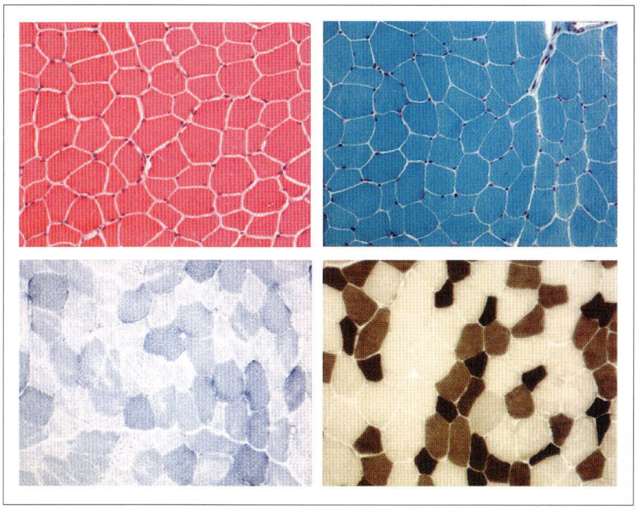

図1　筋生検の染色
NADH-TR染色ではタイプ1線維（赤筋）は濃く染色され，タイプ2線維（白筋）は淡く染色される。
ルーチンATPase染色（pH9.4）では，タイプ1線維（赤筋）は染色されず，タイプ2線維（白筋）は黒く染色される。

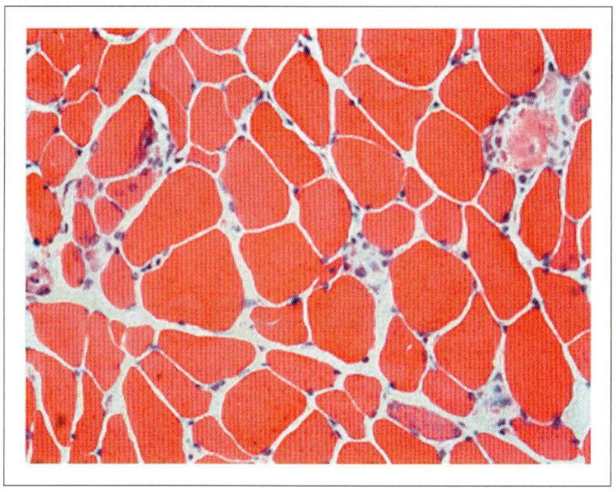

図2　多発筋炎（H&E染色）
筋線維の大小不同が目立ち，
筋線維の壊死，貪食像を認める。

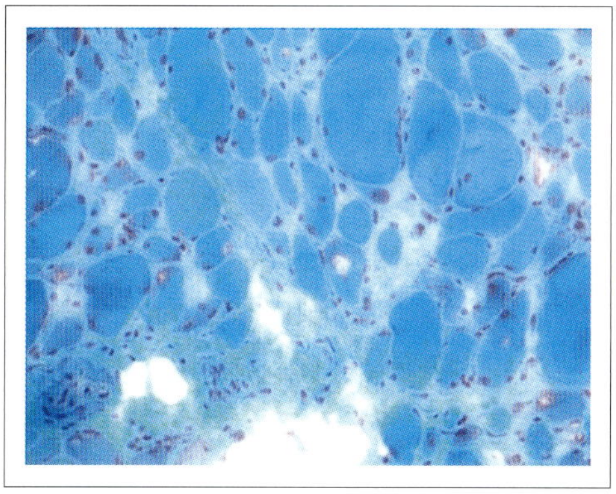

図3　封入体筋炎（ゴモリ・トリクローム染色）
筋線維の大小不同と円形萎縮を認め，筋線維に赤い縁取りの空泡が散見される。

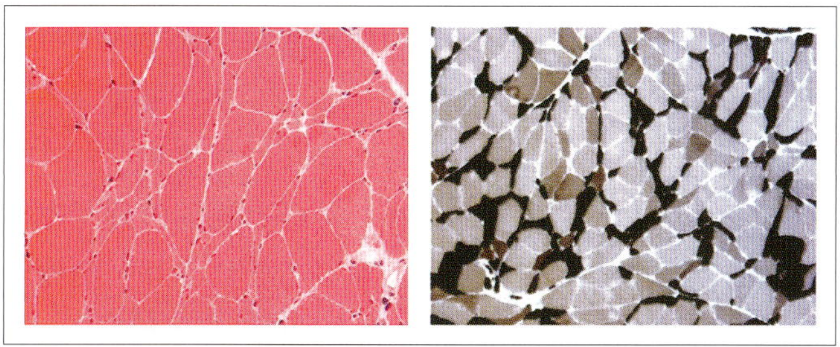

図4　神経原性筋萎縮
（H&E染色，ルーチンATPase染色（pH9.4））
神経原性筋萎縮
H&E染色では多数の小角化線維を認め，ATPase染色（pH 9.4）ではタイプ2線維の萎縮を認める。

（白筋）を染色で同定することが可能である。ルーチンATPase染色（pH 9.4）ではタイプ1線維は白く，タイプ2線維は黒く染色され，ATPase染色（pH 4.3）ではタイプ1線維は黒く，タイプ2線維は白く染色される。

5）その他の染色

各種抗体を使用することで免疫化学的染色を行う。ジストロフィンや他のジストロフィン関連蛋白の抗体を使用することで，筋ジストロフィーの診断に用いられることが多い。

6．代表的な病理像

筋原性疾患では一般的に筋線維の大小不同，特に円形萎縮（round atrophy）のパターンをとり，慢性期には間質の増加や脂肪浸潤を認める（**図2，3**）。一方，神経原性疾患では一つ一つの神経線維は角化しており小角化線維（small angulated fiber）といわれる。脱神経を受けた筋線維が集団で萎縮するため，いわゆる群集萎縮（grouped atrophy）を呈する。またタイプ1線維とタイプ2線維の一方のみの線維タイプが集簇する筋線維タイプ群化（fiber type grouping）を認める（**図4**）。

代表的な疾患の病理組織像の詳細は他項を参照していただきたい。ジストロフィン関係の免疫染色など，筋病理診断ができない場合に関しては，国立精神・神経センターの筋病理診断サービス（http://www.ncnp.go.jp/nin/guide/r1/diagnostic_service.html）を利用するとよい。

B 神経生検

生検を行う部位は感覚神経である腓腹神経や腓骨神経の感覚枝で行う。生検後は神経支配領域の感覚障害を残すので，十分なインフォームド・コンセントを行う。

1．末梢神経生検組織の構造

生検組織は数個の神経束が集合して得られる。外側から神経上膜，神経周膜，神経内膜という構造をとる（**図5**）。神経上膜には血管や脂肪が豊富であり，神経束は神経周膜によって区切られている。神経内膜には有髄神経，無髄神経，シュワン細胞，血管が観察される。

腓腹神経の無髄神経の線維密度は30000～40000/mm²で，直径0.2μm～2μmの範囲で一峰性の分布を示す。有髄神経は8000/mm²前後で2μm～20μmの範囲で二峰性の分布を示す。有髄神経の軸索の直径と髄鞘の厚さは約2：1である。

2．神経生検の適応

血管炎に伴う末梢神経障害，慢性炎症性脱髄性多発根神経炎（CIDP），アミロイドニューロパチー，遺伝性運動感覚性ニューロパチー（HMSN），ハンセン病，サルコイドーシスなどを疑った場合に生検を行い，診断を確定する。また神経の脱落の程度や活動性の有無を評価することにより，治療効果の予測が可能である。

3．神経生検の部位の決定

本邦では腓腹神経生検が行われることが多く，下肢の腓腹神経領域の感覚障害があることが前提となる。欧米では神経症状の

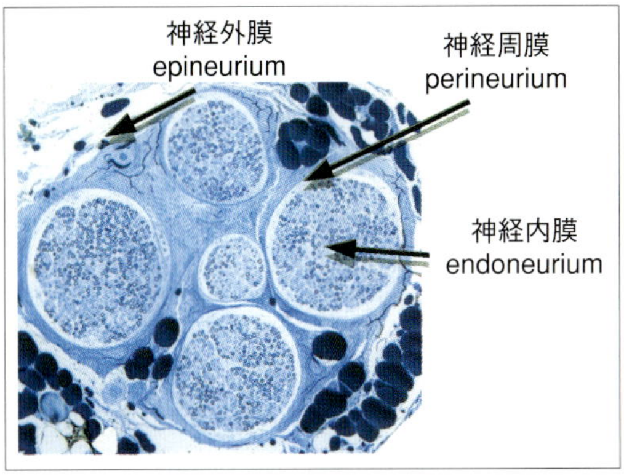

図5　末梢神経の構造
（トルイジンブルー染色）

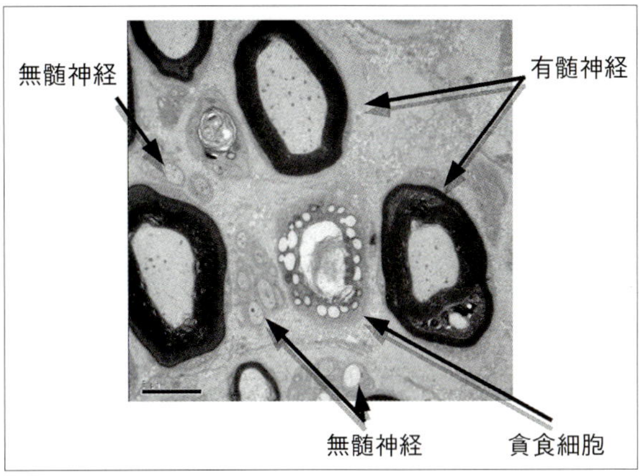

図6　電子顕微鏡像

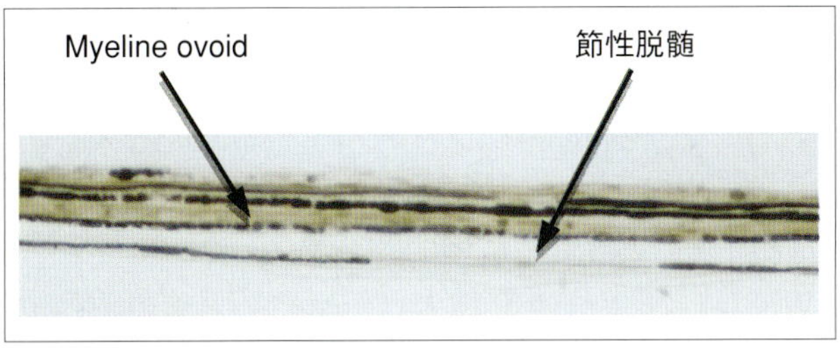

図7　解きほぐし像

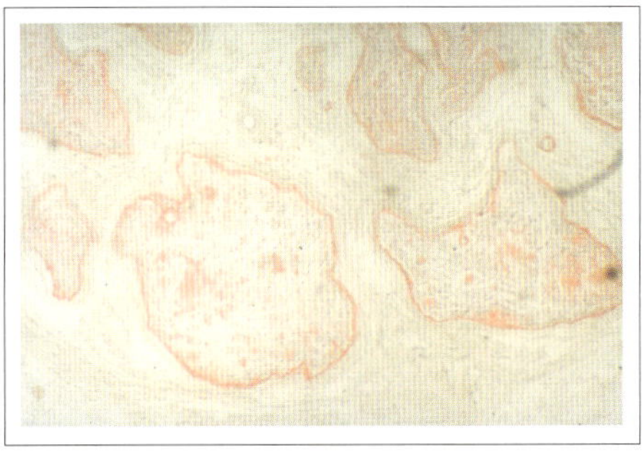

図8　アミロイドニューロパチー
（コンゴー赤染色）

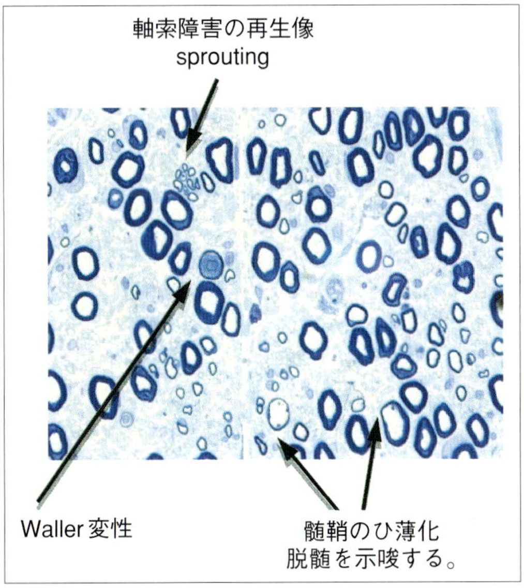

図9　軸索障害と脱髄
（トルイジンブルー染色）

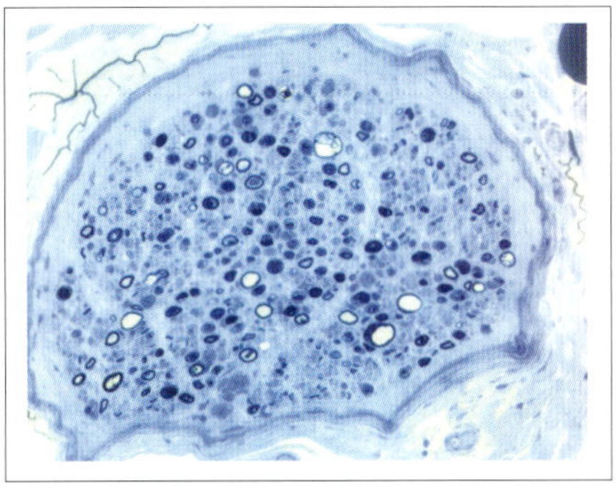

図10　血管炎に伴う急性軸索障害
（トルイジンブルー染色）

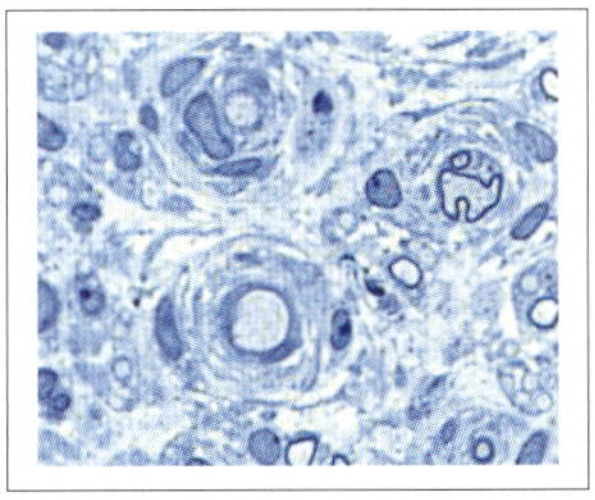

図11
Onion bulb
（トルイジン
ブルー染色）

出現部位に応じて腓骨神経生検や橈骨神経生検も行われる。血管炎による末梢神経障害では前脛骨筋領域をおかすため，腓骨神経生検を行うと同時に同部位にある短腓骨筋の生検を行う。これは神経と筋組織を同時に生検することで，血管炎の検出率を上げるためである[2)]。

4．生検方法

生検方法は以下のとおり。

1）生検部位：腓腹神経の場合はアキレス腱と外顆の間で4～5cmのマーキングを行う。
2）生検部位皮膚の局所麻酔。
3）メスで皮膚を4～5cm切開。
4）皮膚を鈍的に開き，皮下組織を剥離していくと，血管と並走する神経が確認される。
　神経は表面に絹の光沢をもっている。
5）生検すべき神経を周囲組織と十分に剥離。
6）尖剪やメスで神経を近位側から切離し，その後に遠位側を切離。4～5cmの神経組織を得る。
7）圧迫止血。
8）止血を確認したら皮膚縫合。

5．合併症

前述した生検に伴う創部の出血，離開，感染以外に，切離した神経の支配領域の感覚障害（感覚脱失，異常感覚など）は必発である。また，のちに神経断端が肥厚し皮下に腫瘤として触れる断端神経腫を起こすことがある。

6．検体の取り扱い

得られた検体はエポン包埋用（トルイジンブルー染色光顕用，電顕用），ときほぐし用，ホルマリン固定用に分ける。免疫染色や生化学的分析が必要な場合には凍結用も保存する。詳細は成書を参照していただきたい[3)]。

1）エポン包埋用

グルタルアルデヒド溶液に固定後，オスミウム酸で再固定した神経をプラスチックで包埋したもの。厚さ1～2μmのSemi-thin sectionを作成し，トルイジンブルーで染色する。トルイジンブルー染色では髄鞘が染色され，有髄神経の観察に適す。電顕写真像はシュワン細胞や無髄神経の観察に優れている（図6）。

2）ときほぐし用

ときほぐし標本はオスミウム酸再固定の後，グリセリンになじませて実体顕微鏡下で一本一本に分けて観察する。ときほぐし標本では一本の有髄神経の髄鞘が黒く染色され，ランビエ絞輪が均等の間隔で染色されない部位として観察される。脱髄，remyelination，myelin oboid，Waller変性の有無を観察する（図7）。

3）ホルマリン固定用

H&E染色での血管炎やハンセン病の観察，コンゴー赤染色でのアミロイドの観察に適している（図8）。

7．代表的な所見

1）軸索変性

血管炎に伴う虚血，糖尿病やアミロイドーシスなどでは軸索変性がみられる。Waller変性やmyelin ovoidが観察され，無髄，有髄神経の脱落が主体である。再生像としては小有髄神経が集簇したsproutingがみられる

(**図9**)。特に血管炎に伴った末梢神経障害では，活動期の神経は，神経上膜での壊死性血管炎，神経周膜の浮腫，神経内膜では大径線維を中心とした分節性の有髄神経脱落が認められる（**図10**)。

2）脱髄

Guillain-Barré症候群やCIDPでは脱髄が主体である。Naked axonや節性脱髄が認められる。再生像としてはremyelinationがみられ，薄いmyelinや解きほぐしではRanvier絞輪間が短縮した再生像が認められる。慢性的に経過した脱髄ではonion bulbが認められる（**図11**)。

文　献

1) 埜中征哉：臨床のための筋病理（第3版増補）. 日本医事新報社，2005.
2) Collins MP, Mendell JR, Periquet MI, et al.：Superficial peroneal nerve/peroneus brevis muscle biopsy in vasculitic neuropathy. Neurology, 55：636-643, 2000.
3) Dyck PJ & Thomas PK：PERIPHERAL NEUROPATHY 4th ed. Elsevier Saunders, 2005.

症候・検査・処置編

8. テンシロンテスト

関西電力病院 神経内科 **松本真一**
徳島大学大学院ヘルスバイオサイエンス研究部神経情報医学部門感覚情報医学講座臨床神経科学 **梶 龍兒**

Key words テンシロンテスト，コリン作動性シナプス，アセチルコリンエステラーゼ

要　点
①神経筋接合部の機能障害をきたす原因は多彩である。
②テンシロンテストは神経接合部を含むコリン作動性ニューロンの負荷試験である。
③自律神経，中枢にもコリン作動性シナプスが存在する。
④テンシロンテストによる心血管系の副作用および対処方法について熟知する必要がある。
⑤テンシロンテスト時，コリンエステラーゼ阻害薬を内服している場合，コリン作動性増悪をきたす可能性がある。

重要ポイント
①テンシロンテストは神経筋接合部疾患の鑑別のために用いられる試験である。
②自律神経系の副作用，対処方法について習熟する必要がある。

塩酸エドロフォニウムは商品名テンシロン（日本ではアンチレックス）が広く知られているため，エドロフォニウム負荷試験は臨床的にテンシロンテストと呼ばれている。塩酸エドロフォニウム（edrophonium chloride）は抗コリンエステラーゼ阻害剤でありコリン作動薬として用いられる。エドロフォニウムは速効性であり作用時間が短い。この薬効を利用してテンシロンテストとして神経筋接合部疾患の診断などに用いられるが，臨床的に注意すべき点がいくつかある。

A 神経筋接合部の機能

神経筋接合部は，活動電位として伝えられた電気信号を，アセチルコリン（acetylcholine：ACh）という化学物質を仲介として情報伝達し，筋活動電位を発生させ，筋収縮させる。

ACh は神経筋接合部の神経伝達物質であるが，コリン・アセチルトランスフェラーゼにより，コリンとアセチルコエンザイムA（アセチル CoA）から運動ニューロン終末で

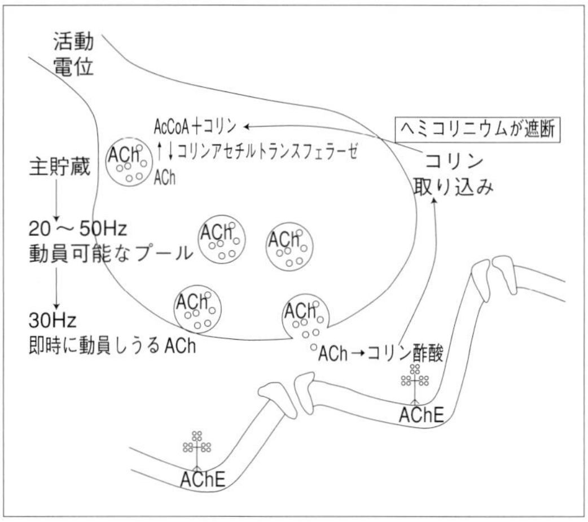

図1
アセチルコリンエステラーゼ（AChE）でアセチルコリンはコリンと酢酸に分解されるが，コリンは神経終末に取り込まれアセチルコリン（ACh）の材料になる。このコリンの取り込みはヘミコリニウムにより遮断されうる。アセチルコリンの貯蔵は主貯蔵，動員可能なプール，即時に動員されうるプールに分類されている。

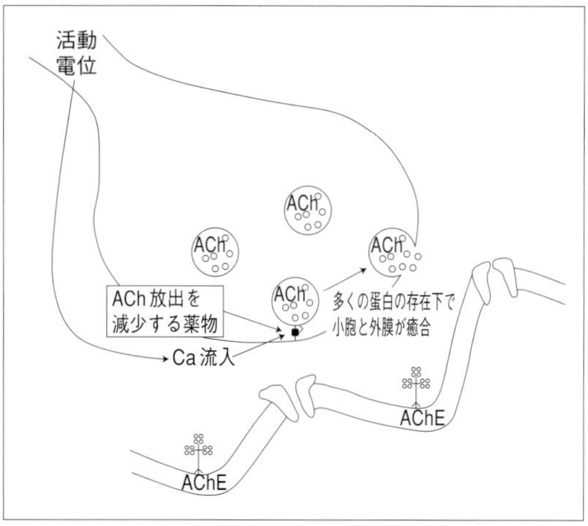

図2
活動電位が到達するとCaが流入しSynaptagimin，Synaptobrevin，Syntaxin，SNAP25など多くの蛋白が関与し（Caの存在下で）小胞膜が細胞膜と癒合する。

合成される（**図1**）。コリンは終膜に局在する特殊コリン担体により，細胞外液から神経終末に取り込まれ，AChの材料になる。コリンの特定類縁体（例えばヘミコリニウム）は神経終末のコリン取り込みを阻害しAChの枯渇とその伝導不全を起こすが，AChの貯蔵がなくなるのに時間がかかるため作用発現が極めて遅く，臨床的に使用されない。AChは神経終末で細胞質のシナプス小胞に貯蔵される（各小胞は約5,000～10,000分子のAChを含む）。

活動電位が神経終末に到達すると，Caが流入し，小胞は外終膜と癒合する。外終膜と小胞膜の癒合には多くの蛋白（Synaptobrevin，Syntaxin，SNAP25，Synaptagminなど）が関与しており，Caの存在で癒合がおこる。ボツリヌス毒素はこの蛋白を阻害することで小胞のexocytosis（小胞性細胞外放出）をブロックする。

Caの流入により外終膜と小胞膜の癒合がおこると1ms後に量子（quanta）の放出をおこす。これは量子放出（quantal release）と呼ばれ，Ca濃度に敏感である。Mg，Co，Mnのような2価イオンはCa流入に拮抗し，AChの放出を阻害する。アミノ配糖体抗生物質（ゲンタマイシンなど）はCa流入を阻害するため，神経遮断薬の作用を増強することがある。Lumbert-Eaton myasthenic症候群では，P/Q型電位依存性カルシウムチャネルへの抗体があるためAChの放出が障害される（**図2**）。

放出されたAChはシナプス間隙に拡散し運動終板の筋線維膜の表面にあるACh受容体に結合する。ACh受容体はそれ自身がイ

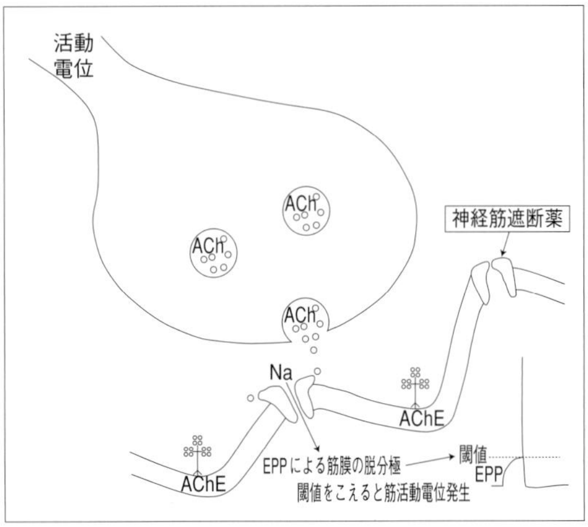

図3

神経終末から放出されたAChはACh受容体に結合する。2個のACh分子が結合することにより，チャネルが開く。濃度勾配によりNaが流入する。終板電位（end-plate potential：EPP）が生じ，臨界値（閾値）を超えるとNaチャネルが開き瞬時に大量のNaが流入し，筋活動電位が発生し，筋線維が収縮する。
重症筋無力症ではACh受容体に対する抗体が存在する。抗ACh受容体抗体の作用としては，AChとACh受容体抗体の結合阻害（阻害型抗体），ACh受容体抗体の崩壊促進，補体介在性後シナプス膜（筋膜）破壊などがあり，重症例では筋肉膜後シナプス膜の単純化（壁の消失）シナプス間隙の拡大，ACh受容体数の減少が認められることがある。

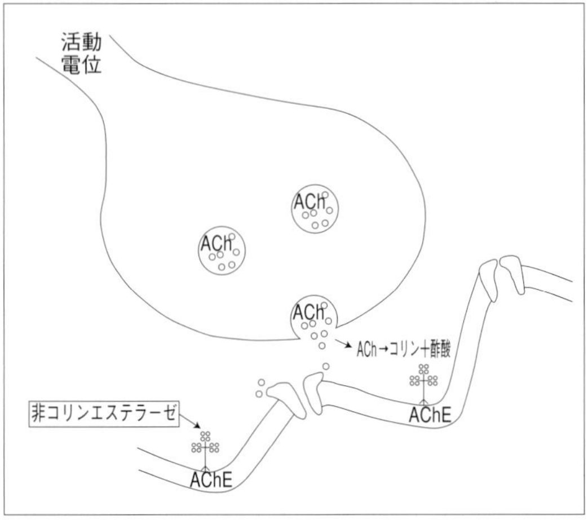

図4

AChが，中枢神経系や末梢神経終末で次々に生じる刺激を局所的に受け，その作用を持続させるには，AChが放出場所付近で迅速に分解，不活性化される必要がある。AChの分解はAChEによって行われる。AChEはAChをコリンと酢酸に加水分解する。この加水分解において，AChEはアシル化されてコリンが遊離する。アセチル化されたAChEが加水分解により酢酸を放出し，再活性されるまでの間は数マイクロ秒である。AChEはすべてのコリン作動性ニューロン，コリン作動性シナプス，神経筋接合部に存在し，神経の活動電位が重複せずに1秒間に1,000回の速さで興奮することが可能である。

オンチャネル蛋白である。2個のACh分子が結合することにより，形態変化が生じチャネルが開く。チャネルにイオン特異性はないが，濃度勾配によりNaが流入する。陽イオンの透過性上昇に伴い筋線維膜に終板電位（end-plate potential：EPP）が生じる。終板電位は隣接筋線維膜を脱分極し，この脱分極が臨界値（閾値）を超えるとNaチャネルが開き瞬時に大量のNaが流入し，筋活動電位が発生し，筋線維が収縮する（**図3**）。

AChは受容体近くのアセチルコリンエステラーゼ（AChE）により速やかに加水分解される。AChEの障害により過剰のAChがリセプターに結合すると終板電位の接続が長くなり，受容体周囲の持続性脱分極によりNaチャネルが不活性化（脱分極性ブロック）する。一方，重症筋無力症などACh受容体に障害がある場合は受容体へのAChの結合数が減っているため，コリンエステラーゼ阻害薬は間接的にコリン作動薬として働き，神経筋伝達を増強する（**図4**）。

B 神経筋接合部以外のアセチルコリン作用性シナプス

AChを神経伝達物質として情報伝達が行われるシナプスを，ACh作用性シナプスと呼ぶ。ACh作用性シナプスは神経筋接合部

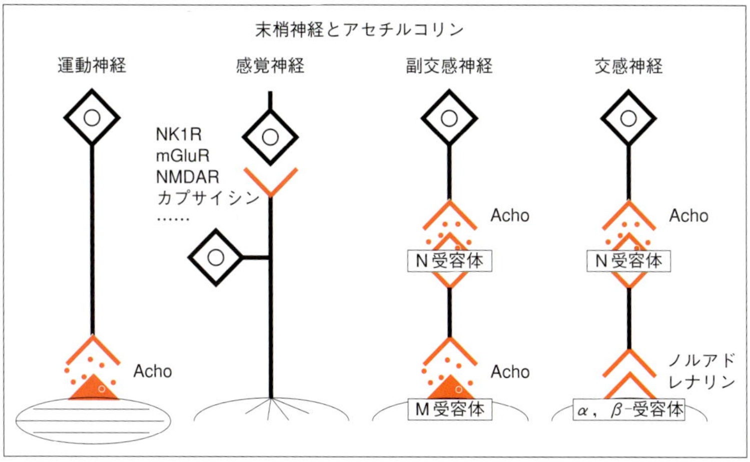

N受容体：ニコチン受容体，M受容体：ムスカリン受容体

図5
コリン作用性シナプスは自律神経系にも存在する。ニコチン様作用薬（神経節興奮薬）としてはニコチン（少量）があげられる。カルバコール，抗コリンエステラーゼの作用は弱い。ニコチン受容体の遮断薬（節遮断薬）はヘキサメトニウム，トリメタファン，過剰ニコチン（脱分極性遮断）があげられる。ムスカリン様作用薬にはメタコリン，カルバコール，ベタネコール，ピロカルピンなどがある。抗コリンエステラーゼは主にムスカリン作動薬として作用する。ムスカリン拮抗薬としてはアトロピン，ヒヨスチン，イプラトロピウム，トロピカミド，ベンツヘキソールなどがある。

表1　ヒトにおけるコリンエステラーゼ阻害薬の効果

組織	生理学的および薬理学的効果
中枢神経	振戦，不安，不穏状態，記憶混乱，錯乱，痙攣，脳波計によるレム睡眠，睡眠障害，昏睡，循環および呼吸抑制
心血管系	徐脈，心拍出量減少，血圧降下
呼吸器系	気管支収縮，呼吸筋麻痺，気管支分泌物増加
消化器系	唾液分泌過多，腸緊張性・運動増加，腹部の痙攣，下痢，排便，膵液・腸液分泌
尿路系	失禁，尿意増大
骨格筋	麻痺，線維束性収縮，筋衰弱
眼視覚系	催涙，瞳孔縮小，順応時痙攣，霧視
皮膚	発汗

だけでなく，中枢，節前副交感神経，節後副交感神経終末，節前交感神経に広く分布する。AChの中枢での作用は不明な点が多い。中枢のACh作用性ニューロンは特に脳幹神経節に多く，覚醒反応，記憶，運動の調節に関与している。自律神経系（交感神経，副交感神経）のコリン作用性神経終末（Cholinergic nerve terminal）は神経筋接合部と同じ方式でAChを合成，貯蔵，放出する。エドロフォニウム（抗コリンエステラーゼ）は四級化合物で親水性のため，理論的には血液脳関門を通過せず中枢作用は無視できるとされている。末梢神経とコリン作用性シナプスのシェーマを提示する（図5）。抗コリンエステラーゼはコリン作動薬として働くことが想定されるが，AChの受容体にはニコチン受容体とムスカリン受容体があり，すべてのコリン作用性シナプスに同等に作用しない。ニコチン様作用薬（神経節興奮薬）は副交感，交感両神経節ニューロンのニコチン受容体を刺激し，広範な作用を示すが（代表的な薬剤はニコチン），抗コリンエステラーゼはニコチン様作用薬としての効果は弱い。したがって，抗コリ

ンエステラーゼの自律神経への効果はムスカリン作用薬の効果と同様であり，副交感優位になる。ACh（抗コリンエステラーゼ）の自律神経系への作用は通常興奮性であるが，重要な例外は心臓で，迷走神経から阻害コリン作用繊維を受けている。したがって高用量では遅脈，低血圧をきたし心停止をおこすことがある（**表1**）。

C　コリンエステラーゼ（cholin-esterase）

抗コリンエステラーゼはコリンエステラーゼを阻害する薬剤である。コリンエステラーゼは，コリンエステルをコリンと脂肪酸に加水分解する酵素をさすがシナプスのみに存在するわけではない。脂肪酸部分が酢酸であるものを主として分解する酵素（真正コリンエステラーゼ），酢酸以外の脂肪酸も分解する酵素（偽コリンエステラーゼ）がある。真正コリンエステラーゼは神経節，神経筋接合部にあってAChを分解する。赤血球にもあるが，これは血中に漏れたAChの作用を消すものと考えられている。偽コリンエステラーゼは肝臓，膵臓に存在する。血中のコリンエステラーゼ（偽コリンエステラーゼ）は肝障害で低下，ネフローゼ症候群，脂肪肝，甲状腺機能亢進で上昇する。有機リン中毒では真正コリンエステラーゼ，偽コリンエステラーゼともに低下する。脱分極型筋弛緩剤であるサクシニルコリンは真正コリンエステラーゼにより分解されないため，受容体に結合したままで再分極を抑える。しかし数分後に血漿中の偽AChEによって分解されるため作用時間は極めて短い。遺伝的に偽AChE活性が低い人々は神経筋遮断作用が数時間持続することが知られている（**表2**）。

表2　コリンエステラーゼ(コリンエステレース)

- 真正コリンエステラーゼ：
  神経筋接合部，神経節，赤血球に存在
- 偽性コリンエステラーゼ：
  血漿に存在（麻酔薬に作用）

D　AChE阻害薬とその薬理作用

AChE阻害薬は化学構造に基づいてモノアルキルアンモニウム塩とビス型第4級アンモニウム塩，カルバミン酸塩，有機リン化合物という3大クラスに分類される。AChEを阻害すると中枢神経系のコリン受容性細胞，自律神経系のコリン作用性シナプス，神経筋接合部，自律神経節，副腎髄質でコリン作動性の神経刺激が増強される（**表1**）。その効果，および時間は用いられた阻害薬の薬理作用に依存する。第4級アンモニウム塩は末梢神経作用のみを示し（血液脳関門を通過しない）カルバミン酸塩（脂肪親和性）は末梢，中枢ともに作用する（**表3**）。

表3　コリンエステラーゼ阻害薬の3大分類

分類	例
モノアルキルアンモニウム塩	エドロフォニウム
ビス型第4級アンモニウム塩	アンベノニウム
カルバミン酸塩	フィゾスチグミン ネオスチグミン
有機リン化合物	インフルオロフェート（DFP） パラチオン

エドロフォニウム（商品名アンチレクス）は医薬品インタビューフォーム（2006年11月）によると，コリン作動性受容体でのAChの蓄積をおこし，中枢神経系，末梢神経系を問わずコリン作動性受容体を過剰に刺激したのと同質の効果を強力に発揮するとされている。投与後3分で作用が最大となり10分でコリンエステラーゼの活性は投与前の50％まで回復する。

E テンシロンテストと重症筋無力症

重症筋無力症（Myasthenia Gravis：MG）は，狭義には神経筋接合部の神経伝達物質であるAChの受容体（主にαサブユニット）に抗ACh受容体抗体が作用することで，AChによる神経・筋伝達の障害が生じ，易疲労性や脱力がおこる自己免疫疾患である。

重症筋無力症の診断のための補助検査としては，テンシロンテスト，電気生理検査（反復刺激テスト），血液検査（抗体の測定），胸腺腫の評価（画像検査）などが挙げられる。ACh受容体抗体が陽性の場合，重症筋無力症と診断できるが，ACh受容体抗体陰性の重症筋無力症もあるため，テンシロンテストを含む他の評価が必要になる。

抗ACh受容体抗体の陽性率は重症筋無力症患者全体の80％であり，眼瞼に限局した眼筋型では50％にとどまる。

F テンシロンテストの実際

テンシロンテストは重症筋無力症の診断だけではなく，他の筋無力症症候群，筋脱力易疲労性を示す疾患の鑑別診断用として，また治療として用いる抗コリンエステラーゼ剤の適応，用量の決定のために，また重症筋無力症の経過中に急性増悪が出現したときの鑑別診断として用いられている。塩酸エドロフォニウムは神経筋接合部に問題がない場合，筋力に変化をきたさないが，流涙，流涎，発汗，腹痛などのムスカリン作用に伴う副作用が強い場合が多い。これは，コリンエステラーゼ阻害剤の自律神経系への作用によるものである。重症筋無力症ではこうした副作用がほとんどなく，筋力の回復のみが認められることが多い。おそらくACh受容体抗体が自律神経系のコリン作動性ニューロン（受容体）を障害するためであろう。

G 重症筋無力症の診断

塩酸エドロフォニウム（アンチレックス）0.2ml（2mg）を15～30秒かけて静注し45秒後に反応をみて臨床症状に変化がなく副作用もみられなければ残りの0.8mlを追加する。コリン作動性の副作用（顔面蒼白，流涙，流涎，発汗，動悸，悪心，嘔吐，腹痛，下痢，腹部・四肢筋痙攣など）が強い場合，硫酸アトロピン0.5～1ml投与すれば直ちに軽快するが，こうした副作用は投与後1分以内に軽快する場合が多い。もっとも注意すべき副作用は血圧低下，徐脈である。塩酸エドロフォニウムの少量の投与でもコリン作動薬としての反応が強く出る場合もあるが，筋力改善に10mg以上必要な症例もあり，必要な場合は5～10分以内に同量を反復投与してもよい。重症筋無力症では筋随意収縮時，または5Hz以下の最大連続刺激による誘発筋電図でwaning現象（漸減波）がみられる。反復刺激テストの際，テンシロン試験を併用すると症状の軽快に伴い筋電図所見も正常化する様子が観察される。

H 抗AChE剤投与量の決定

治療として用いられる抗コリンエステラーゼ剤の投与量を決定するために抗コリンエステラーゼ剤投与後1時間でテンシロン試験を行う。筋力の改善が認められれば，抗コリンエステラーゼ剤を1/2～1/4増加し，悪化すれば1/2～1/4減量する。

I 重症筋無力症急性増悪時

重症筋無力症の治療としてコリンエステラーゼ阻害剤を投与している症例で症状が増悪した時，筋無力症状の急性増悪（myasthenic crisis）なのか，抗コリンエステラーゼ阻害剤過剰投与によるコリン作動性増悪（cholinergic crisis）なのかを鑑別するために使用する。コリン作動性増悪の場合はテンシロンテストにより気道分泌物の増加，呼吸筋脱力を増加させcrisisを助長するので少量で判定するのが望ましい。

J テンシロンテストの判定

重症筋無力症（陽性）である場合，エドロフォニウム投与直後（数秒～1分以内）に筋力の改善が認められる。効果は数分持続する。コリン作動性の副作用が認められる場合があるが，重症筋無力症では通常軽度である。正常者でコリン作動性の副作用が認められても1分以内におさまることが多い。エドロフォニウム投与後に筋力の改善が認められれば陽性と判定する。したがって脱力をきたしている筋を同定し，評価することが重要である。通常は眼瞼下垂の程度，眼球運動の障害の程度で判定することが多いが，三角筋の脱力（腕がどの程度上

表4　神経筋接合部に作用する薬剤

コリン取り込みを阻害
ヘミコリウム
アセチルコリンの放出を減少させる
ボツリヌス毒素，アミノ配糖体，Mg，Co，（Caチャネル抗体）
抗コリンエステラーゼ
ピリドスチグミン，ネオスチグミン，エドロフォニウム，ジスチグミン，フィゾスチグミン
神経筋遮断薬
競合的神経筋遮断薬：ツボクラリン，ガラミン，パンクロニウム，アルクロニウム，アトラクリウム，ベクロニウム
脱分極神経筋遮断薬：スキサメトニウム

がるか)，構音障害，上肢の巧緻運動の障害などに症状が限局している場合があり，どの部位でも客観的に評価する工夫が必要である。投与前と投与後の変化を評価する手段としてビデオ撮影など動画の記録を残すことが望ましい。

文 献

1) Vernino S, Sandroni P, Singer W, et al.：Autonomic ganglia；target and novel therapeutic tool. Neurology, 70：1926-1932, 2008.
2) Meager A, Wadhwa M, Dilger P, et al.：Anti-cytokine autoantibodies in autoimmunity；preponderance of neutralizing autoantibodies against interferon-alpha, interferon-omega and interleukin-12 in patients with thymoma and/or myasthenia gravis. Clin Exp Immunol, 132：128-136, 2003.
3) Shiono H, Wong YL, Matthews I, et al.：Spontaneous production of anti-IFN-alpha and anti-IL-12 autoantibodies by thymoma cells from myasthenia gravis patients suggests sutoimmunization in the tumor. Immunology, 15：903-913, 2003.
4) Buckley C, Newsom-Davis J, Willcox N, et al.：Do titin and cytokine antibodies in MG patients predict thymoma or thmoma recurrence? Neurology, 57：1579-1582, 2001.
5) MJ Neal：Medical Pharmacology at a Glance. Blackwell Scientific International, pp12-13.
6) 日本自律神経学会，編：自律神経機能検査．エドロフォニウム試験．pp248-251, 文光堂, 2007.
7) Gould L, Zahir M & Gomprecht RF：Cardiac arrest duaring edrophonium administration. Am Heart J, 81：437-438, 1971.
8) Osserman KE & Kaplan LI：Rapid diagnostic test for myasthenia gravis；increased muscle strength, without fasciculations, after intravenous administration of edrophonium chloride. JAMA, 150：265-268, 1952.

症候・検査・処置編

9. 重心動揺計

岡山大学大学院 医歯薬学総合研究科 脳神経内科学 池田佳生・阿部康二

Key words 重心動揺計，起立姿勢保持障害，脊髄小脳変性症

要 点
①重心動揺計は起立姿勢保持に必要な神経系や前庭系の機能を評価できる。
②重心動揺計による計測値は測定プレート上の足圧の作用中心点を身体の重心とみなして測定している。
③重心動揺計は脊髄小脳変性症における体幹失調を解析するが，その測定値は小脳障害以外の因子にも影響しうるので評価にあたっては注意を要する。
④重心動揺計は，体幹失調や起立姿勢保持障害を示す患者における重心動揺の程度を定量化し，治療効果判定（薬剤・リハビリテーション）や臨床経過観察に有用である。

重要ポイント

①重心動揺計は重心動揺の程度を定量化し，各種の神経内科疾患の治療効果判定や臨床経過観察に有用である。
②測定の原理と意義を理解し，他の検査所見を合わせた総合的判断から神経機能評価を行い，診療に役立てる。

神経内科診療を行う上で重要な機能評価検査として，重心動揺計がある。重心動揺計は起立姿勢での身体の重心の動揺を定量的に評価するための装置である。2肢で起立する人間の姿勢は重力や上半身の荷重を常に受けているため不安定性が生じやすいが，運動感覚機能を司る末梢神経，筋，前庭系，小脳，他の中枢神経系などが協調して働き，絶えず身体の動揺を補正しながら一定の直立姿勢を保っている。重心動揺計はこれらの姿勢保持に必要な神経系や前庭系の機能障害の評価や治療効果判定，経過観察の目的で用いられる。

A 重心動揺検査の原理

現在，本邦において汎用されているタイプの重心動揺計では，二等辺三角形の測定用プレートの各項点に置かれた3個の垂直荷重センサーにおける垂直荷重の値からプレート上の足圧の作用中心点（COP：center of foot pressure）の座標を計測・解析してい

る。したがって厳密には身体の重心の位置を計測しているわけではないが，測定対象の重心が加速度をもって移動しているのでなければ真の重心とCOPはほぼ一致しているとみなすことができ，これを水平面での重心位置として計測を行う。

B 重心動揺検査の方法

被験者は水平に置かれた検査台（測定用プレート）の中心に両足の爪先と踵をそろえて直立し，眼の高さに設定した前方の視標を注視した開眼状態で60秒間の記録を行う（**図1**）。60秒の直立が困難な場合は30秒あるいはそれ以下でもよいが，その測定時間を記録しておく。開眼測定後，椅子に座り1分間の休息をとった後，再度起立して開眼測定時と同じ頭位のまま閉眼して同様に測定を行う。両足をそろえることが困難な場合には，安定した起立姿勢がとれる幅に足を開いて測定する。その際は両足の間隔を記録しておき，経過観察をする場合には次回も同じ条件で測定を行う。また，検査中は被験者が転倒しないように十分に注意をする[1]。

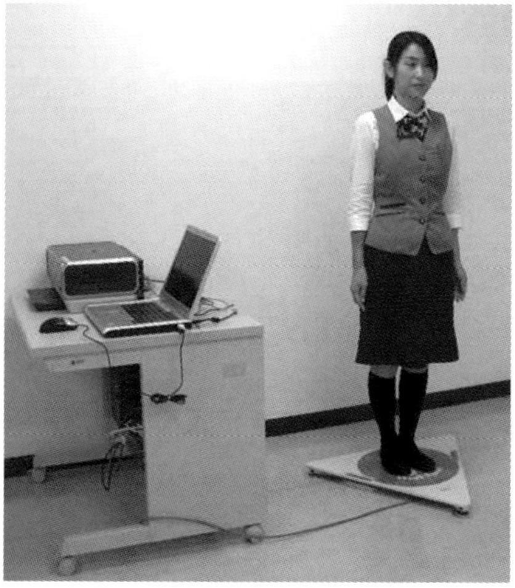

図1　重心動揺計と検査時の起立姿勢

C 重心動揺検査の解析項目

重心動揺計で解析できる検査項目にはさまざまなものがあるが，ここでは臨床的に機能評価の指標としてよく用いられるものを解説する。

①重心動揺パターン解析（X-Y解析）

プレート面上の重心座標（正確にはCOPの座標）の軌跡をX軸（左右方向），Y軸（前後方向）のグラフに表示したもの（**図2**-a）。重心動揺の拡がり，方向，密度などについて全体像を視覚的に把握することができる。

②総軌跡長（LNG：locus length）

計測時間内に重心点が移動した全長。重心動揺の大きさを表す。

③単位時間軌跡長（LNG/TIME：locus length per time）

総軌跡長を測定時間（通常は60秒）で割った値で，計測時間内の重心の移動速度を表す。

④外周面積（ENV area：environmental area）

X-Y解析の記録図における重心動揺の軌跡の最外部の線によって囲まれる内側の面積で，重心動揺の拡がりを表す。

⑤単位面積軌跡長（LNG/ENV area：locus length per environmental area）

総軌跡長を外周面積で割った値で，計測時間内の単位面積あたりに重心の移動した長さを示し，重心動揺の微細さを表す。

⑥X方向動揺平均中心変位（DEV of Mean X）

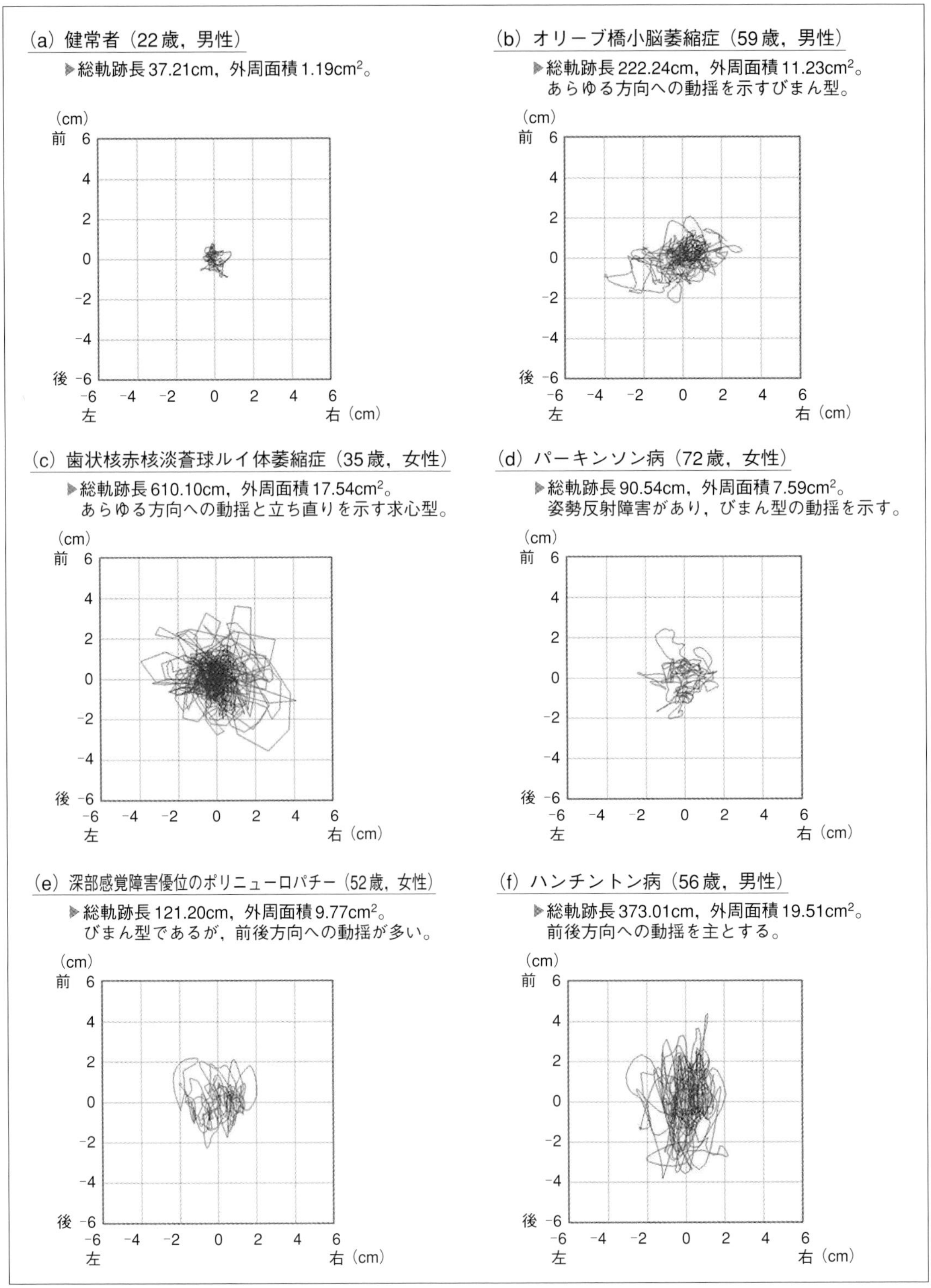
(a) 健常者（22歳，男性）
▶総軌跡長37.21cm，外周面積1.19cm²。
(b) オリーブ橋小脳萎縮症（59歳，男性）
▶総軌跡長222.24cm，外周面積11.23cm²。
あらゆる方向への動揺を示すびまん型。
(c) 歯状核赤核淡蒼球ルイ体萎縮症（35歳，女性）
▶総軌跡長610.10cm，外周面積17.54cm²。
あらゆる方向への動揺と立ち直りを示す求心型。
(d) パーキンソン病（72歳，女性）
▶総軌跡長90.54cm，外周面積7.59cm²。
姿勢反射障害があり，びまん型の動揺を示す。
(e) 深部感覚障害優位のポリニューロパチー（52歳，女性）
▶総軌跡長121.20cm，外周面積9.77cm²。
びまん型であるが，前後方向への動揺が多い。
(f) ハンチントン病（56歳，男性）
▶総軌跡長373.01cm，外周面積19.51cm²。
前後方向への動揺を主とする。
(cm)
前 6
4
2
0
-2
-4
後 -6
-6 -4 -2 0 2 4 6
左
右 (cm)

図2　健常者および各種の神経内科疾患における重心動揺パターン解析（開眼時）

X（左右）方向の動揺の平均値であり，一側性迷路障害など，動揺に左右差のある病態で顕著となる。

⑦Y方向動揺平均中心変位(DEV of Mean Y)

Y（前後）方向の動揺の平均値であり，両側性迷路障害における後方変位，パーキンソン病における前方変位などで顕著となる。

⑧ロンベルグ率

閉眼時／開眼時の外周面積の比をロンベルグ率と呼び，視覚性の姿勢制御（代償）の程度を表す。神経学的診察におけるロンベルグ徴候と同様に深部感覚障害（脊髄後索・末梢神経障害）や迷路障害においてロンベルグ率は大きくなる。

D 各種の神経疾患における重心動揺解析

1．脊髄小脳変性症

体幹失調を主徴とする脊髄小脳変性症は重心動揺計の適用される頻度が高い神経疾患である。脊髄小脳変性症における体幹失調の存在を鋭敏に検出し，個々の患者における体幹失調の時間的経過を観察するのに有用である。しかしながら，脊髄小脳変性症の重症度と重心動揺計の測定値には有意な相関はないという報告もあり[2]，遺伝性および孤発性の各種脊髄小脳変性症患者における検討では，重心動揺解析における単位時間軌跡長などの測定値は運動失調症の臨床評価スケール（ICARS：International Cooperative Ataxia Rating Scale および SARA：Scale for the Assessment and Rating of Ataxia）における各合計点と相関しないことも示されている[3]。このことより，重心動揺解析は小脳失調症状（体幹失調・四肢失調・構音障害など）のうち体幹失調を要素的に評価していることや，下肢における筋力低下や深部感覚障害の合併の有無など，体幹失調以外の要因が重心動揺計測に影響する可能性が考えられ，得られたデータの評価にあたっては注意を要する。

脊髄小脳変性症の重心動揺パターン解析では，脊髄小脳変性症の各病型による違いや罹病期間に応じた変化が認められる。X-Y解析図では，びまん性に動揺する型と一定の方向に動揺する型などがあり，重心動揺面積（外周面積）が増大する（図2-b, c)。小脳障害では一般的にロンベルグ率は上昇しない（ロンベルグ陰性）と考えられているが，脊髄小脳路障害を伴う脊髄小脳変性症においてはロンベルグ率上昇が認められることがある。

2．パーキンソン病

パーキンソン病の重心動揺パターン解析では，振戦や筋強剛の目立つ症例では動揺面積の小さい小刻みな動揺が認められたり，姿勢反射障害の顕著な例では動揺面積の大きいびまん性動揺が認められることがある（図2-d)。

3．その他の疾患

上記以外の神経内科疾患では，小脳失調を呈する疾患，下肢の深部感覚障害を呈する疾患（脊髄後索・末梢神経障害)，不随意運動を呈する疾患（ハンチントン病など)，末梢性めまい・平衡障害を呈する疾患などの治療効果判定や経過観察の目的で適用されている（図2-e, f)。重心動揺検査の適用される疾患を**表1**に示す。

E 重心動揺検査の意義

これまで述べてきたとおり，重心動揺計を用いた機能評価においては，脊髄小脳変性症に特徴的に認められる，小脳障害による体幹失調に加えて，視覚系の障害，前庭系の障害，脊髄後索や感覚性末梢神経が司る深部感覚の障害（起立姿勢制御のための入力系）や，皮質脊髄路（錐体路）から運動性末梢神経，骨格筋に至る随意運動に関係する系や大脳基底核（錐体外路系）など下肢の運動出力を制御する系の障害なども反映される。重心動揺計測の結果から得られたデータの解釈においては，当該患者の神経学的診察や重心動揺計測以外の補助検査の所見を加味して，総合的な検討により問題点の把握に努めることが重要である。

表1　重心動揺検査の適用される疾患

1．中枢性平衡障害・運動失調症を呈する疾患
- 脊髄小脳変性症
- 脳血管障害
- パーキンソン病をはじめとする神経変性疾患
- 多発性硬化症
- 中枢神経感染症
- ウェルニッケ脳症
- フィッシャー症候群
- 中毒性疾患
（アルコール，フェニトイン，有機溶媒など）
- 傍腫瘍性小脳失調症
- 脳腫瘍
- 頭部外傷後遺症
- その他

2．脊髄後索障害
- 亜急性連合性脊髄変性症
- 脊髄癆
- フリードライヒ失調症
- その他

3．前庭機能障害
- メニエール病
- 突発性難聴
- 前庭神経炎
- 良性発作性頭位めまい症
- 薬物による内耳障害
- 内耳炎
- その他

4．その他の疾患
- 深部感覚障害優位の各種末梢神経障害など

注）保険診療上，めまい・平衡障害を呈する疾患が適応となる。

F まとめ

重心動揺計は重心動揺の程度を定量化し，各種の神経内科疾患の治療効果判定や臨床経過観察に有用である。その実施にあたっては，測定の原理と意義を理解し，他の検査所見を合わせた総合的判断から神経機能評価を行い，患者の診療に役立てる必要がある。

文　献

1）今岡　薫，村瀬　仁，福原美穗：重心動揺検査における健常者データの集計．Equilibrium Research（Suppl），12, 1997.
2）Manabe Y，Honda E，Shiro Y，et al.：Fractal dimension analysis of static stabilometry in Parkinson’s disease and spinocerebellar ataxia. Neurol Res, 23：397–404, 2001.
3）Yabe I，Matsushima M，Soma H，et al.：Usefulness of the Scale for Assessment and Rating of Ataxia（SARA）. J Neurol Sci, 266：164–166, 2008.

症候・検査・処置編

10. 自律神経機能検査（含MIBG心筋シンチ）

千葉大学大学院医学研究院 神経内科学 桑原 聡

Key words 自律神経，交感神経，副交感神経，起立性低血圧，MIBG心筋シンチ，パーキンソン病

要 点

①自律神経機能検査は心血管系，瞳孔，発汗，排尿系などの機能を評価する補助検査である。
②障害が交感神経系か副交感神経系か，自律神経節前性・中枢性か節後性・末梢性かを判断することによって障害部位を特定することができる。
③起立試験，心電図R-R間隔変動，点眼試験，排尿機能検査などが標準的評価法である。
④近年注目されている検査法として，MIBG心筋シンチグラフィーが挙げられる。MIBG心筋シンチは心交感神経節後線維機能を反映し，パーキンソン病，レビー小体型認知症でのMIBG集積低下はこれらの疾患の診断マーカーとしての有用性が確立されてきている。

重要ポイント

①自律神経症状は中枢神経疾患では多系統萎縮症で，末梢神経疾患では糖尿病性ニューロパチーで問題になることが多い。自律神経機能検査により，障害が中枢性か末梢性か，交感神経系か副交感神経系かを鑑別する。
② MIBG心筋シンチグラフィーは心臓交感神経支配の節後性障害を反映し，パーキンソン病，レビー小体型認知症の鑑別診断に有用である。

自律神経機能検査の目的は①自律神経系に異常が存在するか，②障害は交感神経か副交感神経か，③節前・中枢性か節後・末梢性かを評価するものであり，これにより障害の範囲と部位を特定することができる。心血管系，瞳孔系，発汗系，排尿系が標準的な評価項目となる。近年注目されている自律神経検査法として[^{131}I] meta-iodobenzylguanidine（MIBG）による心筋シンチグラフィーが挙げられる。

A 心血管系検査

1．起立試験

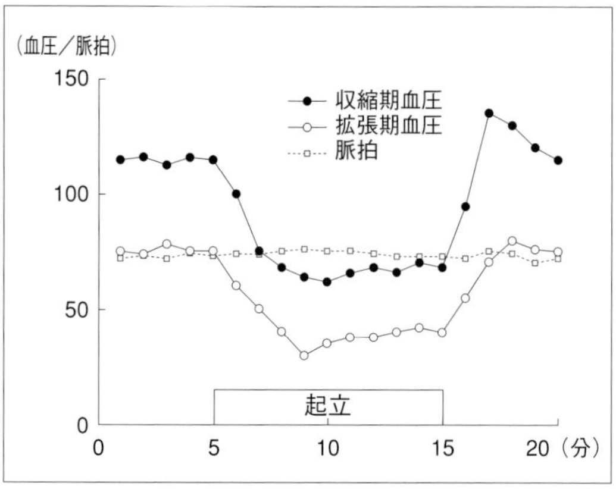

図1　多系統萎縮症患者における起立性低血圧
10分間の起立中に収縮期血圧は118mmHgから72mmHgまで低下し，代償性頻脈は認められないことから，自律神経障害による起立性低血圧と判断される。

起立性低血圧の有無・程度を評価するために，患者を臥位から立位に体位変換させた際に起こる血圧，脈拍の変化を観察することにより交感神経系を介する圧受容器反射機能をみるものである。10分間の安静臥位の後，患者を起立させ血圧と脈拍の変化をモニターする。正常では収縮期血圧の低下は20mmHg以内であるので，21mmHg以上の血圧低下がみられた際に，起立性低血圧ありと判定する。ここで重要なのは脈拍の変化である。心不全や脱水でも起立性低血圧は起こり得るが，自律神経機能が正常であれば圧受容器反射により代償性頻脈が認められる。この代償性頻脈を伴わない場合に自律神経異常と判定できる（**図1**）。

自律神経障害が高度であると，起立により血圧が高度に低下して失神することがあり，この場合には傾斜テーブルを用いて傾斜角度を調整して検査を行う。次項に述べる血漿ノルアドレナリン測定を同時に行うと，より有用な情報が得られる。

表1　心電図R-R間隔の基準値

10代	6.09±2.35
20代	5.95±1.89
30代	5.02±1.89
40代	3.23±1.04
50代	3.32±0.99
60代	2.48±1.21

（景山　茂：心電図R-R間隔変動を用いた自律神経機能検査法．脳と神経，36（5）：437，表2，1984[1]より）

2．血漿ノルアドレナリン測定

交感神経の血管運動神経の活動度を，その末端から分泌される昇圧物質であるノルアドレナリン値によって評価する方法である。起立前，起立5分後，10分後に測定する。正常では起立前基礎値が100～300ng/mlであり，起立により200～500ng/mlに上昇する。血管運動神経の異常がある場合には起立前ノルアドレナリン値の低値と起立後上昇不全がみられる。特に交感神経節後性障害の場合には基礎値が100ng/mlのことが多く，部位診断にも有用である。

3．心電図R-R間隔変動

心電図のR-R間隔は常に細かく変動しており主に迷走神経（心臓副交感神経系）の活動による。心副交感神経機能が低下するとこの変動が減少するため，R-R間隔の変動係数（CVR-R＝標準偏差／平均値×100（%））を副交感神経機能の指標とすることができる。

安静臥位での連続する100心拍を記録してR-R間隔変動係数を算出する。3回測定を行ってその平均値を求める。R-R間隔変動係数は加齢とともに減少するため年齢毎の基

表2　点眼試験の反応パターン

	正常	障害部位		
		中枢	節前線維	節後線維
5%コカイン	散瞳	やや散瞳	不変	不変
1%エピネフリン	不変	不変	やや散瞳	散瞳
5%チラミン	散瞳	散瞳	散瞳	不変
0.1%ピロカルピン	不変	不変	やや縮瞳	縮瞳

準値を用いて異常の有無を判定する（**表1**）。

B 瞳孔系検査

各種薬剤を点眼し，得られる反応から障害部位を推定する検査である。交感系の薬剤は5％コカイン，1％エピネフリン，5％チラミンが，副交感系の薬剤には0.1％ピロカルピンがある。特に有用なのはエピネフリンとピロカルピンであり，それぞれ交感系，副交感系の節後性障害が存在する場合には過敏性散瞳，縮瞳がみられ部位診断的有用性が高い。**表2**に各種薬剤点眼時の反応を示す。

C 発汗系検査

汗腺はコリン作動性交感神経支配であり，以下の検査がある。

1．温熱発汗試験

体温を上昇させることで起こる温熱性発汗を，ヨード・でんぷん反応を利用して観察する方法である。1.5％ヨードアルコール液を全身の皮膚に塗布し，乾燥後にでんぷん沫を塗布する。室温60℃の部屋に15分間いると，発汗部位にはエオードでんぷん反応が起こり紫色の発色がみられる。視覚的に発汗低下が明瞭に観察できる利点はあるが，定性的検査であり，中枢，節前，節後のどこが障害されても発汗は低下するため，部位診断には寄与せず，手間がかかることもあり近年はあまり行われなくなってきている。

2．アセチルコリン皮内試験

アセチルコリン10mgを皮内注射し，軸索反射によって生じる発汗を観察する方法である。前腕屈側や下腿外側で行われることが多い。交感神経節後障害の場合に発汗が消失する。

3．ピロカルピン皮内試験

ピロカルピン10mgを皮内注射し，発汗の有無を観察する。ピロカルピンは汗腺を直接刺激して発汗を起こすため，汗腺が保たれているかをみる検査である。

D 皮膚交感神経機能検査

近年の機器の発達により皮膚の血流や精神性発汗を非侵襲的に評価することが可能となった。皮膚血流をレーザードプラーで，手掌の精神性発汗をスドメーターで直接測定できる。深呼吸，暗算，触覚刺激などの

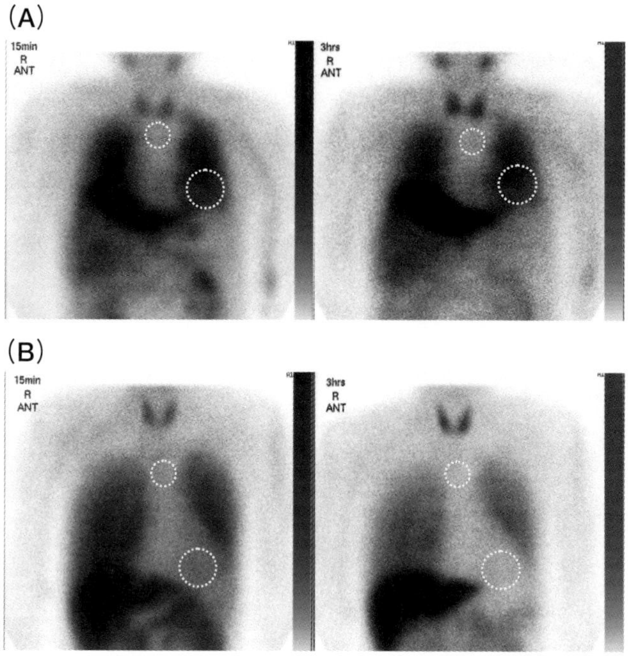

図2　多系統萎縮症（A），パーキンソン病（B）患者におけるMIBG心筋シンチグラフィー

多系統萎縮症（A）の所見は正常である。心・縦隔比は早期相で3.4、後期相3.1である。（B）に示すパーキンソン病患者では心・縦隔比は早期相で1.4、後期相1.2と著明に低下が認められる。これはパーキンソン病における心交感神経節後線維の障害を反映している（資料提供：千葉大学神経内科、朝比奈正人先生）。

負荷により起こる交感神経の緊張により，血流は低下し，発汗は増加する。定量的に皮膚交感神経系（血管運動性神経，発汗）を評価できる方法である。

E MIBG心筋シンチグラフィー

近年注目されている検査法である。神経内科領域ではパーキンソン病，レビー小体型認知症で低下することを利用して，パーキンソン病関連疾患および認知症性疾患において，レビー小体病の診断マーカーとなり得るものとして期待されている[2)]。

MIBGはノルアドレナリンの生理的アナログであり，交感神経終末でノルアドレナリンとまったく同様の取り込み，貯蔵，放出が行われる。MIBG心筋シンチグラフィーは心臓交感神経の節後性障害を判定できることから，心疾患，上記のレビー小体関連疾患，糖尿病などによる自律神経ニューロパチーの評価に用いられている。

アイソトープを静注し，30分後の心臓への蓄積を早期相として，3時間後にどれだけ保持されているかを評価する後期相として撮像する。Planar法では正面から胸部を撮像して心臓に集積するMIBGを測定するが，ある程度定量性を持たせるために，心・縦隔比（H/M比）がよく用いられる。**図2**に示すように心臓と上縦隔に関心領域を設定してアイソトープ平均カウントの比率を計算する。H/M比の正常値は使用するガンマカメラ，コリメーターによって差があるために，各施設で設定する必要があるが，2.3～2.6程度に設定されることが多い。**図2**に示すようにパーキンソン病では高率に心臓MIBG取り込みが低下するため，多系統萎縮症，進行性核上性麻痺との鑑別の一助となる。またレビー小体型認知症においても集積が低下し，アルツハイマー病との鑑別に利用することもできる。早期のパーキンソン病や，一部の遺伝性パーキンソニズムでは心筋MIBG集積は正常であることがあり注意を要するが，レビー小体を基本病理とする疾患のバイオマーカーとなり得る補助診断法であり，今後さらなる臨床応用が期待される。

文 献

1) 景山 茂：心電図R-R間隔変動を用いた自律神経機能検査法．脳と神経，36：433-439, 1984.
2) 折茂智之：MIBG心筋シンチグラフィーと心交感神経変性．神経内科，64：565-572, 2006.

JCOPY 88002-700

症候・検査・処置編

11. 頸部血管超音波検査と経頭蓋ドプラ検査

川崎医科大学 脳卒中医学教室　坂井健一郎・木村和美

Key words　頸部血管超音波検査，経頭蓋ドプラ検査

要　点

①頸部血管超音波検査および経頭蓋ドプラ検査は，脳梗塞の発症機序や病型の正確な診断，治療効果判定に有用な検査方法である。これらの神経超音波検査は非侵襲的かつベッドサイドで簡便に行える検査である。
②頸部血管超音波検査および経頭蓋ドプラ検査を実施し，適切な病態評価を行うためには，頭頸部の脈管解剖ならびに検査方法，病態特徴を理解しておく必要がある。

重要ポイント

①頸部血管超音波検査は，動脈硬化の評価，内頸動脈，椎骨動脈の狭窄や閉塞の診断，動脈解離の診断が可能である。
②経頭蓋ドプラ検査（Transcranial dopplar ultrasonography：TCD）は塞栓源の部位の予測，右左シャント疾患の検索，頭蓋内血管狭窄の診断が可能である。

脳卒中，特に脳梗塞患者に対して神経超音波検査は広く臨床的に用いられている。我々は，頸部血管超音波検査（**図1**-A），経頭蓋ドプラ検査（**図1**-B），経胸壁心臓超音

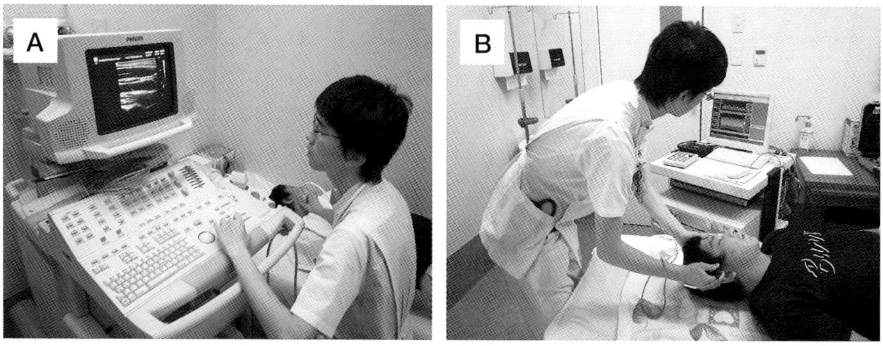

図1　(A) 頸部血管超音波検査，(B) 経頭蓋ドプラ

波検査，経食道心臓超音波検査，下肢静脈超音波検査などを駆使し，脳梗塞の病態を発症早期に把握し，病態に合った治療を実践している。発症3時間以内の脳梗塞患者に対するt-PA静注療法を，迅速かつ安全に行うためにも神経超音波検査は重要である。神経超音波検査の特徴は①非侵襲的に，かつ②ベッドサイドで繰り返し簡便に施行できることである。本項では頸部血管超音波検査ならびに経頭蓋ドプラ検査について，検査法と所見を中心に概説したい。

A 頭頸部における血管の解剖について

神経超音波検査をベッドサイドで行いその所見を適切に評価するために，頭頸部の脈管解剖を理解する必要がある（**図2**）。

- 大動脈弓部から腕頭動脈，左総頸動脈，左鎖骨下動脈が分枝する。
- 左右内頸動脈，左右椎骨動脈が頭蓋底より流入する。
- 内頸動脈は頭蓋内で前大脳動脈と中大脳動脈に分枝する。
- 左右椎骨動脈は後下小脳動脈を分枝した後に合流し脳底動脈となる。脳底動脈は末梢で左右後大脳動脈を分枝する。

正面像

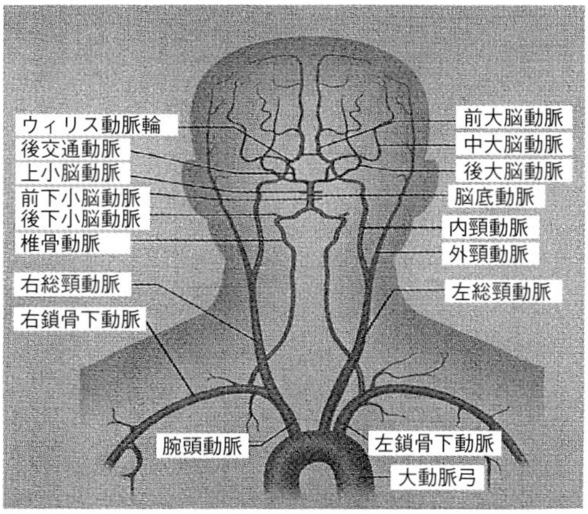

図2　頭蓋内血管の模式図
（下山　隆，松本典子，木村和美：神経超音波検査．からだの科学，260：77-80，2009[1] より）

B 頸部血管超音波検査

1．頸部血管超音波検査とは？

頸部血管超音波検査は，7.5MHz以上のリニア型探触子を用いて，Bモード断層法，カラードプラ検査法，ドプラ検査血流速度計測法などを組み合わせ，頸動脈（総頸動脈，内頸動脈，外頸動脈）・椎骨動脈の形態と血流の評価を行う。

①Bモード断層法：血管を直接観察し血管の形態を評価する。

②カラードプラ検査法：Bモード画面上に血流をカラー信号として描出し評価する。

③ドプラ検査血流速度計測法：血流とドプラビームの角度（補正角度）を計測し，目的とする血管の血流速度の絶対値を計測できる。

2．頸部血管超音波検査で評価可能な病態

1）内中膜複合体（intima-media thickness：IMT）とプラーク

- Bモードで血管内腔面1層の低エコー輝度部分とその外側の高エコー輝度部分の2層として観察されIMTと呼ばれる（**図3**-A）。
- 日本人ではIMT1.1mm以上を異常肥厚と診断する。
- IMTがその周囲より0.5mm以上肥厚しているか50％以上肥厚していること，もし

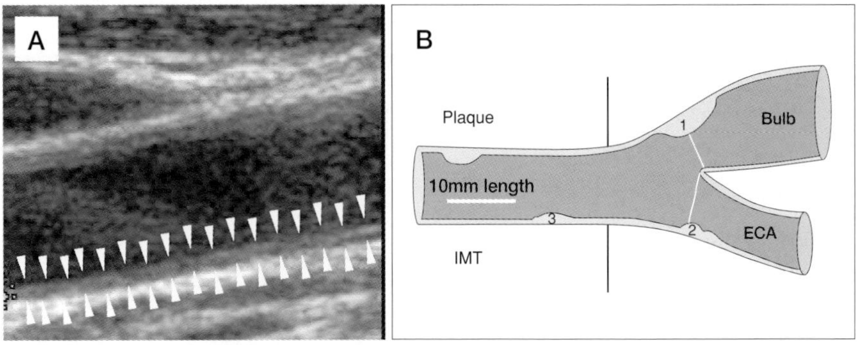

図3　(A) 内腔面1層の低エコー輝度部分がIMTである（矢印で囲まれた部分）。
(B) IMTが①周囲より0.5mm以上肥厚している，②周囲より50%以上肥厚している，③1.5mm以上肥厚しているものをプラークと診断する。
（図3 (B) Touboul PJ, Hennerici MG, Meairs S, et al.：Mannheim carotid intima-Media thickness consensus (2004-2006). Cerebrovascular disease 23：75-80, 2007[2] より引用）

くは1.5mm以上肥厚しているものをプラークと診断する[1]（図3-B）。

- プラークの性状は，エコー輝度，均一性，表面性状，可動性で表現される。
- エコー輝度は低輝度（echolucent，hypoechoic），等輝度（echogenic，isoechoic），高輝度（calcifieed，hyperechoic）に分類される。
- 低輝度プラークは血腫や粥腫，等輝度プラークは線維性病変，高輝度プラークは石灰化を反映する。低輝度プラークは脳梗塞の塞栓源として関連が強いとされる[3]。
- プラークの輝度は，①均一，②複数の輝度が存在し不均一に分類される。プラークの輝度が不均一である脳梗塞の塞栓源であることが多い[4]。
- 表面性状は平滑（smooth），壁不整（irregular），潰瘍（ulcer）に分類される。
- 2.0mm以上の陥凹を認める潰瘍病変とし[5]，それ以下の陥凹は壁不整とされる。潰瘍病変はプラークの破綻により内容物が末梢に流れた病態と考えられる。
- 可動性プラークとは，①プラークに浮遊血栓が付着した状態，②プラークの一部が崩壊しつつある状態，もしくは③プラークの一部が柔らかく拍動により可動性を有する状態である。可動性プラークは脳梗塞の塞栓源となる可能性がある。

2）狭窄・閉塞病変

- 動脈硬化が進行すると頸動脈および頭蓋内動脈に狭窄や閉塞を生じる。
- 頸動脈狭窄・閉塞病変はBモードおよび，カラードプラ検査法を用いて評価する（図4-A, B）。狭窄があればカラードプラ検査法でモザイク状の信号を呈する。
- ドプラ検査血流速度計測法を用いて狭窄部位の収縮期血流速度を計測する（図4-C）。最大収縮期血流速度が200cm/s以上の場合はNASCET法で70％以上の高度狭窄と診断できる[6]。
- 左右の総頸動脈の拡張末期血流速度比が1.4以上の場合，血流速度の遅い側の内頸動脈の高度狭窄もしくは閉塞と診断できる[7]。

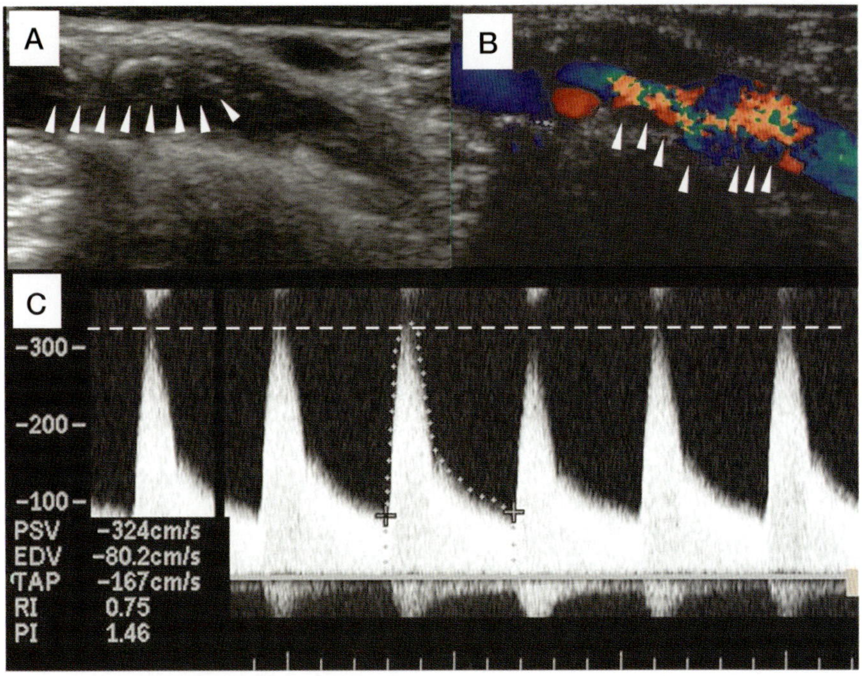

図4　(A) Bモード断層撮影。内頸動脈起始部にプラークを認める（矢印）。
(B) カラードプラ法。狭窄病変により乱流が生じ，モザイク状の血流信号が観察できる（矢印）。
(C) ドプラ血流速度計測法。狭窄病変により血流速度が上昇し，高度狭窄と診断できる。

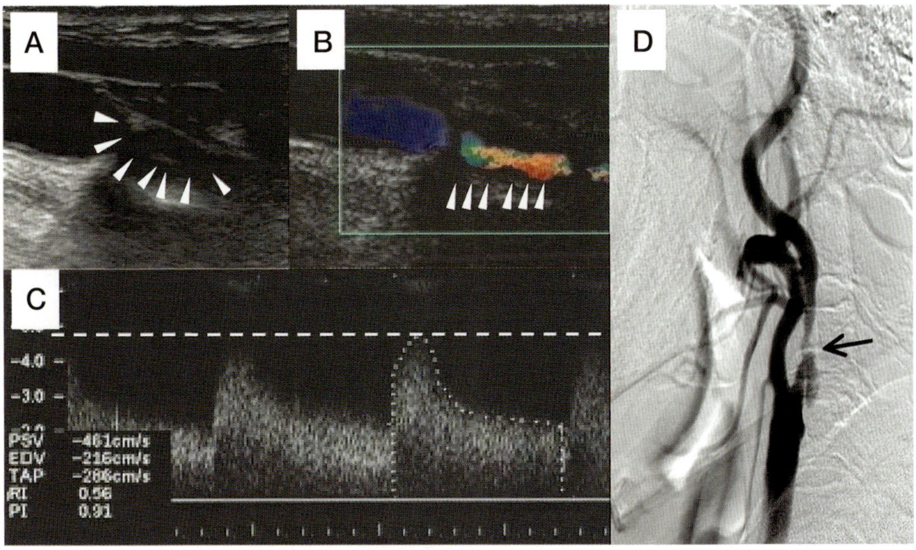

図5　(A) Bモード断層撮影で内頸動脈起始部にプラークを認める（矢印）。
(B) カラードプラ法で，プラークの遠位部にモザイク状の血流信号を認める（矢印）。
(C) モザイク状の血流信号部分で血流速度を計測すると，最大収縮期血流速度は461cm/sであり高度狭窄を認める。
(D) 脳血管造影検査では，内頸動脈起始部に高度狭窄（狭窄率80％）を認める（矢印）。

- 拡張期末期血流速度が0cm/sの場合は塞栓性閉塞と診断できる。
- 心原性脳塞栓症急性期では頸動脈に可動性血栓（Oscillating thrombs）を認めることがある[8]。

3）動脈解離

- 動脈解離とは，動脈の内膜と外膜が解離を起こし偽腔（解離腔）を形成する状態である。動脈解離を起こすと，偽腔側に血栓が形成され動脈の狭窄や閉塞が起こる。
- 動脈解離の場合，頸部血管超音波を用いると真腔と偽腔，intima flap，解離による壁在血栓の同定が可能である。
- 総頸動脈解離の多くは胸部大動脈解離から波及したものである。総頸動脈解離を認めた時は，直ちに胸部大動脈解離の検索を行う。
- 大動脈解離に合併した急性期脳梗塞に対してt-PA投与は禁忌である。スクリーニング検査として頸部血管超音波検査が有用である[9]。

3．実際の症例

急性期脳梗塞患者に対して頸部血管超音波検査を実施し，適切な病態評価が可能であった症例を提示する。

【症例 ①（図5）】

75歳女性。意識障害を主訴に救急外来受診入院となった。頸部血管超音波検査を行ったところ左内頸動脈に高度狭窄を認め，最大収縮期血流速度は461 cm/sであった。脳血管造影では左内頸動脈起始部に80％以上の高度狭窄を認めた。入院中に一過性の右上肢脱力を生じ，症候性内頸動脈高度狭窄症と診断し内頸動脈内膜剥離術を行った。

【症例 ②（図6）】

72歳女性。意識障害，失語症，左片麻痺を主訴に発症1時間で来院，頭部MRIで右中大脳動脈領域に脳梗塞を認め，頭部MRAで右内頸動脈閉塞を認めた。発症3時間以内でありt-PA静注療法の適応と考えられたが，頸部血管超音波検査を行ったところ右総頸動脈から右内頸動脈にかけflapを認め，胸部大動脈解離を疑った。胸部大動脈造影CTにてStanford A型胸部大動脈解離と診断できた。t-PA静注療法は実施せず，胸部大動脈解離に対し緊急手術を行った。

C　経頭蓋ドプラ検査（Transcranial doppler ultrasonography：TCD）

1．TCDとは？

TCDは脳血管の血流状態をドプラ検査血流波形および血流速度として評価する検査機器である（図7）。前大脳動脈，中大脳動脈，後大脳動脈，内頸動脈サイフォン部，眼動脈，椎骨動脈，脳底動脈などが観察可能である[10]。

2．経頭蓋超音波検査で評価可能な病態

1）血管病変（狭窄・閉塞）

- 中大脳動脈水平部の血管病変が評価可能である。
- 中大脳動脈の平均血流速度が100cm/s以上の場合，狭窄と診断できる。

2）塞栓源の推定

- 心臓，大動脈，頸動脈を塞栓源とし脳血管内を飛来する微小栓子はTCDで微小栓子シグナル（microembolic signals：MES）

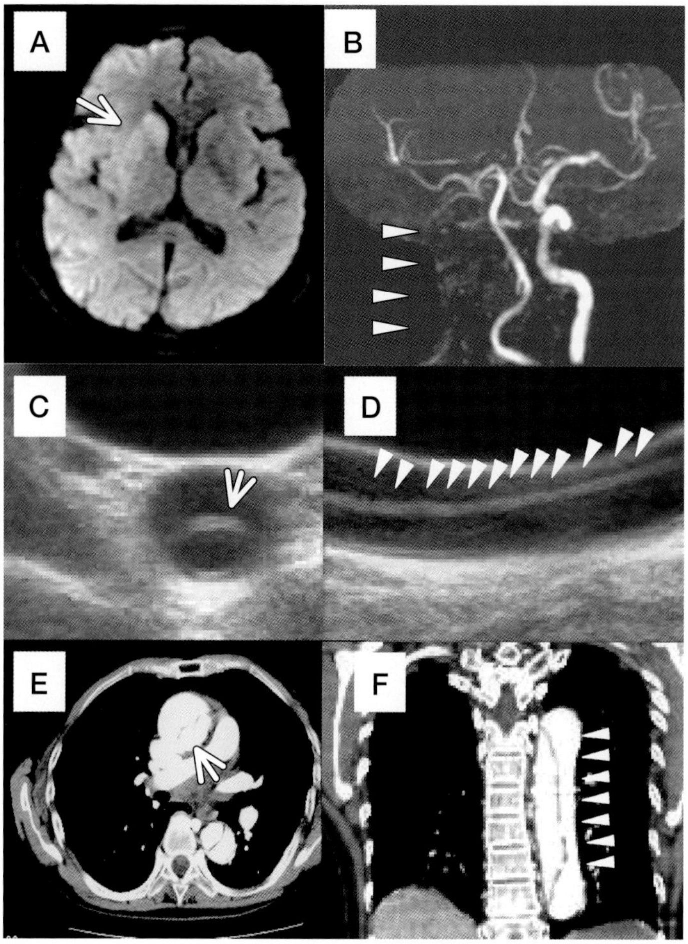

図6
（A）頭部MRI拡散強調画像。右中大脳動脈領域に脳梗塞を認める（矢印）。
（B）頭部MRA。右内頸動脈が描出されておらず右内頸動脈閉塞と診断する（矢印）。
（C,D）頸部血管超音波検査（C：短軸像、D：長軸像）。総頸動脈内に血管壁の一部（flap）を認める（矢印）。
（E,F）胸部造影CT：Stanford A型胸部大動脈解離を認める（矢印）。

として検出される。

- 片側のみMESが検出される場合，検出側の頸動脈や中大脳動脈に塞栓源の存在が疑われる。
- 両側でMESが検出される場合，心臓もしくは大動脈弓部に塞栓源があると判断できる。

3）右左シャント疾患の検索

- 原因不明の脳梗塞の中に右左シャント疾患に伴う奇異性脳塞栓症がその発症に関与している。脳梗塞の病態を評価するためにTCDを用いて右左シャント疾患を検索する。
- 右左シャント疾患（卵円孔開存，心房中隔欠損，肺動静脈瘻など）が存在する場合，少量の空気を混入し撹拌した生理食塩水（microbubble）を静脈から投与すると，TCDで脳血管の血流波形上にMESとして検出される。

3．実際の症例

急性期脳梗塞において，TCDは病態の評価や治療方針の決定，さらに治療効果の判

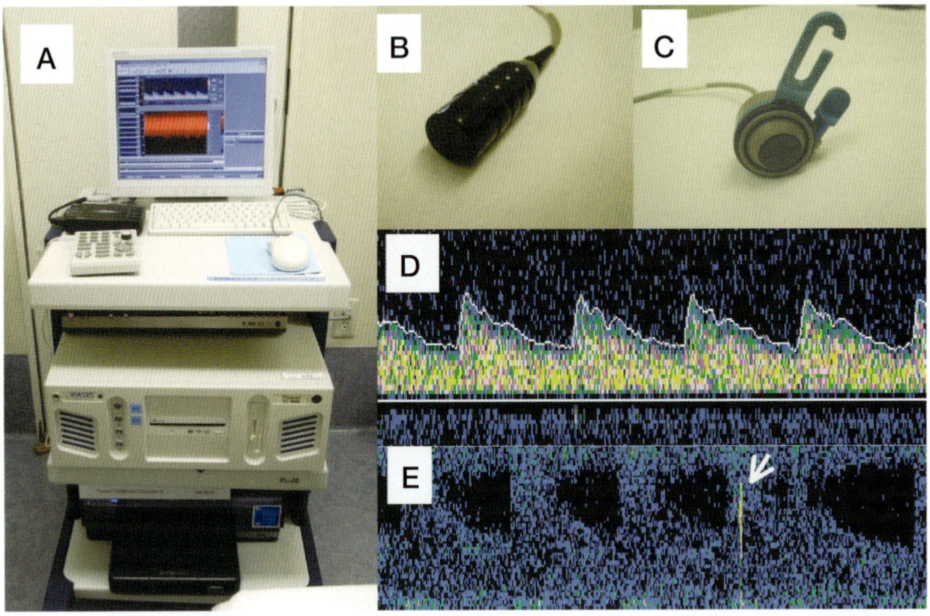

図7　（A）経頭蓋超音波検査（TCD）
（B）診断用探触子
（C）モニター用探触子
（D）TCDで観察できる右中大脳動脈の正常血流波形
（E）右中大脳動脈血流波形上にMESを認め，塞栓症の可能性が示唆される。

定に用いられている。急性期脳梗塞例を提示し，合わせてTCD所見を解説する。

【症例 ①（図8）】

76歳女性。座位保持困難を主訴に来院。神経所見では意識障害を認めた。頭部MRIでは両側大脳半球に多発する脳梗塞を認めた。TCDでは右左シャント疾患を検索し得た。下肢静脈超音波検査で深部静脈血栓を認め奇異性脳塞栓症と診断し，さらにヘリカルCTで肺動静脈瘻および肺塞栓症を認めた。肺動静脈瘻に対し肺血管造影ならびにコイル塞栓術を実施した。

【症例 ②（図9）】

75歳男性。神経所見では右片麻痺および失語症を，また頭部MRIでは左中大脳動脈領域に散在性の脳梗塞を認めた。頭部MRAでは右内頸動脈サイフォン部に高度狭窄を疑い，脳血管造影で確定診断した。TCDを用いて両側側頭骨窓から20分間モニターを実施し，左中大脳動脈で50個のMESを認め

奇異性脳塞栓症とは？

奇異性脳塞栓症は深部静脈に生じた血栓が右左シャント疾患を介して脳に飛来し，脳塞栓症を起こす病態である。奇異性脳塞栓症の頻度は脳梗塞の約5％である。代表的な右左シャントは卵円孔開存で，TCDおよび経食道心臓超音波検査で診断可能である。

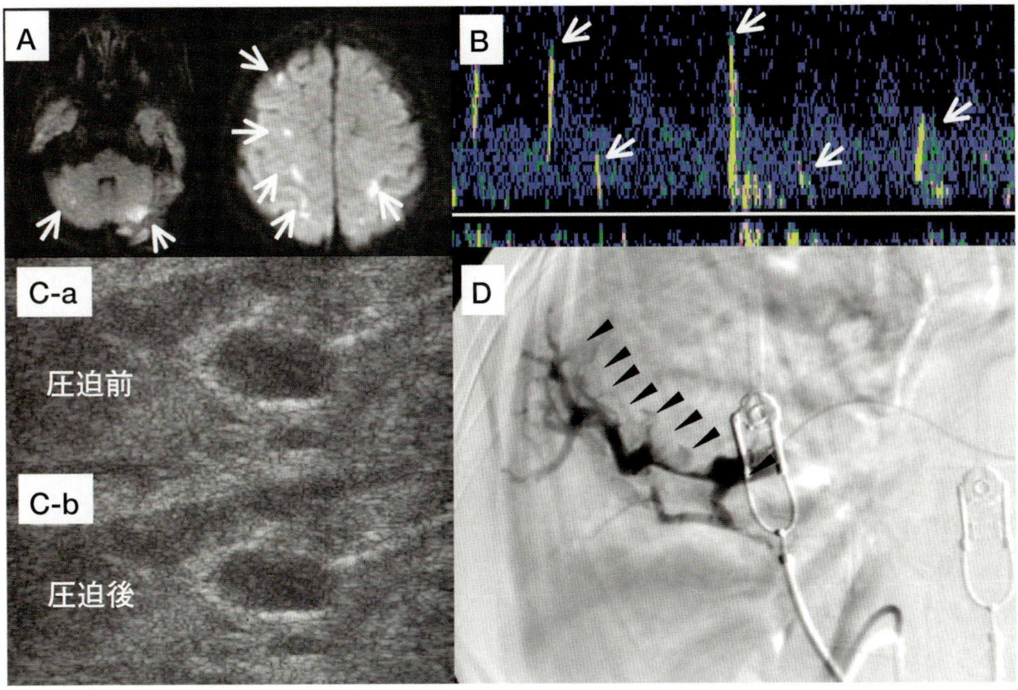

図8　(A) 頭部MRI拡散強調画像。散在性の脳梗塞を認める（矢印）。
(B) TCDで少量の空気を混入し撹拌した生理食塩水（microbubble）を静脈から投与し、TCDでMESの有無を観察する（バブルテスト）と陽性であり、右左シャント疾患ありと診断する（矢印）。
(C-a) 下肢静脈超音波検査で右ヒラメ筋内の静脈に拡張を認める（矢印）。
(C-b) 静脈を圧迫しても血管の消退はなく、深部静脈血栓と判断する（矢印）。
(D) 肺血管造影検査で肺動静脈瘻を認める（矢印）。

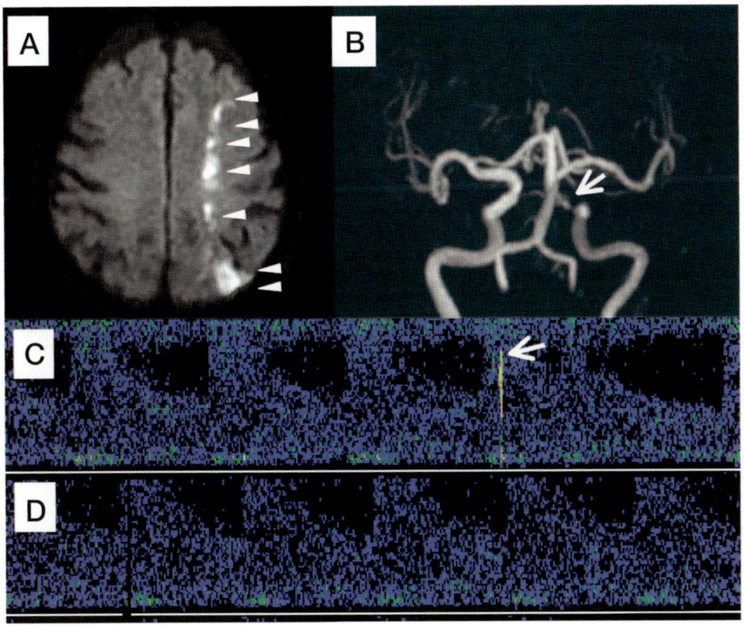

図9
(A) 頭部MRI拡散強調画像。左中大脳動脈領域に脳梗塞を認める（矢印）。
(B) 頭部MRA。左内頸動脈サイフォン部に狭窄病変を認める（矢印）。
(C) 入院時TCD連続モニター（20分）で50個のMESが検出された（矢印）。
(D) 2週間後TCD連続モニター（20分）ではMESは検出されなかった。

た。左内頸動脈の動脈硬化性変化に起因するアテローム血栓性脳梗塞と診断した。抗血小板薬を投与し，2週間後にTCDを再度実施したがMESは認めず，左内頸動脈病変の活動性は低下したと判断できた。

D まとめ

急性期脳梗塞診療において頸部血管超音波検査およびTCDは，脳梗塞の発症機序や病型の正確な診断，治療効果判定に有用な検査方法である。これら神経超音波検査は簡便，非侵襲的かつベッドサイドで行える検査であり，日常臨床において積極的に実施することが望まれる。

文　献

1) 下山　隆，松本典子，木村和美：神経超音波検査．からだの科学，260：77-80, 2009.
2) Touboul PJ, Hennerici MG, Meairs S, et al.：Mannheim carotid intima-media thickness consensus（2004～2006）. An update on behalf of the advisory board of the 3rd and 4th watching the risk symposium, 13th and 15th european stroke conferences, mannheim, germany, 2004, and brussels, belgium, 2006. Cerebrovasc Dis, 23：75-80, 2007.
3) Bock RW, Gray-Weale AC, Mock PA, et al.：The natural history of asymptomatic carotid artery disease. J Vasc Surg, 17：160-169, discussion 170-161, 1993.
4) AbuRahma AF, Wulu JT, Jr & Crotty B：Carotid plaque ultrasonic heterogeneity and severity of stenosis. Stroke, 33：1772-1775, 2002.
5) de Bray M, Baud J & Dauzat M：Consensus concerning the morphology and thr risk of carotid plaques. Cerebrovasc Dis, 7：289-296, 1997.
6) Koga M, Kimura K, Minematsu K, et al.：Diagnosis of internal carotid artery stenosis greater than 70％ with power doppler duplex sonography. AJNR Am J Neuroradiol, 22：413-417, 2001.
7) Kimura K, Yonemura K, Terasaki T, et al.：Duplex carotid sonography in distinguishing acute unilateral atherothrombotic from cardioembolic carotid artery occlusion. AJNR Am J Neuroradiol, 18：1447-1452, 1997.
8) Kimura K, Yasaka M, Minematsu K, et al.：Oscillating thromboemboli within the extracranial internal carotid artery demonstrated by ultrasonography in patients with acute cardioembolic stroke. Ultrasound Med Biol, 24：1121-1124, 1998.
9) 木村和美，橋本洋一郎，堂坂朗弘：頸部血管エコー検査にて診断し得た胸部解離性大動脈瘤に伴う総頸動脈解離性動脈瘤の1例．臨床神経，36：348-351, 1996.
10) Alexandrov AV, Molina CA, Grotta JC, et al.：Ultrasound-enhanced systemic thrombolysis for acute ischemic stroke. N Engl J Med, 351：2170-2178, 2004.

症候・検査・処置編

12. 好気的運動負荷試験と阻血下前腕運動負荷試験

熊本大学大学院 神経内科学分野　内野　誠

Key words　好気的運動負荷試験，阻血下前腕運動負荷試験

要　点

①ミトコンドリア脳筋症や糖原病では，安静状態では乳酸，ピルビン酸が基準値内にとどまることも多く，負荷試験により，その異常が明らかになる。
②好気的運動負荷試験はミトコンドリア脳筋症が疑われる場合に実施する。
③エルゴメーター15ワット，15分間ペダルを踏む方法で，ミトコンドリア脳筋症では乳酸，ピルビン酸ともに基準値を超えて推移する。
④阻血下前腕運動負荷試験は糖原病が疑われる場合に実施する。
⑤阻血下前腕運動負荷試験で乳酸・ピルビン酸の上昇を欠く場合は糖原病Ⅲ，Ⅴ，Ⅶ，Ⅸ，Ⅹ型を，乳酸の上昇を欠き，ピルビン酸の上昇がある場合はⅪ型を，乳酸の上昇があり，筋生検で膜で囲まれたグリコーゲンの増加をみる場合はⅡ型を疑い，筋の酵素活性測定で診断を確定する。

重要ポイント

①嫌気的あるいは好気的解糖系に異常があっても，通常の安静状態の採血では乳酸やピルビン酸値に異常がみられない場合も多く，一定の運動負荷をかけて採血することにより，通常とは異なる値を示し，診断に直結する重要な手がかりとなる。
②ミトコンドリア脳筋症が疑われる場合には好気的運動負荷試験が，糖原病が疑われる場合には阻血下前腕運動負荷試験が診断に有用である。

A 好気的運動負荷試験と阻血下前腕運動負荷試験の臨床的意義

嫌気的あるいは好気的解糖系に異常があっても，通常の安静状態の採血では検査値に異常がみられない場合も多く，ペダル踏みなどの好気的運動負荷を行ったり，阻血下での前腕運動負荷などの一定の運動負荷をかけて採血することにより，乳酸やピルビン酸が通常とは異なる値を示し，診断に直結する重要な手がかりとなることがある。すなわち，乳酸，ピルビン酸は嫌気的解糖系の最終に位置する代謝産物であるほか，

表1　ピルビン酸，乳酸の異常値を示す疾患

上昇		循環不全（ショック，心不全），貧血 シアン・CO中毒などによる組織の酸素欠乏	ピルビン酸の酸化障害が生じ，それに伴い乳酸も上昇 ショックでは予後判定に用いる
		肝実質障害	肝でのピルビン酸，乳酸の処理低下
		尿毒症	腎でのピルビン酸，乳酸の処理低下 TCA回路の悪化
		糖尿病性アシドーシス	空腹時，ピルビン酸，乳酸の増加傾向
		甲状腺機能亢進症	ピルビン酸の酸化の障害，pyruvate kinase抑制
		ビタミンB1欠乏症 脚気，スプルー，小児脂肪便症	ピルビン酸カルボキシラーゼの補酵素に関与
		悪性腫瘍	腫瘍細胞によるlactate産生
		酵素欠損によるもの	
		糖原病Ⅰ型	空腹時ピルビン酸，乳酸増加 糖負荷により減少
		fructose-1，6-bisphosphatase欠損	Ⅰ型と同様で乳酸，アラニンからの糖新生が減少
		lactate dehydrogenase欠損	乳酸は増加しない。易疲労性，ミオパチー
	ミトコンドリア異常症	pyruvate carboxylase欠損	Leigh型脳症の一部
		pyruvate dehydrogenase（PDH）欠損	乳幼児期死亡 発作性運動失調症，Friedreich失調症の一部
		pyruvate dehydrogenase phophatase欠損	PDH欠損に同じでPDH活性低下
		β-酸化系異常症	脳筋症
		カルニチン欠損症，CPT欠損症	ミオパチー，脳症
		ミトコンドリア内電子伝達系異常（complex Ⅰ，Ⅱ，Ⅲ，Ⅳ）	Leigh脳症，MELAS，MERRF，KSS，Menkes'Kinky hair病
低値		Ⅰ型以外の糖原病（特にⅤ型，Ⅶ型）	ピルビン酸，乳酸ともに低下
		lactate dehydrogenase欠損	ピルビン酸は増加，乳酸が低下
		筋phosphoglycerate kinase欠損	
		筋phosphoglycerate mutase欠損	

MELAS：mitochondrial myopathy，encephalopathy，lactic acidosis and stroke-like episodes，
MERRF：myoclonus epilepsy with ragged-red fibers，KSS：Kearns-Sayre syndrome

（鎌倉恵子：乳酸，ピルビン酸．Medical Practice　編集委員会編 臨床検査ガイド2007～2008．pp508-513，文光堂，2007[1]より）

好気的解糖系のTCAサイクルの入口に位置し，酸化され，CO_2とH_2Oに分解されてATP産生に係わっている。このほか脂肪酸代謝やアミノ酸代謝，酸・塩基平衡などにも関与する。乳酸，ピルビン酸は安静状態では一定の基準値内（静脈血で乳酸は3～17mg/dl，ピルビン酸は0.3～0.9mg/dl）で推移するが，種々の疾患，病態により上昇あるいは低下する（**表1**）[1]。ただ，ミトコンドリア脳筋症や糖原病などでは，安静状態では基準値内にとどまることも多く，負荷試験を行うことにより，しばしばその異常が明らかになる。解糖系に異常のある代謝性の神経筋疾患が疑われる場合にはこれら

の負荷試験を行うことが診断上有用である。

B 部分的阻血下前腕運動負荷試験

糖原病（glycogenosis）が疑われる場合に実施する。完全に阻血状態にして行う前腕運動負荷試験[2]と完全な阻血状態にはせずに行う部分的阻血下前腕運動負荷試験[3]があり，前者は駆血による疼痛も出やすく，色々な利点が多い後者が行われることが多い。

1．手技

前腕肘部付近にサーフロー針を留置する。30分以上安静臥床後，試験前の採血を行う。検査側（通常右側）の手首に細い（小児用）マンシェットを巻き，圧を200mmHgに固定する。上腕にマンシェット（成人用）を巻き，圧を中間血圧（収縮期血圧＋拡張期血圧/2）に固定（**図1**[3]）。握力計（またはゴム球）を握る運動を1秒に1回ずつ120回2分間行わせる。10秒毎ぐらいに握力計の目盛を記録。運動終了と同時に上腕のマンシェットの圧を200mmHgにあげてそのまま2分間固定。肘静脈に翼状針を刺入して採血し，ただちに上腕の圧を0にもどす。翼状針を留置したままその後1～2分毎に採血し，通常運動終了後6分まで採血する。採血が終了すれば手首の圧を0にもどし，針を抜去して検査は終了する。

2．判定

上記の条件では筋グリコーゲンが利用され，正常では前値より，乳酸で18～25mg/dlの上昇を示す。

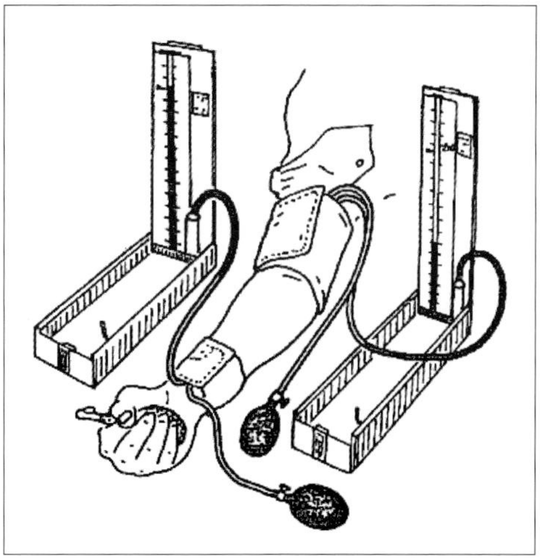

図1　部分的阻血下前腕運動負荷試験

（河野典夫，小笠原三郎，垂井清一郎：ミオパチーの検査法，生化学的診断法．Clinical Neuroscience, 3：276-279, 1985[3]より）

3．異常をきたす疾患

糖原病はグリコーゲンの代謝に係わる酵素の先天性欠損に基づいて，組織にグリコーゲンが異常に蓄積する疾患であるが，Ⅴ型，Ⅶ型ではミオパチーを主徴とし，Ⅱ型，Ⅲ型，Ⅳ型，Ⅷ型，ホスフォグリセリン酸キナーゼ欠損症（Ⅸ），ホスフォグリセリン酸ムターゼ欠損症（Ⅹ），筋型乳酸脱水素酵素欠損症（Ⅺ）ではミオパチーの他，全身の臓器症状を呈する。**図2**に嫌気性解糖系と酵素欠損部位を示す。Ⅱ型以外の病型はグリコーゲンの分解あるいは合成の障害により，ATPの産生に破綻をきたし，短距離走，重量物の運搬のような主に嫌気性解糖に依存する強い運動の継続が困難となる。阻血下前腕運動負荷試験で乳酸・ピルビン酸の上昇を欠く場合はⅢ，Ⅴ，Ⅶ，Ⅸ，Ⅹ型を，乳酸の上昇を欠き，ピルビン酸の上昇がある場合はⅪ型を，乳酸の上昇があり，筋生

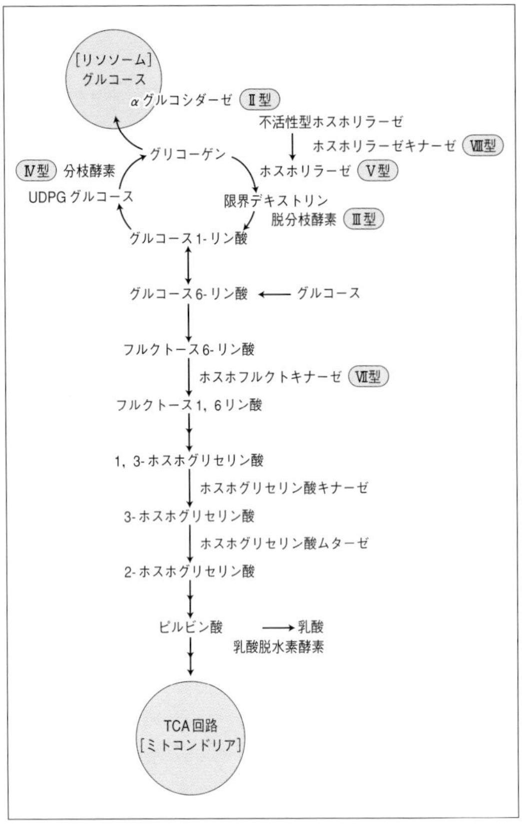

図2 骨格筋におけるグリコーゲン・解糖代謝と酵素欠損症

（嶺尾郁夫，垂井清一郎，依藤史郎：グリコーゲン病．最新内科学体系　神経・筋疾患7　ミオパチー（井村裕夫，尾形悦郎，高久史麿，ほか，編）．pp231-247，中山書店，1996[4]より）

検で膜で囲まれたグリコーゲンの増加をみる場合はⅡ型を疑い，筋の酵素活性測定で診断を確定する。欠損酵素に対する遺伝子変異も明らかになっており，各病型で単塩基置換，欠失，挿入，スプライシング異常など多様な変異がみつかっている。

C 好気的運動負荷試験

ミトコンドリア脳筋症（mitochondrial encephalomyopathy）が疑われる場合に実施する。

1．手技

【手技①】前腕肘部付近にサーフロー針を留置する。仰臥位で発電電力を表示できる器機を使用し，エルゴメーター15ワット，15分間ペダルを踏む。運動中の15分間，5分ごとに採血する。正常では，乳酸は3～17mg/dl，ピルビン酸は0.3～0.9mg/dlでほとんど基準値で推移する。ミトコンドリア脳筋症では乳酸，ピルビン酸ともに基準値を超えて推移する。乳酸／ピルビン酸比も上昇する。

【手技②】前腕肘部付近にサーフロー針を留置する。エルゴメーター40ワット，15分間ペダルを踏む。運動前，運動開始後30分毎に120分後まで採血し，乳酸，ピルビン酸を測定する。正常では，運動直後に乳酸は3～17mg/dl，ピルビン酸は0.3～0.9mg/dlの基準値を超えて上昇しても，30分～60分で基準値にもどる。ミトコンドリア脳筋症では60分を超えても，乳酸，ピルビン酸ともに基準値を超えて推移する（**図3**）。

2．異常をきたす疾患

ミトコンドリア脳筋症は主としてミトコンドリア遺伝子（mtDNA）の欠失あるいは点変異により神経，骨格筋，心臓，内分泌器官，骨髄などが障害される疾患の総称である。臨床病型として慢性進行性外眼筋麻痺（Chronic progressive external ophthalmoplegia：CPEO），MELAS（mitochondrial myopathy, encephalopathy, lactic acidosis, and stroke-like episodes），MERRF（myoclonus epilepsy associated with ragged-red fibers）の3大病型のほかLeigh脳症ほか多

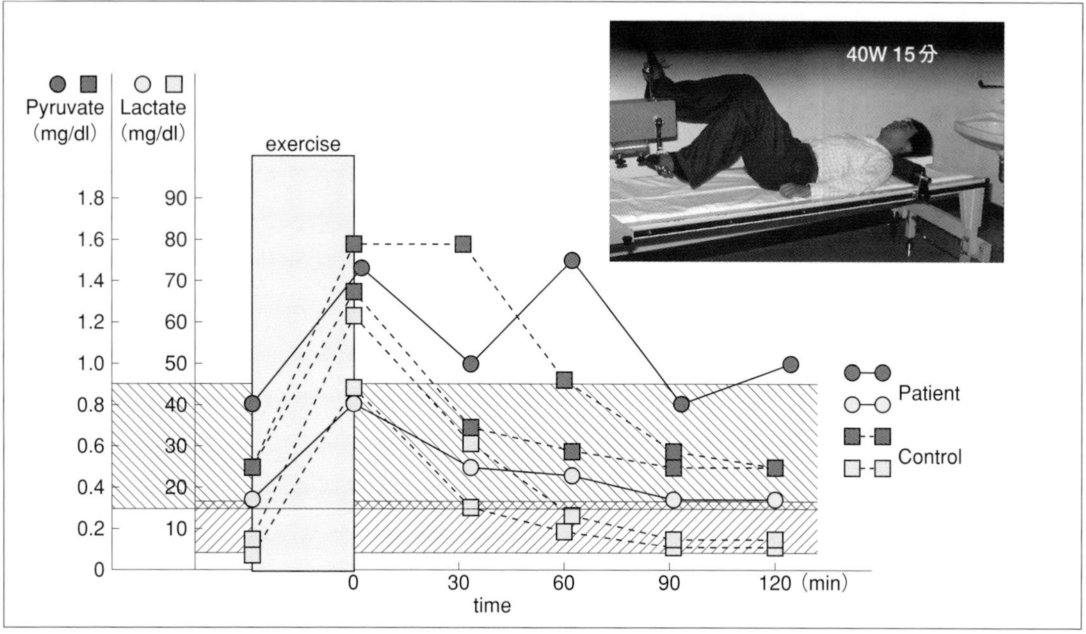

図3　運動負荷後のピルビン酸（P）および乳酸（L）の変動

好気的運動負荷試験：エルゴメーター40ワットで，15分間ペダルを踏んでもらい，運動前，運動開始後30分毎に120分後まで採血し，乳酸，ピルビン酸を測定した経時変化を示した図である。正常対象（□）では，運動直後に乳酸は3～17mg/dl，ピルビン酸は0.3～0.9mg/dlの基準値を超えて上昇しても，30分～60分で基準値にもどる。ミトコンドリア脳筋症（○）では60分を超えても，乳酸，ピルビン酸ともに基準値を超えて推移する。斜線の帯はピルビン酸（右下斜め斜線），乳酸（左下斜め斜線）の正常域を示す。

くの病型がある。ミトコンドリア脳筋症においては，グリコーゲンの嫌気的解糖により産生されたピルビン酸，乳酸がミトコンドリアのTCA回路ならびに複合体Ⅱ，Ⅰ，Ⅲ，Ⅳにより ATPを産生し，O_2を還元し，H_2Oを生じる過程に障害があるために自転車エルゴメーター試験において血清乳酸・ピルビン酸が著明上昇（全病型に共通）し，乳酸／ピルビン酸比も上昇する。また，髄液中の乳酸・ピルビン酸も上昇する。筋生検にてragged-red fibersの存在（全病型に共通），mtDNAの欠失（CPEO）あるいは点変異（MELASでは3243，3271変異など，MERRFでは8344，8356変異など）をみる。

文　献

1) 鎌倉恵子：乳酸，ピルビン酸. Medical Practice編集委員会編臨床検査ガイド2007～2008. pp508-513，文光堂，2007.
2) 荒木淑郎，内野　誠：McArdle病．神経疾患の診かた（亀山正邦，荒木淑郎，編）．pp310-318，医学書院，1988.
3) 河野典夫，小笠原三郎，垂井清一郎：ミオパチーの検査法，生化学的診断法．Clinical Neuroscience, 3：276-279, 1985.
4) 嶺尾郁夫，垂井清一郎，依藤史郎：グリコーゲン病．最新内科学体系 神経・筋疾患7 ミオパチー（井村裕夫，尾形悦郎，高久史麿，垂井清一郎，編）．pp231-247，中山書店，1996.

症候・検査・処置編

13. 遺伝子診断の実際

東京大学大学院 医学系研究科 神経内科学 市川弥生子・辻 省次

Key words 遺伝子診断，家系図

要 点
①神経内科臨床において，神経内科医が主体性をもって遺伝子診断に関わることの重要性が高まってきている。
②標準化された記号を用いて精度が高い家系図を作成する。
③患者（被検者）の自律的な意思に基づき，文書にて遺伝子診断の同意を得る。
④いかなる場合でも，遺伝子診断の結果が陽性となりうることを認識し，患者（被検者）に十分説明する。
⑤発症前診断，保因者診断，出生前診断など非発症者の遺伝子診断については臨床遺伝部門や臨床遺伝専門医と連携をとり，専門的な遺伝カウンセリングで対応する。

重要ポイント

①精度の高い臨床診断および家系図作成が遺伝子診断を行う前に重要。
②遺伝子診断は，いかなる場合でも結果が陽性となりうることを認識しておく。

神経内科領域には遺伝性疾患が多く含まれ，遺伝子診断を行って初めて診断を確定できる疾患も少なからずあり，神経内科診療における遺伝子診断の役割が大きくなってきている。確定診断をつけることは診療の礎となるものであり，家族歴がある症例や，家族歴は明らかではなくても遺伝性疾患が疑われる症例について確定診断（あるいは除外診断）のために遺伝子診断を行うことも多くなってきている。

2006年4月からはデュシャンヌ（Duchenne）型筋ジストロフィー，ベッカー（Becker）型筋ジストロフィー，福山型先天性筋ジストロフィーの遺伝子診断が保険収載されるようになり，2008年には家族性アミロイドニューロパチー，脊髄性筋萎縮症，中枢神経白質形成異常症（Pelizeus-Merzbacher病），ライソゾーム病（ムコ多糖類症Ⅰ型，ムコ多糖類症Ⅱ型，Gaucher病，Fabry病，Pompe）が追加された。神経内科医が遺伝子診断についてよく認識した上で主体的に責務を果たす必要性が高まってい

る。遺伝子診断を行う前に考慮すべきこと，実際の遺伝子診断の流れについて配慮すべき点もあわせて述べる。

A 遺伝子検査を行う前に考慮すべきこと

1．臨床診断

遺伝子診断を行う上で，もっとも重要なのは丹念に病歴・家族歴を聴取して診察し，より確かな臨床診断を行うことである。疾患原因遺伝子は多数存在しており，臨床診断してある程度鑑別疾患をしぼり込んだ上で，確定診断もしくは除外診断のために遺伝子診断を行うようにしないと意味のある結果を得られないことが多いからである。

2．家系図の作成および家族歴の確認

家系図の作成は，正確な診断の助けとなり，疾患の遺伝形式を考えたり，家系内の誰にどれくらい同一疾患を発症するリスクがあるかを推定したりする際に必要である。家系図は，アメリカ人類遺伝学会推奨の標準化された家系図に用いられる記号および記載法を使って記載するのが望ましい[1]（図1）。家系図の書き方の基本としては以下のものがある。

- 世代の上から下に書き，世代番号をローマ数字で上から順番にⅠ，Ⅱ，Ⅲと左端

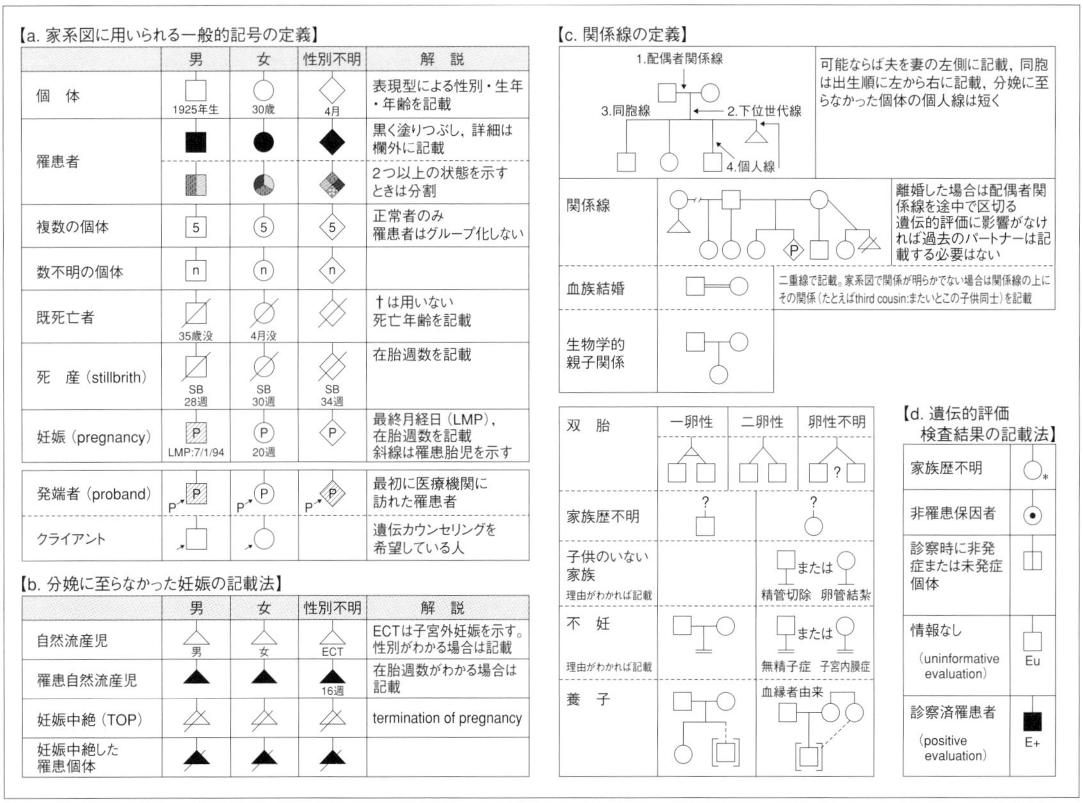

図1 家系図の記号および記載法[1]

（Bennett RL, et al.：Am J Hum Genet, 56：745-752, 1995；小林公子，濱口秀夫，訳：ヒトの家系図作成法の標準化案の提唱．Jpn J Hum Genet, 41：269-274, 1996 より）

に記載する。
- 同胞内においては左側から出生順に記載する。
- 男性は□，女性は○，性別不明は菱形であらわす。
- 配偶者を加えた場合には，配偶者も含めて左側から順番に番号を振る。
- 夫婦間で近親婚がある場合は，配偶者関係線を二重線にする。
- 死亡者は個体シンボルに／を附して示す。
- 家系内の発症者は黒く塗りつぶす。
- 発端者（Proband）は個体シンボルの左側にPおよび上向き矢印を附す。

家系図を作成したら，近親婚の有無，発症者の有無・家族関係から遺伝形式を考える。注意すべき点は，聴取した範囲で家系内に複数の発症者がいなくても，遺伝性疾患の家系である可能性は除外できないことである。昨今，核家族化しており先代にさかのぼって家族歴を聴取することは困難なことや，浸透率が高くない疾患では変異遺伝子を有していても発症が明らかでないこともありうる（不完全浸透）からである。また，新生突然変異により発症することもありうる。

遺伝性疾患が疑われる場合には遺伝形式に留意しながら，家族歴をできる限り聴取することが重要である。各遺伝形式の代表的な特徴および家族歴聴取の際に注意すべき点を下記に示す。

1）常染色体優性遺伝（autosomal dominant inheritance：AD）

- 性差に関係なく，患者から子に1/2（50％）の確率で伝わる。したがって親・子・同胞（兄弟姉妹）の関係内でどの人が発症し，どの人が非発症者であるか把握することが重要である。父親から息子へ伝わるmale-to-male transmissionがある場合はADと考えられる。
- 患者の両親が正常と思われる場合でも，軽微な症状が生じていないか確認する。
- 家系内の死亡者についても，その死因および死亡年齢を確認しておく。成人発症の遺伝性疾患の場合，発症前に死亡している可能性があるからである。
- 代表的な疾患：ハンチントン病，筋強直性ジストロフィー，遺伝性脊髄小脳変性症，遺伝性痙性対麻痺，家族性アルツハイマー病，家族性筋萎縮性側索硬化症の一部。

2）常染色体劣性遺伝（autosomal recessive inheritance：AR，図2参照）

- 患者の両親間の血縁関係の有無を確認する。明らかな血縁関係がなくても，過去に外部との交流が少なかった地域においては共通の祖先をもっている可能性もあるので両親の出身地も確認しておく。
- 患者の両親はどちらも保因者となる。
- 患者の同胞は1/4（25％）の確率で発症し，1/2（50％）の確率で保因者である。
- 患者と非血縁関係の配偶者との間の子供が発症する確率は低い。ただし配偶者が保因者である可能性もありうるので，子が発症する確率はゼロとはいえない。
- 代表的な疾患：ウィルソン病，福山型先天性筋ジストロフィー，PARK2遺伝子異常を伴う若年性パーキンソン病，先天性代謝異常症の多く。

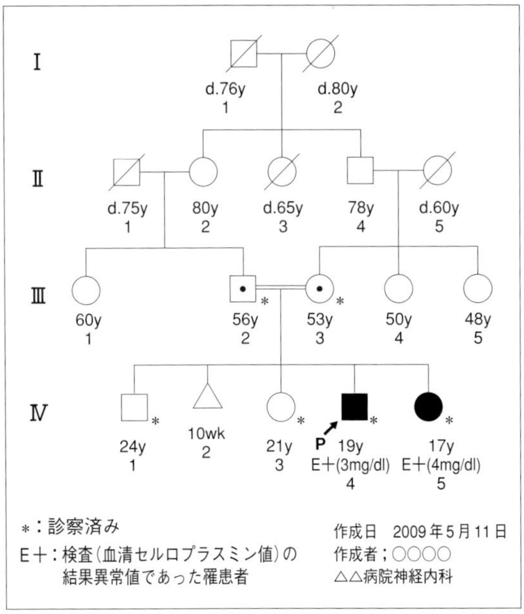

図2　常染色体劣性遺伝形式をとる家系図の例（ウィルソン病の例）

3）X連鎖劣性遺伝（X-linked recessive inheritance：XR）

- 基本的に男性に発症する。患者の母親の男兄弟に発症者がいる場合，母親が保因者である可能性は極めて高くなるので，母方の家系の男性についてはできる限り情報を集める。
- 疾患によっては稀に女性の保因者で症状を呈することがあり，manifesting carrierという。
- 保因者である母親の息子については，発症者の確率は1/2（50％）である。
- 保因者である母親の娘が保因者である確率は1/2（50％）である。
- 父親が発症者であった場合，その息子は発症しない。娘は100％保因者となる。
- 代表的な疾患：球脊髄性筋萎縮症，デュシャンヌ（Duchenne）型筋ジストロフィー，ベッカー（Becker）型筋ジストロフィー，副腎白質ジストロフィーなど。

4）母系遺伝

- 母系（ミトコンドリア）遺伝では，母親が患者の場合は，すべての子に変異遺伝子が遺伝するが，ヘテロプラスミー（1つの細胞に変異ミトコンドリアDNA（mtDNA）と正常なmtDNAが混在している状態）により症状の程度が異なり，発症しないものもいる。
- 父親が患者の場合には，子に変異遺伝子は通常遺伝せず，発症しない。
- 代表的な疾患：ミトコンドリア脳筋症。

3．遺伝子診断の適応

遺伝子診断の適応となるのは，臨床上，発症が明らかな患者について遺伝性疾患が疑われる，もしくは除外する必要がある場合に行う確定診断（あるいは除外診断）である。臨床症候から，いくつかの疾患が考えられて，その中から診断を確定するというような状況もある。神経内科医が主治医として，臨床的根拠に基づく遺伝子診断の目的を明らかにした上で，検査を受ける患者本人に責任もって説明を十分に行い，承諾を得られた場合に遺伝子診断を行う。

患者本人が未成年者，成人であっても判断能力が十分でないと考えられる場合には，代諾者（被検者の親権を行う者，配偶者，後見人その他これに準じる者）から承諾を得た上で遺伝子診断を実施する。乳幼児を除く未成年者の場合，その能力に応じて，代諾者の同意のほかに，未成年の被験者本人からも賛意（informed assent）を得るようにする。

4．遺伝子診断の目的（図3）

診断が確定した場合，症状や臨床経過，予後，治療法，療養上の対処方法など臨床的に有用な情報を患者本人に，より具体的に提供することが可能となる。遺伝子診断の目的は家族歴の有無，臨床診断の確からしさによって，診断の確認を目的としたものから，遺伝性疾患の可能性は低いが除外診断の目的で行うものまでありうる。

1）家族歴があり家系内にすでに確定診断ついている罹患者がいる場合

家系内の新たな発症者についての遺伝子診断となり，陽性の場合，確定診断がつく。

2）家族歴があり遺伝性疾患が疑われるが家系内に確定診断がついていない場合

遺伝子診断により確定診断がつくこともあるが，同じ遺伝性疾患でも検査対象以外の遺伝子が原因遺伝子の場合もあり，さらに別の候補遺伝子について鑑別診断が必要となってくることもある。

3）家族歴がない場合

孤発性疾患が考えられるが，遺伝性疾患の可能性も考えて検査を行う場合である。孤発性疾患を考えていても既知の遺伝子異常を除外するために検査を行うこともある。ここで注意が必要なのは，家族歴がない症例でも遺伝子検査の結果が陽性となる確率は決してゼロではなく，可能性は低くても，陽性となりうることを常に認識しておくことである。遺伝子診断の結果，陰性であった場合，その症例の疾患は孤発性疾患である可能性と検査を行った遺伝子以外の原因遺伝子による遺伝性疾患の可能性があるが，後者の場合，さらに別の遺伝子異常について鑑別診断していくこともある。

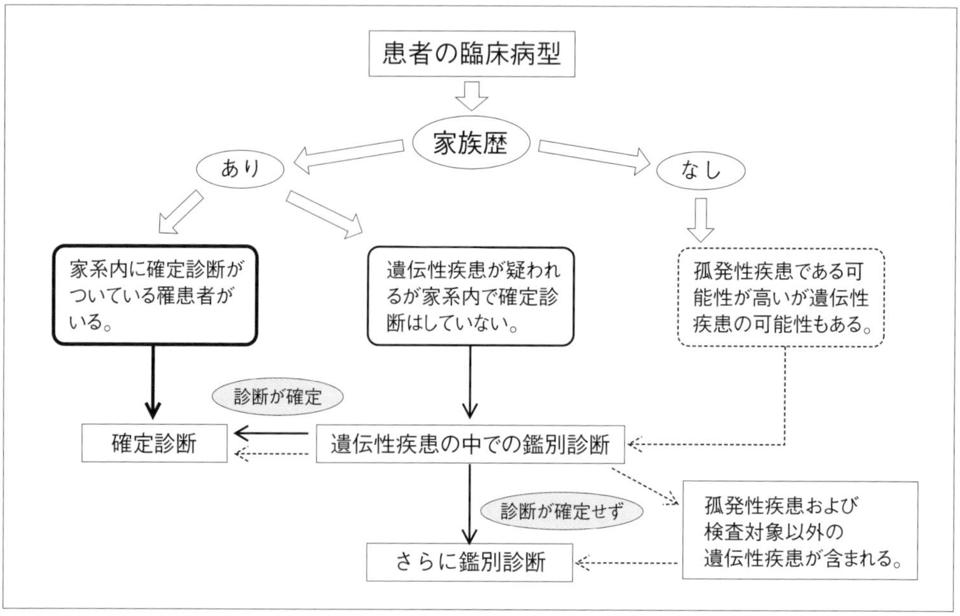

図3　遺伝子診断の目的

5. 遺伝子診断の影響と注意すべき点

遺伝子診断を行う際に，もっとも注意すべき点は，どんなに可能性が低いと考えられる場合でも結果が陽性となりうることを認識しておくことである。遺伝性疾患の診断がつく可能性もあり得ることを事前に十分説明し，理解を得ておくことである。そして遺伝子検査の同意は，患者（被検者）の自律的な意思に基づく判断によるものが基本であり，親，配偶者などの患者本人以外の希望により患者が強制的に同意してしまっていないことを確認する。

遺伝子検査の結果が陽性であった場合，患者本人のみならず家系内で同じ疾患を発症しうる可能性がある血縁者についても，不安への配慮が必要となる。特に孤発性プリオン病において臨床病型の修飾因子を検索する目的で遺伝子多型解析を行う場合，病原性の変異が見出される場合も念頭に入れ家族への影響も十分説明し，理解を得てから行うようにする必要がある。変異によっては浸透率が低いこともあり，遺伝性プリオン病の40％の症例では，家族歴が必ずしも明らかでなく，一見孤発性プリオン病と診断されている症例の中で病原変異が見出されることがあり得ることに，常に配慮する必要がある。この点の配慮，説明が不十分であると，病原性変異が明らかとなり遺伝子診断が確定してから，対応に苦慮する状況が生じ得る。

6. 臨床遺伝部門，臨床遺伝専門医との連携

神経内科医は主治医として，患者の診断については遺伝子診断を含め，主体的に責務を果たすのが原則である。特に，神経疾患についての説明，診療における遺伝子診断の意義・目的については神経内科医からの説明が必要である。ただし診療の体制や神経内科医の経験によっては，患者の遺伝子診断について臨床遺伝専門医等と連携をはかることもありうる。この場合は情報を共有して，今後の診療につなげていく。

患者から，血縁者や今後の家族としての対応についての相談があり，臨床遺伝学の専門的な対応が望ましい場合には（結婚，妊娠，子孫への影響など），臨床遺伝部門や臨床遺伝専門医等に紹介する。発症前診断，保因者診断，出生前診断など非罹患者の遺伝診断については臨床遺伝部門へ紹介し，専門的な遺伝カウンセリングで対応するようにする。

B 神経内科診療における遺伝子診断の流れ（図4参照）

1. 臨床診断および家系図作成

- 正確な家系図を作成する（家系内で患者以外の誰にどの程度発症のリスクがあるかを考える上でも重要）。
- 丹念な病歴聴取および診察，諸検査からより正確な臨床診断を行う。

2. 遺伝子診断についての説明

- 臨床所見から考えられる臨床診断についての説明を行う。
- 遺伝子診断の目的と有用性について説明する。遺伝子診断の限界なども説明する。脊髄小脳変性症では，遺伝子変異が同定できない場合は少なからずある。
- 遺伝子診断においてはいかなる場合でも

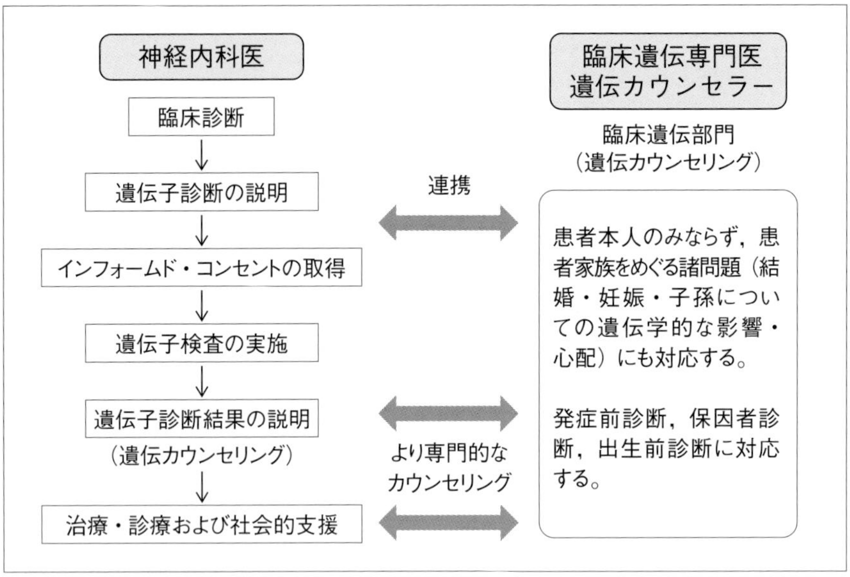

図4　遺伝子診断の流れ

陽性となりうることがあることを患者（被検者）に十分に説明し，理解を得る。

- 想定される疾患の遺伝形式を示し，患者本人および家族への遺伝的な関係について説明する。家系内のメンバーが発症する可能性が想定される場合には，特に十分に説明し，理解を得るようにする。

3．インフォームド・コンセントの取得

- 患者（被検者）の自律的な意思に基づき，文書にて同意を得る。
- 同意の撤回が可能であることも説明する。
- 患者本人（被検者）もしくは代諾者から同意を得る。
- 同意書については遺伝子検査を行う施設で独自の同意書を求めることもあり，その場合には，確認後，取り寄せておく。

4．遺伝子検査の実施

- 末梢静脈血や骨格筋などさまざまな組織が遺伝子検査の試料となりうるが，末梢静脈血が試料として用いられることが多い。ミトコンドリア脳筋症では，末梢血で診断できるものと，骨格筋組織を必要とする場合がある。進行性外眼筋麻痺の多くは骨格筋組織でないとミトコンドリアDNAの欠失を証明できないことに留意する。検体の提出法については，検査を依頼する研究室，検査会社の指示に従って行う。

5．遺伝子診断結果の説明

- 原則として主治医が直接，患者（被検者）に診断結果の説明を行う。患者（被検者）の理解能力が十分でなく，遺伝子検査の同意が代諾者からなされている場合は，代諾者に説明する。
- 患者本人（被検者）および家族が専門的な遺伝カウンセリングを必要とする場合には，臨床遺伝部門に紹介する。
- 遺伝子診断の結果，説明内容，患者の希

望などについては，診療録に記載するようにする。診療から得た情報について守秘義務を負うことはすべての診療に共通する原則であるが，遺伝情報を扱うという点で，その守秘については十分に配慮をする。

6．治療・診療および社会的支援

- 診断の確定に基づき，その疾患についての知識，症状や臨床経過，予後，治療法，療養上の対処方法などの情報が提供する。
- 神経疾患においても，最近はライソゾーム病に対する酵素補充療法や，家族性アミロイドーシスやシトルリン血症Ⅱ型に対する肝移植など治療法が確立されてきている疾患もある。有効な治療法の選択肢がある疾患については，早期の積極的な治療について検討が必要である。
- 診断に基づき診療体制を整備し，社会的支援も積極的に取り入れていく。

C まとめ

遺伝子診断を行って初めて診断を確定できる疾患も少なからずあり，神経内科診療における遺伝子診断の意義は高くなってきている。また，保険収載される遺伝子診断も増えてきており，神経内科医が主体性をもって神経内科診療において遺伝子診断を行っていく重要性が増してきている。このような状況を踏まえ，日本神経学会において遺伝子診断ガイドラインが作成された(2009年医学書院より刊行[2])。神経内科領域における遺伝子診断の詳細については本ガイドラインを参照されたい。

本稿執筆にあたり，ご助言をいただきました東京大学神経内科・臨床ゲノム診療部の後藤　順先生に深謝いたします。

文　献

1) Bennett RL, Steinhaus KA, Ulrich SB, et al.：Recommendations for Standardized Human Pedigree nomenclature. Am J Hum Genet, 56：745-752, 1995.（小林公子，濱口秀夫，訳：ヒトの家系図作成法の標準化案の提唱．Jpn J Hum Genet, 41：269-274, 1996.）
2) 日本神経学会：神経疾患の遺伝子診断ガイドライン．医学書院，2009.

JCOPY 88002-700

症候・検査・処置編

14. ボツリヌス毒素注射法

富山大学附属病院 神経内科　田口芳治・田中耕太郎

Key words　ボツリヌス毒素，眼瞼痙攣，片側顔面痙攣，痙性斜頸

要　点

①ボツリヌス治療を行う前に規定のセミナーを受講する必要がある。
②眼瞼痙攣に対しては眼瞼部眼輪筋を中心に皮下注射の要領で行う。
③片側顔面痙攣や痙性斜頸に関与している筋を把握し，定められた投与量内で治療を行う。

重要ポイント

①治療前の症状や治療効果を評価するために治療前後で患者の同意を得てビデオ撮影をすることが有用である。
②痙性斜頸に対するボツリヌス治療において，治療による嚥下障害の出現を減らすために両側胸鎖乳突筋への同時注射は原則禁止されている。
③重症筋無力症，Lambert-Eaton 症候群，筋萎縮性側索硬化症に対するボツリヌス治療は禁忌であり，疑わしい症例については完全に鑑別してから治療を行う必要がある。

ボツリヌス毒素注射は日本において眼瞼痙攣，片側顔面痙攣，痙性斜頸，2歳以上の小児脳性麻痺患者における下肢痙縮に伴う尖足に保険適応があり，各疾患において第一選択治療法となってきている。ボツリヌス治療を行うためには医師は各疾患についてセミナーを受講する必要があり，治療前に同意書の取得が義務づけられている。

A　A型ボツリヌス毒素について

ボツリヌス毒素はグラム陽性嫌気性桿菌であるボツリヌス菌（Clostridium botulinum, Clostridium barati, Clostridium butyricum）によって産生される蛋白で，抗原性により7種類（A～G）に分類される。そのうち日本においてボツリヌス毒素治療に使われるのはA型ボツリヌス毒素製剤（ボトックス®）で，もっとも強力かつ安定性の高い毒素である。

1. 作用機序

ボツリヌス毒素の作用は主に神経筋接合部の神経終末からのアセチルコリン放出抑制により神経筋伝達を阻害することであり，その結果，筋弛緩作用を示す。**図1**に注射されたボツリヌス毒素の作用機序を示す。①

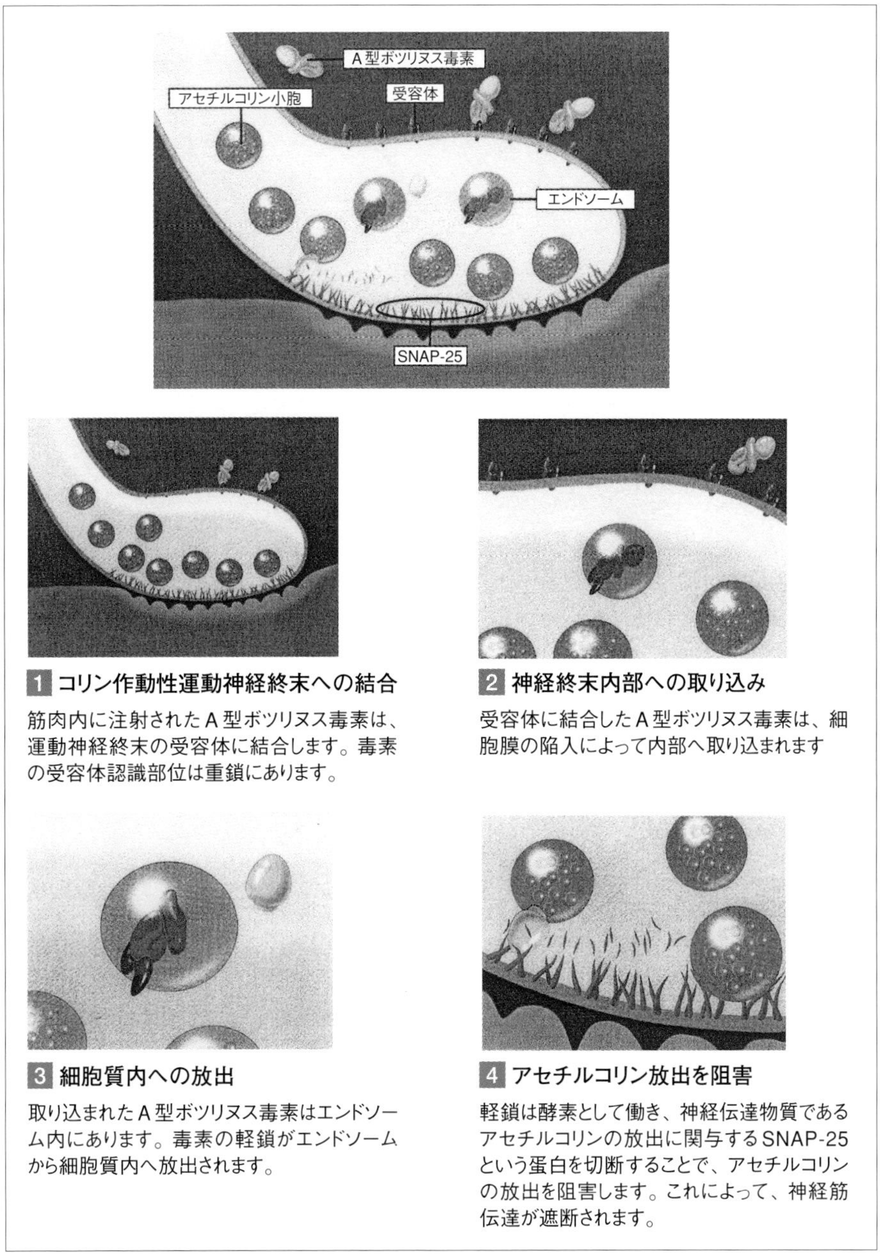
A型ボツリヌス毒素
アセチルコリン小胞
受容体
エンドソーム
SNAP-25
1 コリン作動性運動神経終末への結合
筋肉内に注射されたA型ボツリヌス毒素は、運動神経終末の受容体に結合します。毒素の受容体認識部位は重鎖にあります。
2 神経終末内部への取り込み
受容体に結合したA型ボツリヌス毒素は、細胞膜の陥入によって内部へ取り込まれます
3 細胞質内への放出
取り込まれたA型ボツリヌス毒素はエンドソーム内にあります。毒素の軽鎖がエンドソームから細胞質内へ放出されます。
4 アセチルコリン放出を阻害
軽鎖は酵素として働き、神経伝達物質であるアセチルコリンの放出に関与するSNAP-25という蛋白を切断することで、アセチルコリンの放出を阻害します。これによって、神経筋伝達が遮断されます。

図1 神経筋接合部におけるA型ボツリヌス毒素の作用部位
（ボトックス注 製品情報概要より引用）

筋肉内に注射されたA型ボツリヌス毒素は重鎖によってコリン作動性運動神経終末表面のレセプターに結合する。②レセプターに結合したA型ボツリヌス毒素はエンドサイトーシスによって神経終末内に取り込まれ，エンドソームが形成される。③エンドソームからA型ボツリヌス毒素の軽鎖が細胞質内へ放出され，アセチルコリンのエキソサイトーシスに関与するSNAP-25を切断し，アセチルコリンの放出を阻害する。これにより，アセチルコリンを介した筋収縮が阻害され，筋の攣縮および緊張を改善する。この他にA型ボツリヌス毒素は，自律神経節，副交感神経の節後線維終末，交感神経の節後線維終末にも作用する。

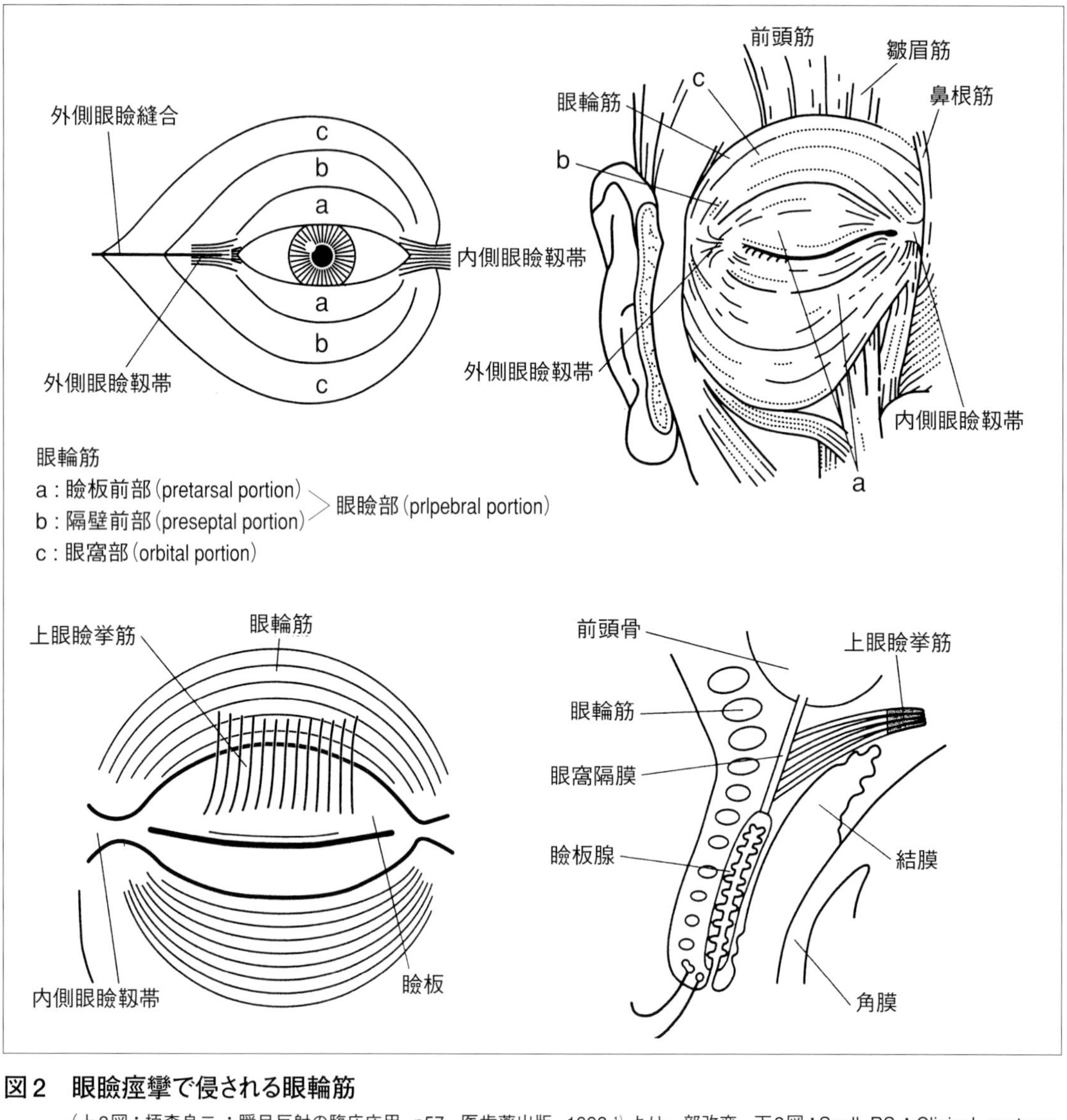

図2　眼瞼痙攣で侵される眼輪筋

(上2図：栢森良二：瞬目反射の臨床応用. p57, 医歯薬出版, 1993[1] より一部改変, 下2図：Snell RS：Clinical anatomy for medical students, 5th ed, Little, Brown and Company, 1995[2], より一部改変引用)

2. 作用の発現と持続時間

ボツリヌス毒素は投与されると直ちに神経終末に取り込まれ，その薬理作用は24時間以内に発現する。しかし，実際に臨床効果が確認されるのは2～3日後であることが多い。神経筋伝達を阻害された神経は，神経発芽によって側副枝や側芽を作り，筋線維上に新たな運動神経終板を形成する。また，毒素の作用を受けた運動神経終板の機能も回復する。これらの神経再生作用によって神経筋伝達は3～4ヵ月後には再開通するために筋弛緩作用は消退する。

3. 中和抗体産生の問題

ボツリヌス毒素は異種蛋白であるために中和抗体の産生が生じることがある。数回のボツリヌス毒素注射後に効果が減弱または消失した場合は，中和抗体が産生されている可能性を考える必要がある。中和抗体産生を予防するためには，必要最小限の毒素をできるだけ間隔を開けて用いる必要がある。

4. A型ボツリヌス毒素製剤の調整法と廃棄法

ボトックス®の製品情報概要を参考に行い，治療を行う前に必要なものをあらかじめ準備しておく。投与量によりボトックス®注50とボトックス®注100を使い分ける。

B ボツリヌス毒素注射の実際

1. 眼瞼痙攣

眼瞼痙攣とは眼輪筋の不随意収縮が反復して生じ，円滑な開眼に支障をきたす疾患である。中高齢者の女性に多く，最初は眼瞼部の頻繁なピクツキ感から始まり，次第に開眼維持ができなくなる。通常は両側対称性に認められるが，軽度の左右差がみられる場合もある。

1）ボツリヌス治療に必要な解剖

眼瞼痙攣の病態に関与する主な筋肉は眼輪筋で，眼輪筋は瞼板前部，隔壁前部，眼窩部に区分される（図2[1,2]）。睡眠時や瞬目時の軽い閉眼には瞼板前部が主に関与するためボツリヌス毒素注射部位は瞼板前部への投与が中心となる。上眼瞼挙筋は上眼瞼中央部に存在し開眼に関与するため，この筋にボツリヌス毒素を注射すると眼瞼下垂

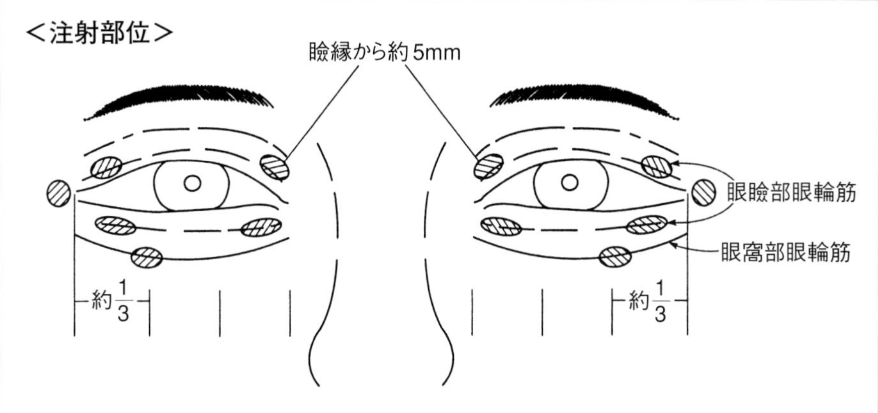

図3　眼瞼痙攣に対するボツリヌス毒素注射

（A型ボツリヌス毒素製剤講習テキストより引用）

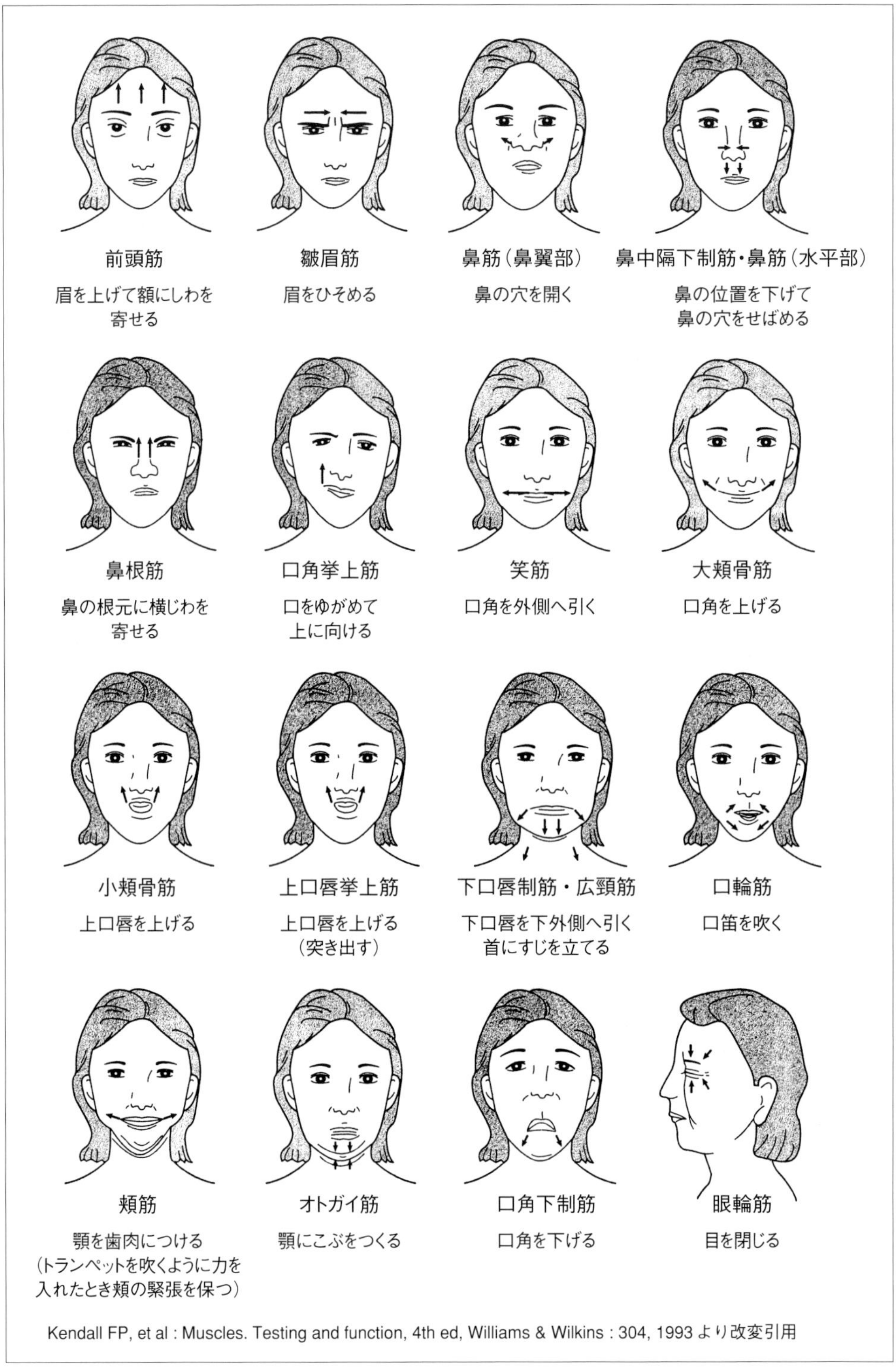
前頭筋
眉を上げて額にしわを寄せる
皺眉筋
眉をひそめる
鼻筋（鼻翼部）
鼻の穴を開く
鼻中隔下制筋・鼻筋（水平部）
鼻の位置を下げて鼻の穴をせばめる
鼻根筋
鼻の根元に横じわを寄せる
口角挙上筋
口をゆがめて上に向ける
笑筋
口角を外側へ引く
大頬骨筋
口角を上げる
小頬骨筋
上口唇を上げる
上口唇挙上筋
上口唇を上げる（突き出す）
下口唇制筋・広頸筋
下口唇を下外側へ引く首にすじを立てる
口輪筋
口笛を吹く
頬筋
顎を歯肉につける（トランペットを吹くように力を入れたとき頬の緊張を保つ）
オトガイ筋
顎にこぶをつくる
口角下制筋
口角を下げる
眼輪筋
目を閉じる
Kendall FP, et al : Muscles. Testing and function, 4th ed, Williams & Wilkins : 304, 1993 より改変引用

図4　顔面表情と関与する筋

（A型ボツリヌス毒素製剤講習テキストより引用）

をきたす可能性があるので注意が必要である。

2）ボツリヌス治療の実際

患者の姿勢は仰臥位とし，注射部位を決定する。注射部位をアルコール綿で消毒し，乾燥を待つ（アルコールが乾燥していないと毒素が失活する可能性がある）。注射時の体動は大変危険であるため患者には安心感を与え，注射時は動かないように指示する。注射部位（**図3**）は通常一眼当たり眼瞼部眼輪筋5部位，および眼窩部眼輪筋1部位の合計6部位とする。症例によっては眉筋や鼻根筋への注射が必要になる場合もある。初回投与量は各部位1.25～2.5単位ずつ注射を行

		1部位当たりの投与量（単位/部位）	投与部位数（部位）
初回投与	眼輪筋	1.25	4
	その他の筋	痙攣筋に眼輪筋とあわせて合計10単位を分割投与	
初回投与後の追加投与及び再投与	眼輪筋	2.5 注1	4
	皺眉筋	2.5	1
	前頭筋	2.5	1
	口輪筋	2.5	2
	大頬骨筋	5.0	1
	小頬骨筋	5.0	1
	笑筋	5.0	1
	オトガイ筋	5.0	1
	広頸筋 注2	2.5	上限4

注1：臨床試験では、追加投与及び再投与時には眼輪筋に対して1部位当たり5単位まで投与された症例がある。
　　なお、眼輪筋に対して2.5単位を超えて投与する場合には、特に副作用の発現に留意しながら慎重に投与すること。
注2：広頸筋に対しては筋緊張によりスジ状として隆起している部位に投与する。なお、薄い皮筋であるため穿通しないよう注意すること。

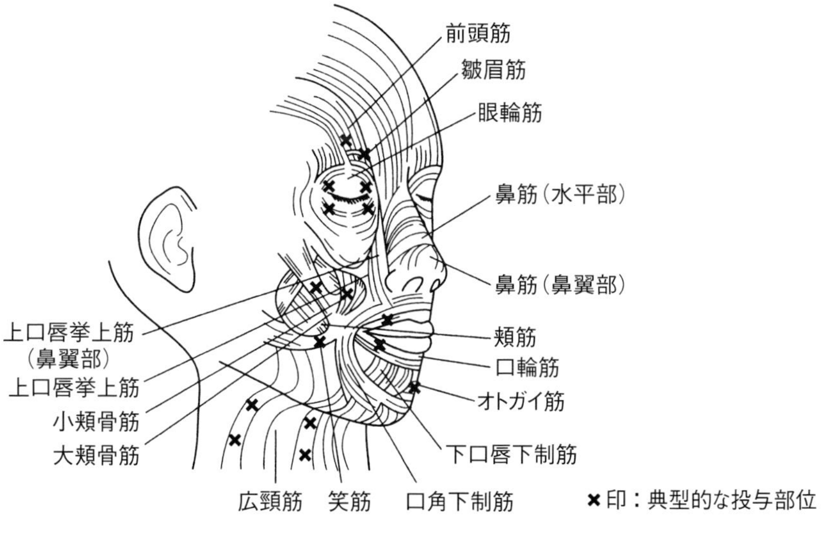

図5　片側顔面痙攣に対するボツリヌス治療　筋あたりの投与量と投与部位
（ボトックス注　製品情報概要より引用）

う。眼輪筋は非常に薄く浅いため，皮下注射の要領で針先が皮膚に入ったら皮膚をやや吊り上げるようにして毒素を注入する。注射により小出血を生じることがあるが，座位をとらせ乾綿で軽く圧迫すると容易に止血する。重篤度と頻度をそれぞれ4段階にわけたJankovic分類[3]が治療の指標として有用であり，治療前後で評価する。眼瞼痙攣に対するボツリヌス治療の有効率は約80％である。

3）副作用

主な副作用には眼瞼下垂，兎眼・閉瞼不全，流涙がある。

2．片側顔面痙攣

顔面痙攣とは顔面神経の異常興奮により顔面筋が発作性，反復性かつ不随意に収縮する疾患である。その多くの原因は顔面神経根出口領域での血管による圧迫であるが，腫瘍や血管奇形が原因の場合もある。中年の女性に多く，攣縮は片側の眼瞼部筋から始まり，次第に頬部筋，口輪筋，広頸筋などの一側顔面神経支配筋全体に広がる。

1）ボツリヌス治療に必要な解剖

顔面には多数の小さな筋肉が存在し，これらが共同して顔面の微妙な表情をつくっている。図4に顔面筋の解剖と顔面の表情に関与する筋肉を示す。これを参考にして視診と触診で攣縮している筋を確認しボツリヌス毒素を注射する。

2）ボツリヌス治療の実際

患者の姿勢は原則として仰臥位とし，攣縮している筋を確認する。ボツリヌス毒素は通常100単位/mLの濃い薬液に調整し，初回治療の場合は合計で10単位を投与する（眼輪筋5単位と他の顔面筋5単位）。初回投与後4週間観察し，効果が不十分な場合には，さらに追加で合計20単位を上限として投与できる。その後2ヵ月以上の間隔をおいて，症状再発の場合は合計で30単位を上限として投与できる。筋あたりの投与量と投与部位を図5に示す。片側顔面痙攣に対するボツリヌス治療の有効率は約90％である。

3）副作用

主な副作用には兎眼・閉瞼不全，局所性

表1　頸部筋の機能

	前屈	後屈	側屈	回旋 同側	回旋 対側	その他
胸鎖乳突筋	○		○		○	
僧帽筋		○	○		○（前縁）	肩・上腕挙上
広頸筋	○		（○）	（○）		下顎・下口唇下方牽引
後頸部筋						
頭板状筋		○		○		
頭半棘筋		○				
頸半棘筋		○			○	
多裂筋		○			○	
斜角筋（前・中・後）	○		○		○	呼吸補助（第1、2肋骨挙上）
肩甲挙筋		○	○	○		肩挙上

（A型ボツリヌス毒素製剤講習テキストより引用）

投与筋	初回投与量[注3]、投与部位数	最高投与量[注4]
胸鎖乳突筋[注1]	15－50単位を2ヵ所以上に分割	100単位
僧帽筋	30－60単位を2ヵ所以上に分割	100単位
板状筋	25－50単位を2ヵ所以上に分割	100単位
斜角筋	15－25単位	50単位
僧帽筋前縁	15－30単位	100単位
肩甲挙筋[注2]	20－30単位	80単位
傍脊椎柱筋	20単位	50単位
広頸筋	20－30単位	80単位

注1：胸鎖乳突筋に投与する場合は、嚥下障害発現のリスクを軽減するため、両側への投与を避けること。
注2：肩甲挙筋へ投与する場合は、嚥下障害及び呼吸器感染のリスクが増大する可能性があるので注意すること。
注3：各筋に対し、初めて投与する場合の投与量を示す。
注4：各投与部位への投与量は30単位を上限とすること。

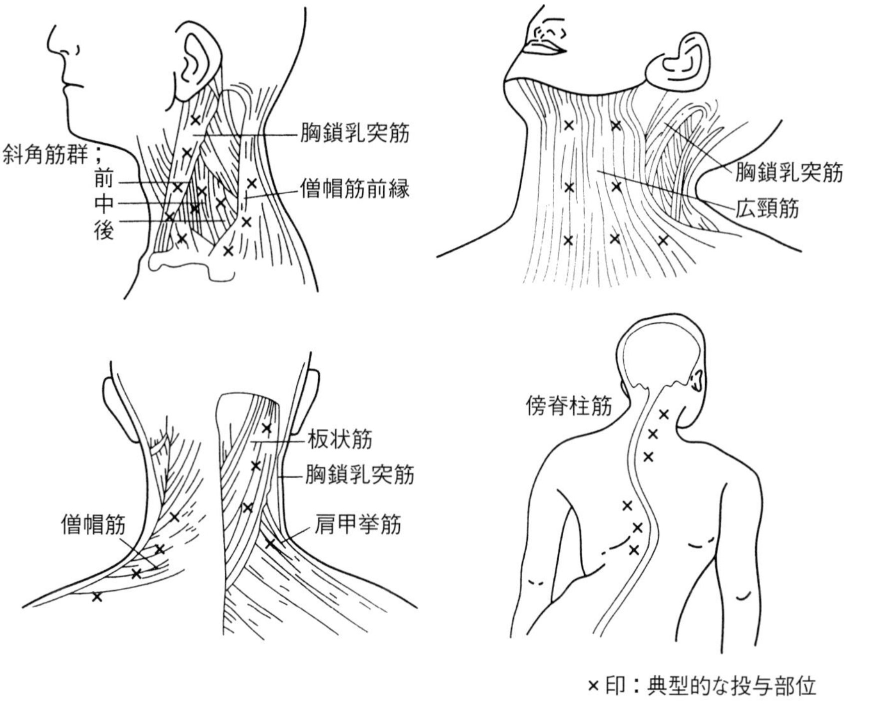

図6　痙性斜頸に対するボツリヌス治療　代表的な投与部位と投与量
（ボトックス注　製品情報概要より引用）

筋力低下，顔面麻痺，流涙がある。

3．痙性斜頸

痙性斜頸とは頭頸部筋の異常収縮により頭部の随意運動の異常や頭部偏倚を生じる疾患である。20～40歳代での発症が多く，頭部の回旋，側屈，前後屈や肩挙上，側彎，躯幹のねじれなどがさまざまな組み合わせで出現する。症状は安静，臥床により改善し，精神的ストレス，運動，歩行などで増悪することが多い。

1）ボツリヌス治療に必要な解剖

ある頭位を維持するには複数の筋が関与し，通常各々の筋の作用は単一ではなく，いくつかの運動に関与している。ボツリヌス毒素治療には痙性斜頸に関与する筋の機能解剖についての知識が必須であり，主な頸部筋とその機能を**表1**に示す。

2）ボツリヌス治療の実際

触診にて患者の異常姿勢や異常運動に関与している筋を観察し，注射すべき筋を同定する。同定が困難な場合は筋電計を使用する。初回投与量は60単位までとし，一つの筋に対し数箇所（1ヵ所あたりの投与量は10～15単位）投与する。初回治療から4週間後に追加治療が可能であるが，通常は2ヵ月以上の間隔をあけて2回目の治療を行う。2回目以降は最高240単位まで投与可能で，1ヵ所あたりの投与量は30単位を上限とする。代表的な投与部位と投与量を**図6**に示す。数回の治療後は痙性斜頸に関与している筋がわかり難くなるため，ある程度症状が悪化後に治療対象筋を決定し，治療を行うほうが効率がよい。なお，通常は数回の治療にて効果を高めていく方針をとるが，初回および追加投与を含む240単位までの投与によりまったく効果が認められない場合は投与を中止することも考慮する。重症度の評価にはTsuiの評価尺度[4]（変法）が治療の指標として有用であり，治療前後で評価する。痙性斜頸に対するボツリヌス治療の有効率は約50％である。

3）副作用

主な副作用には嚥下障害，局所性筋力低下がある。

文　献

1）栢森良二：瞬目反射の臨床応用．p37，医歯薬出版，1993.
2）Snell RS：Clinical anatomy for medical students, 5th ed, Little, Brown and Company, 1995.
3）Jankovic J, Havins WE & Wilkins RB：Blinking and blepharospasm. Mechanism, diagnosis, and management. JAMA, 248：3160-3164, 1982.
4）Tsui JKC, Eisen A, Mak J, et al.：A pilot study on the use of botulinum toxin in spasmodic torticolis. Can J Neurol Sci, 12：314-316, 1985.

症候・検査・処置編

15. 血漿交換療法

岩手医科大学 内科学講座 神経内科・老年科分野　深浦彦彰・寺山靖夫

Key words　単純血漿交換，二重膜ろ過，免疫吸着

要　点
①血漿交換は生体内のさまざまな血液関連因子を分離除去して治療する広範な医療技術である。
②重症筋無力症（MG），慢性炎症性脱髄性多発根ニューロパチー（CIDP），ギランバレー症候群（GBS），多発性硬化症（MS）などに健康保険の適応がある。
③単純血漿交換，二重膜ろ過，免疫吸着には利点・欠点があり場合に応じ使い分ける。
④単純血漿交換では，補充液（置換液）としてヒト血漿製剤（新鮮凍結血漿）かアルブミン製剤（加熱ヒト血漿タンパクまたはヒト血清アルブミン）を加える。
⑤カラムの繊維に抗体をくっつけて，標的抗原を取り除くのが免疫吸着である。

重要ポイント
①血液浄化療法ではポア（穴の大きさ）によって，取り除かれる物質が異なる。
②低血圧やショック，溶血・凝固異常，感染症などの副作用に十分留意する。

A 血漿交換治療の歴史

血漿交換治療を含む血液浄化療法は，古くは紀元前のメソポタミア時代より行われている吸角（きゅうかく）療法・吸玉（すいだま）療法に端を発し，中世ヨーロッパでは瀉血（blood letting）が広く行われていた。病気を引き起こすのは，悪い血，体内にたまった不要物もしくは血液中の悪い成分が原因と考えられ，静脈から一定量の血液を抜いて捨てることが治療として施されていた（**図1**）。

その後，血液浄化療法は，腎疾患での血液透析（1945年），肝疾患・免疫疾患での単純血漿交換療法（1952年），さらには二重膜濾過血漿交換（1981年），そして選択的・特異的吸着法（1983年）へと発展した。

B 血液の組成と対応療法

血液は血球（赤血球，白血球，血小板）と血漿に分けられ，血漿成分は分子量の大

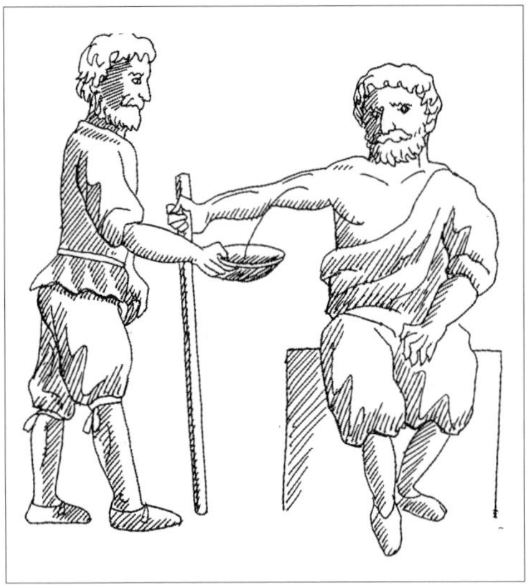

図1 鳥取県三朝温泉／梶川理髪館・理容史料館
©KAJIKAWA's BARBERSHOP & MUSEUM
(http://barber.394u.jp/)

きさにより大きい順から，コレステロール（さらにLDL，IDL，HDLの順），蛋白（免疫グロブリン{さらにIgM，IgG，IgAの順}，アルブミン），ビリルビン，ビタミン，糖分，尿素・クレアチニン，電解質（Na，Ca，K，Clなど）そして水分（H_2O）に分けられる。血液から血漿成分を除く治療方法をplasmapheresisと呼ぶが，plasmapheresisはplasma（血漿）とアフェレシス（apheresis；ギリシャ語で“分離”を意味する言葉）との合成語である。また，血液から血球成分を除くのはcytapheresis（サイタフェレシス）と呼び，apheresis（アフェレシス）とは，生体内のさまざまな血液関連因子を分離除去して治療する広範な医療技術の総称で，血液からの特定物質を分離することを意味する。

C 血漿交換療法の種類

1．単純血漿交換

遠心分離機や膜型血漿分離機を用いて血漿成分を分離して廃棄する方法で，置換液として新鮮凍結血漿またはヒトアルブミンを用いる。生物学的製剤を使用するため，ウイルス感染の危険がある。

2．二重膜濾過法

膜型血漿分離機で分離された血漿を，血漿分画膜（二次フィルター）で病因物質を選択的に除去し血漿製剤の補充量を節約する。少量の置換液が必要である。

血液をどんどん抜いていけば，“悪い物質”が特定できなくとも，身体の外に出すことが可能だが，血液中の生きるために必要な血球成分（赤血球，リンパ球，血小板），血漿成分（アルブミン），抗体なども，まとめて身体の外に出してしまう。そこで，必要なものを体内に残すために，膜やフィルターを使用して，不要なものだけを取り除くのが以下の免疫吸着である。

3．免疫吸着法

免疫吸着は，リガンドとしてトリプトファン（IM-TR）やフェニルアラニン（IM-PH）を用いる。置換液の補充が不要で最近は本邦の多くの施設で用いられている。ターゲットとする抗体，病原物質を選択的に除去するわけではないが，IgG分画は効率的に安全に取り除ける。単純血漿交換は欧米と本邦で有効性が報告されており，本邦では置換液を必要としない免疫吸着の有効性が報告されている。

表1　血漿交換療法の比較

	長所	短所
血漿交換（plasma exchange）	病因物質の除去効率が大きい 未知の病因物質も除去	大量の血漿が補充に必要 ウイルス感染のリスク 非自己タンパクによるアレルギー
二重濾過（double filtration）	病因物質の除去効率が大きい	少量の血漿製剤の補充が必要
血漿吸着（plasma adsorption）	病因物質の選択的除去 感染症のリスクが少ない	病因物質の確定が望ましい

免疫吸着は，アルブミンや他の有用な血漿成分の損失なしに免疫関連物質（自己抗体，補体，各種サイトカインなど）を特異的に除去できて，安全性，安定性に優れており，医療効率も高い。ポリビニルアルコールゲル（PVA）にリガンドとして疎水性アミノ酸であるトリプトファン（Try）を結合させたアフィニテイ吸着剤Try-PVA（IM-TR）は，単純血漿交換とほぼ同等の自己抗体の除去能を有すると報告されている。また，フェニルアラニンカラムよりトリプトファンカラムのほうが抗ガングリオシド抗体の吸着率が高いと報告されている。

各治療方法の長所と短所を**表1**にまとめた。

D　適応疾患

神経内科領域では，重症筋無力症（MG），慢性炎症性脱髄性多発根ニューロパチー（CIDP），ギランバレー症候群（GBS），多発性硬化症（MS，含む視神経脊髄炎（NMO））などに健康保険の適応がある。各種疾患への実際の適応基準については，教科書などを参考にして頂きたい。重症筋無力症や視神経脊髄炎などでは血漿交換による大量の液性因子の除去はB細胞からの抗体産生を促進（rebound synthesis）するので，血漿交換だけでは根本治療にはなりえない。AchR抗体やAQP4抗体を低く抑えるためには免疫抑制薬の併用が一般的には必要である。いずれの疾患でも急性期の初期に施行してよい結果が得られることが多い。ギランバレー症候群では，発症後7日以降でも回復の遅い例では積極的に施行したほうがよいと考えられるが，60歳以上の高齢者，神経症状の進展が急速な症例，急性軸索障害を主体とする症例では効果は低い。

E　治療方法の実際

現在，血液浄化療法は医療工学技士の協力のもとに透析室で施行されることが多い。**図2**に免疫吸着で一般的なトリプトファンカラムTR-350を用いた血漿流路図を記す。血管から取り出された血液は，膜型血漿分離で分離されたあとカラムへ導かれ，病因物質が取り除かれて身体に戻される。

F　副作用

アフェレシス投与中にみられた副作用について，症状別件数を**表2**，副作用の推定される原因を**表3**に表す[5)]。身体の中を流れて

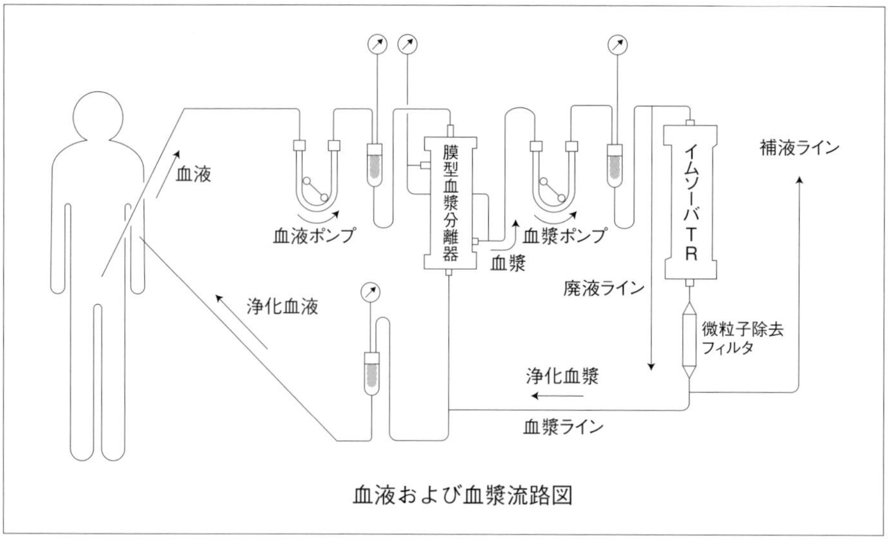

図2　免疫吸着

表2　アフェレシス実施中にみられた副作用の症状別件数（副作用記載症例の総数　434：複数回答）

症　状	前半（%）	後半（%）	終了後（%）
低血圧／hypovolemia	171（62.0）	143（67.8）	41（69.5）
ショック	23（ 8.3）	29（13.7）	1（ 1.7）
発熱/悪寒戦慄	8（ 2.9）	4（ 1.9）	5（ 8.5）
低カルシウム血症	22（ 8.0）	15（ 7.1）	0
悪心／嘔吐	18（ 6.5）	17（ 8.1）	1（ 1.7）
じん麻疹／アレルギー	5（ 1.8）	1（ 0.5）	3（ 5.1）
アナフィラキー様症状	6（ 2.2）	0	0
溶血	8（ 2.9）	12（ 5.7）	0
凝固系異常	1（ 0.4）	1（ 0.5）	3（ 5.1）
頻脈	2（ 0.7）	1（ 0.5）	0
頭痛／めまい	1（ 0.4）	5（ 2.4）	1（ 1.7）
その他	35（12.7）	10（ 4.7）	10（16.9）
計　（例数）	276	211	59

（清水　勝，津田裕士，佐中　孜，ほか：「アフェレシスの現状について」のアンケート調査報告．日本アフェレシス学会雑誌，16：523-533，1997[5]より）

いる血液を一時的に外に出すので，血圧の低下，引き続いて出現するショック症状には十分注意する。トリプトファンカラムなど物理的アフィニテイを利用してTrp残基などに病因物質を吸着させる場合，吸着は固定するリガンドと免疫関連物質の親和性の強さの順に吸着されるので，処理血漿量が多くなるとアフィニテイの弱い物質がリガンドから脱着・解離し，血漿中に遊離して生体反応（ブラジキニンやアナフィラトキ

表3　アフェレシス実施中副作用の推定される原因
（副作用記載症例の総数　434：複数回答）

原　因	前半（%）	後半（%）	終了後（%）
血漿補充による	46（16.9）	43（20.5）	28（46.7）
血漿除去による	31（11.4）	55（26.2）	12（20.0）
体外循環による	128（47.1）	101（48.1）	6（10.1）
分離膜等の特性による	10（ 3.7）	11（ 5.2）	1（ 1.7）
吸着剤等による	17（ 6.3）	2（ 1.0）	5（ 8.3）
主に現疾患に起因する	15（ 5.5）	8（ 3.8）	1（ 1.7）
操作技術上の過誤による	2（ 0.7）	3（ 1.4）	0
その他	53（19.5）	13（ 6.2）	8（13.3）
計　（例数）	272	210	60

（清水　勝，津田裕士，佐中　孜，ほか：「アフェレシスの現状について」 のアンケート調査報告．日本アフェレシス学会雑誌，16：523-533, 1997[5] より）

シンによるショック）の原因にもなる。補液，塩酸エチレフリンの静注およびメチル硫酸アメジウムの内服での全身管理で対応する。効果と副作用を鑑みて，1回の処理血漿量は1,500ml程度（多くても2,000ml）が望ましい。頻度は週に2回，合計で5回程度を1クールとする。

文　献

1) 野村恭一：多発性硬化症とアフェレシス．日本アフェレシス学会雑誌, 23：227-233, 2004.

2) 渋谷統寿：Guillain-Barre症候群，Miller Fisher症候群．神経内科, 42：487-492, 1995.

3) 松尾秀徳：アフェレシスによる重症筋無力症の治療．神経治療, 21：55-60, 2004.

4) Seta T, Nagayama H, et al.：Factors influencing outcome in Guillain-Barre Syndrome；comparison of plasma adsorption against other treatments. Clinical Neurology and Neurosurgery, 107：491-496, 2005.

5) 清水　勝，津田裕士，佐中　孜，ほか：「アフェレシスの現状について」 のアンケート調査報告．日本アフェレシス学会雑誌, 16：523-533, 1997.

症候・検査・処置編

16. 嚥下障害対策と在宅経管栄養剤

帝京大学ちば総合医療センター 神経内科　尾野精一

Key words　嚥下障害，在宅経管栄養剤，成分栄養剤

要　点

①嚥下障害の対策のためには，嚥下機能を知っておくことが重要であり，嚥下は４つの段階に分けられる。

②嚥下障害を評価するためのスクリーニングテストとして，反復唾液のみテスト，水飲みテスト，食物テストがあり，また嚥下障害の診断で使用される検査法に videofluoroscopy（VF），videoscopy（VE）がある。

③嚥下障害の訓練には，食物を使用しない間接訓練と食物を使用する直接訓練がある。

④経管栄養は，自発的に食事摂取できない，嚥下困難がある，誤嚥性肺炎を繰り返すなど，経口摂取が困難な場合に適用される栄養法である。

⑤経管栄養剤は天然濃厚流動食と人工濃厚流動食に分けられる。さらに人工濃厚流動食は成分栄養剤，消化態栄養剤，半消化態栄養剤に分けられる。

重要ポイント

嚥下運動に関与する神経：嚥下運動の中枢は延髄網様体にあるといわれている嚥下中枢であり，孤束核背側群，孤束核腹側群，疑核などにより構成されている。嚥下中枢からの出力は，疑核などを介して末梢の嚥下筋群に投射される。嚥下運動に関与する筋肉およびその交配神経として，咀嚼筋（三叉神経運動枝），顔面筋（顔面神経），舌骨上筋（三叉神経運動枝，迷走神経，舌下神経），軟口蓋筋（三叉神経運動枝，迷走神経），内舌筋（舌下神経），咽頭筋（迷走神経），舌骨下筋（舌下神経）などがある。

A 嚥下障害対策

嚥下障害の対策のためには，まず嚥下機能を知っておくことが必要である。嚥下は以下の４つの段階に分けられる[1,2]。

①先行期：食物を視覚，嗅覚等で認識し，何から食べるかを決定して手あるいは食具を使用して食物を取り，口に運んでいく。

②嚥下準備期～口腔期：食べ物が口に近づくと開口反応で口が開き，食物を口腔に取り込みやすくする。食具とともに食物が口腔に入ると下顎と口唇が閉鎖し，食具を

引き抜くことにより，食物を食具から口唇で挟み取り口腔内へ取り込む。

③咽頭期：咽頭に運ばれてきた食塊が嚥下反応によって食道まで移送される時期を指す。この嚥下反射は，延髄の嚥下中枢によりコントロールされる。

④食道期：食塊の後端が輪状咽頭筋を過ぎると喉頭は下降し，食道入口部は閉鎖する。食道内へ入った食塊は食道の蠕動運動により胃まで運ばれる。

1．嚥下障害の評価

嚥下障害を評価するためのスクリーニングテストとして以下のものが挙げられる[3]。

1）反復唾液のみテスト

口腔内を湿らせた後に，空嚥下を30秒間繰り返す。人差し指と中指で甲状軟骨を触知して行う。30秒間で2回以下が異常である。随意的な嚥下の繰り返し能力をみるテストである。

2）水飲みテスト

嚥下運動により咽頭期障害を評価する方法である。冷水3mlを口腔前庭に注ぎ嚥下を命じ，嚥下後反復嚥下を2回行わせる。

3）食物テスト

主として口腔における食塊形成能，咽頭への送り込みを評価する。茶さじ1杯のプリンを摂食・空嚥下の追加を指示し，舌背を中心に口腔内を観察する。

また嚥下障害の診断で使用される検査法には以下のものがある[4]。

ｉ）Videofluoroscopy（VF）：検査で飲んでもらうのはX線造影効果のあるものでなければならず，通常バリウムが用いられる。誤嚥を起こしたことは画像として記録される。

ii）Videoscopy（VE）：咽頭ファイバーを鼻から挿入し，テスト食を食べているところを実際に咽頭ファイバーを通して目で見ながら嚥下機能を検査する方法である。

2．嚥下障害対策

嚥下障害の訓練には食物を使用しない間接訓練[5]と食物を使用する直接訓練[6]がある。

1）間接訓練[5]

ｉ）嚥下体操：食事前に嚥下関連筋を刺激して，嚥下の準備を喚起することが目的である。体操には，頸部・肩部の屈曲・伸展・回旋運動，顎の開閉運動，頬・口唇・舌の運動が含まれる。また嚥下に関連した構音として，パ音は口唇閉鎖が必要となる口唇音であり，タ音は舌尖が硬口蓋に付着して発音される舌尖音であり，カ音は奥舌音と称し舌背が硬口蓋に付着して発音される。

ii）口腔内保清：唾液を誤嚥するリスクがあるため，肺炎を予防する目的で，口腔内を清潔に保持する。基本的には口腔内に付着した食物残渣を歯ブラシで機械的に清掃する。また，口腔粘膜，舌，歯肉を綿棒やスポンジで清掃する。

iii）Think Swallow：咀嚼・嚥下に集中し，意識しながら一連の動作を進めることによって，嚥下運動を確実にするものである。

iv）頸部前屈位（顎引き頭位）：舌根部が後方に移動するため，咽頭閉鎖時間の延長，咽頭クリアランスの改善，食道入口部の開大促進などの効果が期待されている。

v）声門上嚥下：息こらえ嚥下ともいう。吸気して息を止め，嚥下し，息を吐く方法である。息をこらえることによって，被裂軟骨による声門閉鎖が強化され，声門下圧が上昇し気道が流入しにくくなる。

vi）嚥下後の空嚥下：食塊を嚥下した後で，もう一度嚥下を行う。これによって，喉頭前庭や梨状窩の残渣を食道へ移動させる。

2）直接訓練[6)]

i）食事時の姿勢：食事時の姿勢は，リラックスできて，安定した食べやすい姿勢をとるようにする。姿勢が保てない場合は，クッションやテーブルなどで工夫する。日常とっている姿勢と異なる姿勢は危険が高いことに留意すべきである。頸部の前屈位は頸部前面に集まっている嚥下筋がリラックスして有効に嚥下でき，咽頭と気管の通路が通りにくくなり誤嚥防止につながる。

ii）嚥下食の作り方のポイント：水または水のようにさらっとした液体，口の中でバラバラになってまとまりにくいもの，口の中に付着しやすいもの，粘りの強いもの，水分の少ないもの，喉につまりやすいものなどは使用しない。食材の特性を十分理解したうえで，嚥下障害の訓練に適した調理法を選ぶのが大切である。

iii）食べ方の指導：患者に少ずつ口に入れること，ゆっくり噛んで食べること，一口を飲み込んでから次の食物を口に入れること，むせたら大きな咳をすることなどを指導する。一方家族，介護者には摂食の姿勢を整えること，まずは水分を少量摂取してもらうこと，1回の口に運ぶ量はある程度の量が必要であること，食後は必ず口腔ケアを行うことなどの介助の方法を指導する。

B　在宅経管栄養剤

1．経管栄養とは

経管栄養は，自発的に食事摂取できない，嚥下困難がある，誤嚥性肺炎を繰り返すなど，経口摂取が困難な場合に適用される栄養法である。経管栄養には，経鼻栄養と胃瘻による方法がある。経鼻栄養は留置が容易なため多用されているが，逆流性食道炎や誤嚥性肺炎の合併が多いこと，不穏状態に陥りやすく，キューブを自己抜去する頻度が高いことなど，数多くのリスクが指摘され[7)]，最近では経皮内視鏡的胃瘻造設術（PEG）が普及してきている。

2．在宅経管栄養剤

1）在宅経管栄養剤の種類[9)]

経管栄養剤は自然食品の水分量を減らして単位重量当たりのカロリーを多くした天然濃厚流動食と人工濃厚流動食に分けられる。さらに人工濃厚流動食は窒素源の違いや管腔内消化の必要性の有無などから成分栄養剤，消化態栄養剤，半消化態栄養剤に分けられている（**表1**）。消化態栄養剤は窒素源がアミノ酸やジペプチド，トリペプチドから，糖質がデキストリンや二糖類からなり，電解質，ビタミン，微量元素などもバランスよく含まれている。このうち，窒素源がアミノ酸のみで，他の栄養素もすべて化学的に明らかな成分のみから構成されているものを成分栄養剤と呼んでいる。成分栄養剤や消化態栄養剤は食物繊維を含まないので残渣が少なく消化液分泌刺激も少ない利点がある。またこれらは溶解性も高

表1　経管栄養剤の種類と特徴[9)]

	成分栄養剤	消化態栄養剤	半消化態栄養剤	天然濃厚流動食
糖　質	デキストリン	デキストリン	デキストリン等	粉飴，はちみつ等
蛋　白	結晶アミノ酸	ジペプチド トリペプチド	ペプチド 蛋白水解物	大豆蛋白，乳蛋白等
脂　肪	少ない（1～2%）	少ない	多い	多い
特　徴	すべての構成成分が化学的に明らか		化学的に同定できない成分も含まれる	天然の食材を使用
消　化	不要	一部要	一部要	要
吸　収	要	要	要	要
残　渣	なし	少量 ←	→	多量
適　応	多い	適応に制限あり	適応に制限あり	消化吸収機能が正常な場合のみ使用可
その他	水溶性 医薬品	水溶性 医薬品	水溶性 食物繊維添加剤あり 医薬品/食品	粘稠 食品

（岩佐幹恵：経腸栄養各種投与法および経腸栄養剤の種類と特徴．コメディカルのための静脈・経腸栄養ガイドライン（日本静脈経腸栄養学会，編）p25，南江堂，2000[9)] より）

表2　投与スケジュールの例[8)]

スケジュール	投与カロリー	濃度（kcal/ml）	投与速度（ml/hr）
1	300	0.5	20～40
2	600	1.0	20～40
3	900～1,200	1.0	40～60
4	1,200～1,800	1.0	60～80
5	1,800～2,400	1.0	80～100
6	2,400～3,000	1.0～1.5	100～150

（酒井靖夫，畠山勝義：在宅経管栄養療法とその管理．Medical Practice, 13（臨時増刊号）：135-144, 1996[8)] より）

く，より細いチューブでも詰まらせることなく投与することが可能であるが，脂肪含有量が非常に少ないため，単独で長期間使用する場合は必須脂肪酸欠乏症を生じる欠点がある。

半消化態栄養剤は窒素源が大豆蛋白や乳蛋白で，糖質はデキストリンや単糖類，二糖類を使用している。脂肪も中性脂肪の形で必須脂肪酸欠乏をきたさない十分量が含まれているが，投与後管腔内消化を必要とする。成分栄養剤に比べて安価なことを考慮すると，消化機能が正常ないしわずかな障害しかない場合には，半消化態栄養剤が適応と考えられる。

2）投与法[8)]

室温で長時間放置すると細菌が繁殖し，感染や下痢の原因となるので8時間以内に投与するのが望ましい。また，すぐに使用しない分は冷蔵庫に保存する。高濃度の経腸栄養剤の浸透圧はかなり高く，体液との浸透圧の差が下痢や腹痛の原因になる。したがって最初は溶解する濃度を低くし，投与速度を遅くする必要がある。具体的には濃度は0.5kcal/ml程度，注入速度は40～60ml/hで始め，毎日あるいは隔日に，徐々に濃度と速度を上げて1.0kcal/ml，100ml/hで維持するようにする（**表2**）。

3）在宅経管栄養剤の問題点

近年，長期経管栄養剤摂取に伴う銅の欠乏が問題になっている。長期経管栄養剤摂取者の銅欠乏とそれに伴う貧血，白血球減少症の自験例を述べる。症例は2000年6月より嚥下困難が増悪し，経口栄養摂取困難となったため胃瘻造設となった。使用した経腸栄養剤は1日あたり1,000kcalで銅が0.1mg含まれていた。2008年1月の検査で赤血球273万，ヘモグロビン8.9g/dl，ヘマトクリット26.6％，白血球1,900，血小板24.9万であった。このため白血球減少，貧血原因を精査したところ，鉄，ビタミンB_{12}，葉酸の欠乏は認められなかったが，血清銅7mg/dlと血清銅の著明な低下が認められた。このため1日あたり900kcal，銅0.7mgを含む経腸栄養剤に変更したところ，1ヵ月後には赤血球は339万，ヘモグロビンは10.1g/dl，白血球は4,300，3ヵ月後には赤血球は405万，ヘモグロビンは11.7g/dl，白血球は6,900と著明に改善した（**図1**）。したがって白血球減少，貧血の原因は銅欠乏によるものと考えられた。この原因として長期間の経腸栄養が考えられるが，市販の経腸栄養剤の微量元素について銅が明らかに少ないものが多い。したがって長期間経腸栄養を行う場合には定期的な血液検査を行い，問題があれば銅を含めた微量元素の測定も行うことが必要と考えられた。

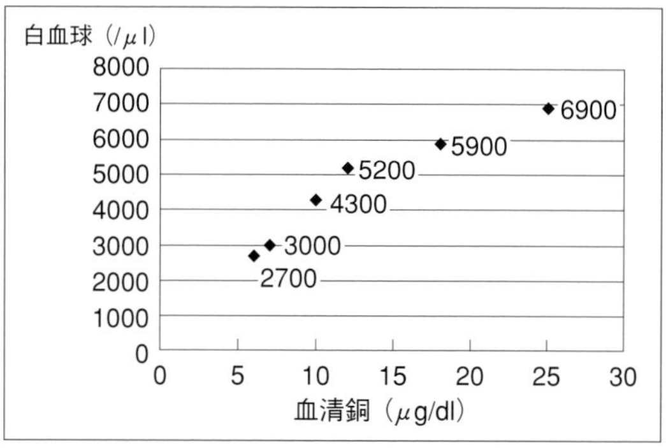

図1　白血球の推移

文　献

1) 安井良一：始めよう介護予防プラクティス 口腔ケア 摂食・嚥下リハ NST 看護・介護職にもできる摂食嚥下障害への対応．GPnet, 53：54-61, 2006.

2) 三鬼達人：摂食・嚥下障害看護．看護実践の科学, 32：110-118, 2007.

3) 三鬼達人：「認定看護師」が教えるステップアップ方式による最新看護技術 摂食・嚥下障害看護．看護実践の科学, 32：58-63, 2007.

4) 肥後隆三郎：摂食・嚥下障害．Brain Nursing, 18：779-785, 2002.

5) 鎌倉やよい：高齢者の摂食・嚥下障害ケア．Quality Nursing, 10：529-534, 2004.

6) 酒井直子：Nursing Mook 30 スキルアップのための在宅看護マニュアル（角田直枝，編）．学習研究社，2005.

7) 小川滋彦，小市勝之，中野由美子，ほか：経皮内視鏡的胃瘻造設術の胃食道逆流における有用性―経鼻胃管との比較検討．Gastroenterol Endsc, 37：727-732, 1995.

8) 酒井靖夫，畠山勝義：在宅経管栄養療法とその管理．Medical Practice, 13（臨時増刊号）：135-144, 1996.

9) 岩佐幹恵：経腸栄養各種投与法および経腸栄養剤の種類と特徴．コメディカルのための静脈・経腸栄養ガイドライン（日本静脈経腸栄養学会，編），pp23-25，南江堂，2000.

症候・検査・処置編

17. コミュニケーション機器の活用

名古屋大学大学院 医学系研究科 神経内科学　熱田直樹・祖父江元

Key words 文字盤，意思伝達装置，会話補助装置

要　点
①会話や書字の機能が失われる神経疾患患者の場合に，コミュニケーション障害へのサポートは重要である。
②上肢の機能障害があっても適切な補助具を用いることで，かなり筆談が可能な場合がある。
③パソコンを用いた意思伝達装置で複雑なコミュニケーションや外界との通信が可能であるが，習得には早めの準備が必要である。
④発声を補助するシンプルな会話補助装置が多種類開発，発売されている。
⑤コミュニケーション機器の多くは高価であり，公的補助を活用できるよう配慮が必要である。

重要ポイント

会話や書字の機能が失われる神経疾患患者の場合に，コミュニケーション障害へのサポートは生活の質の向上のために重要である。そのために活用できる機器として，どのようなものがあるか把握し，適切な時期に提供し，習得できるよう配慮する必要がある。

A どのような場合に必要となるか

意識や知的機能は保たれるが，話したり字を書いたりする機能が失われる場合に，機器を活用したコミュニケーションのサポートが必要となる。例えば筋萎縮性側索硬化症（ALS）や進行性筋ジストロフィーの患者の場合，症状の進行に合わせたコミュニケーションサポートを考慮していく必要がある。脳血管障害，脊髄小脳変性症，パーキンソン症候群など他の神経疾患においても構音障害が強い場合などに，コミュニケーション機器の活用が日常生活の質の向上に有用な場合がある。

B コミュニケーション機器にはどのようなものがあるか

1．筆談の補助具

上肢機能に比して球麻痺が進行し発話が

困難になった場合や，呼吸機能障害から気管切開が必要になった場合などでは筆談が重要なコミュニケーション手段になる。手の機能が衰えていても，個人の手の形に合わせた補助具を用いることで，十分書字が可能になる場合がある。ノートやボードに文字やよく使う単語などを記し，指差しを併用することでより意思を伝えやすくする方法もある。

2．文字盤

透明なプラスチックボードに50音表や数字を記し，介護者が患者の視線を追うことで伝えたい文字を読み取る方法である。通常，文字盤を介護者と患者の間にかざす形で患者の視線を見て伝えたい文字を絞り，「『つ』ですね」などと確認しながら読み取っていく。したがってボードは透明である必要がある。患者にも介護者にも一定の慣れを要するが，かなり複雑な内容のやり取りが可能になっていることも多い。

3．意思伝達装置（コンピューター）

手の機能がある程度保たれ，ノート型パソコンのキーボードやタッチパッドを使用できれば，複雑な内容のコミュニケーションが可能である。携帯電話のテンキーを用いたメールのやり取りも広く行われている。

これらの動作が困難になってきた場合に，わずかでも動く手指，足趾，頸部，顔面などの動きを用いてスイッチをオン，オフすることでコンピューターを操作できるソフトウェアが開発されている。これを活用することで，通常よりも時間はかかるが，複雑な内容の文章を作成し，外界の多くの人々と交流を広げることが可能である。

近年のパソコンの性能向上，インターネットの発達により，四肢がわずかしか動かず，気管切開，人工呼吸器装着という状況でもホームページを開設し，広く交流し，メッセージを発信している患者もいる。一方で，もともとコンピューターや電子メールなどの使用に馴染んでいない患者の場合には，新たに操作を習得することが難しく，機器を準備できてもうまく活用できないケースは稀ではない。また，スイッチのオン・オフでパソコンを操作する場合，スイッチの設置方法は患者の状態に合わせて柔軟に工夫する必要がある。

4．会話補助装置（図1）

機器が発声し，会話補助を行う装置である。文字のボタンを押せる患者用，オン・オフのスイッチ操作しかできない患者用，携帯可能な小型・軽量のもの，画面の絵を押すことで日常的な用を伝えられるよう工夫されたものなど様々な製品が発売されている。絵を押すタイプのものは，失語や知的機能障害がある患者にも活用できる。

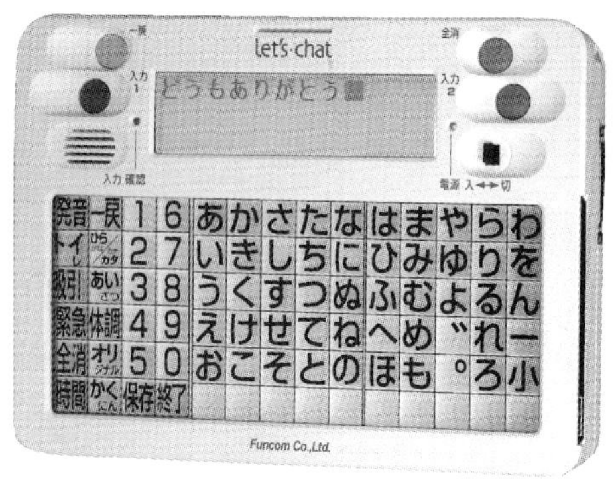

図1　携帯用会話補助装置（レッツ・チャット）
（ファンコム株式会社より画像提供）

5. 脳血流や脳波による意思伝達装置

例えばALS患者の場合，症状が進行し，眼球運動を含むすべての随意筋が動かなくなる状態（Totally locked-in state：TLS）になる場合がある。TLS状態でのコミュニケーションのために，脳血流量の変化や，脳波を用いてYes/Noなどを察知する装置が開発されている。これらを用いた意思伝達はある程度可能な場合と困難な場合があり，広く普及するには至っていない。

C 実際の導入にあたり配慮すべき点

筆者らが気管切開して人工呼吸器を装着している在宅療養のALS患者17名の訪問調査を2003年に行った際には，コミュニケーションの手段は筆談が6％，文字盤が29％，コンピューターは24％であった。介護者と複雑な内容をやり取りできるのは41％に過ぎず，残りの6割はYes/Noなどごく単純なやり取りしかできなかった。日常的に手紙や電子メールなどで外部との交流を行っている患者は24％だった。

コミュニケーションの障害は患者の生活の質を大きく左右する因子であり，パソコンや文字盤の活用で障害を克服している患者も多く見られるようになってきた。一方でそれらの習得には一定の慣れや気力が必要であり，障害がかなり進行してからはじめて練習を始めても習得が難しいケースが稀ではない。例えば日本神経学会によるALS治療ガイドライン（日本神経学会ホームページ，http://www.neurology-jp.org/）では，診断後早期からパソコンの使用を勧めることを推奨している。

コンピューターを用いた意思伝達装置使用の習得ができている場合でも，随意筋力低下の進行に伴い，スイッチのセッティングが装置活用の鍵となる場合がある。装置の操作をもっとも行いやすいスイッチの配置は患者によって異なり，経験ある技術者のサポートにより，うまく操作できるようになる場合がある。サポート体制は地域によって異なるため，情報を集めて適切に対処することが求められる。

コミュニケーションサポートのためのコンピューター機器等は高価であり，自費で購入することは患者にとって大きな負担となる。多くの場合，公的な費用補助や貸与の制度があり，それらを活用できるよう情報提供し，身体障害などの各種証明を遅滞なく行うことが重要である。ケースワーカーや行政の担当者と緊密に連携し，適切に患者が機器を活用できるよう配慮する必要がある。

症候・検査・処置編

18．呼吸障害・喀痰吸引と人工呼吸器の選択

山形大学医学部附属病院　神経内科　**栗田啓司・加藤丈夫**

Key words　呼吸不全，非侵襲的人工呼吸，人工呼吸関連肺炎（VAP）

要　点

①脳血管障害や脳炎などの頭蓋内疾患や筋萎縮性側索硬化症などの神経筋疾患で呼吸障害が生じうる。
②人工呼吸器には侵襲的陽圧換気（IPPV）と非侵襲的陽圧換気（NPPV）の2つがある。
③NPPVは筋萎縮性側索硬化症などさまざまな神経内科疾患の呼吸不全に用いられるようになっているが，気道確保が困難な場合や呼吸状態が改善しない場合には速やかにIPPVに移行する必要がある。
④人工呼吸器関連肺炎などの人工呼吸器装着中の合併症を予防するために，気管内吸引，気道の加湿，体位変換といった喀痰に対する処置が重要である。

重要ポイント

①脳幹の病変を有する疾患や呼吸筋を侵す神経筋疾患では呼吸障害について常に念頭におきながら診療にあたる。
②慢性呼吸不全を有する神経内科疾患の酸素療法では，CO_2ナルコーシスに注意が必要である。

神経内科で診療する疾患には，呼吸不全を呈する疾患が少なくない。急性呼吸不全をきたす疾患として，脳血管障害，脳炎などの中枢神経疾患や，Guillain-Barré症候群（GBS），重症筋無力症（MG）が知られている。また慢性呼吸不全をきたす疾患としては，筋萎縮性側索硬化症（ALS）や筋ジストロフィーがある。これらの疾患の治療を行う際には呼吸管理に関する知識が不可欠である。

ここでは，神経内科疾患の呼吸管理，特に喀痰吸引と人工呼吸器の選択を中心に，神経内科疾患の特徴に着目しながら概説する。

A 呼吸障害を生じる神経内科疾患（表1）

1. 急性呼吸不全

1）頭蓋内病変

脳血管障害，脳炎，多発性硬化症といった大脳や脳幹に病変を生じる疾患では，急性呼吸不全をきたすことがある。その際には通常意識障害が存在し，さらに瞳孔異常，運動麻痺，病的反射，さらに重篤な場合には脳幹反射の消失が認められる。

両側の大脳病変では，呼吸の深さが周期的に増減するチェーンストークス呼吸（Cheyne-Stokes respiration：CSR）が生じる。CSRでは無呼吸が生じるが，血液の二酸化炭素分圧の上昇に伴い呼吸が再開し徐々に深さを増すということを繰り返す。したがって必ずしもすぐに呼吸管理を必要とするわけではない。一方，大脳の病変で脳ヘルニアや頭蓋内圧亢進が生じた際には，脳幹の病変を伴うので注意が必要である。

脳幹病変による呼吸障害には，過換気（hyperventilation），吸気終末で2～3秒呼吸が停止するapneusis，失調性呼吸がある。それぞれ，中脳，橋，延髄の病変で生じやすいとされる。逆にいうとこのような呼吸障害の際には脳幹病変の存在を考える。

また，大脳や脳幹の病変では気道閉塞からくる呼吸障害についても注意を要する。

2）神経筋疾患・脊髄疾患

急性呼吸不全を生じうる神経筋疾患は，GBSとMGのクリーゼの2つである。

GBSでは，下肢から始まる運動麻痺を主体とする末梢神経障害が認められ，重症例では呼吸筋を支配する末梢神経の麻痺により呼吸障害が生じる。MGは易疲労性を特徴とする神経筋接合部疾患で，手術や感染症などによりクリーゼが生じる。クリーゼの際には呼吸筋や咽頭筋の麻痺により呼吸障害や気道閉塞が生じ呼吸管理が必要となる。

その他，高位頸髄病変では横隔膜，肋間筋のいずれもが麻痺し呼吸障害が生じうる。

2. 慢性呼吸不全

慢性呼吸不全をきたしうる疾患として，多発性硬化症やポリオの後遺症，ALS，脊髄性筋萎縮症，進行性筋ジストロフィー，筋強直性ジストロフィーなどがある。通常，四肢の運動麻痺などで発症し，進行に伴い徐々に呼吸筋麻痺が生じる。稀に運動麻痺の自覚が乏しく，呼吸筋麻痺による呼吸困難で医療機関に受診する場合があり注意を要する。

表1　呼吸障害を起こす神経内科疾患

急性呼吸障害	慢性呼吸障害
脳血管障害	多発性硬化症
脳炎	ポリオ後遺症
多発性硬化症	筋萎縮性側索硬化症
Guillain-Barré症候群	脊髄性筋萎縮症
重症筋無力症	筋ジストロフィー
ポリオ	

B 呼吸管理

1. 気道確保

気道確保には，大きく分けると①下顎挙上，②エアウェイ挿入，③気管挿管，④気管切開の4つがある。ここではエアウェイ挿入と気管挿管について述べる。

1）エアウェイ挿入

エアウェイは舌根沈下による気道狭窄や閉塞に用いられ，経口エアウェイと経鼻エアウェイがある。経口エアウェイと経鼻エアウェイにはそれぞれ特徴があり，それらを考慮してどちらかを選択する。

2）気管挿管

気道確保のもっとも確実な方法は気管挿管である。また非侵襲的陽圧換気法による人工呼吸を除くと，人工呼吸を行う際のもっとも一般的な気道確保の方法が気管挿管である。気管挿管にもエアウェイと同様，経口と経鼻がある。経口気管挿管は径の大きいチューブを使用できる，迅速に気管挿管が可能であるという利点があるが，患者の意識がある場合には苦痛が大きいことや，口腔内が不潔になりやすいという欠点がある。一方経鼻挿管では，患者の苦痛が少なく，口腔内のケアがしやすいという利点があるが，手技が経口気管挿管に比べ困難で，使用可能なチューブ径が小さくならざるを得ないという欠点がある。どちらの方法を用いるかは患者の状況により判断する。気管内に挿入されたチューブは気道内の分泌物により汚染されるため，通常1週間程度で交換する必要がある。したがって，長期に気管内にチューブを留置する必要がある場合には気管挿管されてから1週間程度で気管切開を行う必要がある。

2．酸素療法

気道狭窄・閉塞や呼吸障害により血中の酸素が低下する。動脈血中の酸素分圧（PaO_2）が60mmHg以下になった状態を低酸素血症という。低酸素血症の治療として酸素療法が行われる。酸素療法はPaO_2が80～100mmHgとなるように行われる。酸素療法の際に注意を要するのは慢性呼吸不全である。慢性呼吸不全では，高$PaCO_2$に対する腎の代償により動脈血のpHが正常化しているため，低PaO_2により呼吸中枢は刺激されている。このような状態のときに酸素療法により低PaO_2が改善すると呼吸中枢への刺激が減弱し低換気となり$PaCO_2$の上昇を招いてしまう。したがって，筋萎縮性側索硬化症や進行性筋ジストロフィーなどで慢性呼吸不全が存在する場合の酸素療法の際には少量の酸素投与から開始し，$PaCO_2$をみながら酸素の投与量を調節するなどの注意が必要である。

3．人工呼吸器の選択

人工呼吸器には大きく分けると気道確保を要しない非侵襲的陽圧換気（noninvasive positive pressure ventilation：NPPV）と侵襲的気道確保を要する侵襲的陽圧換気（invasive positive pressure ventilation：IPPV）の2つがある。

1）非侵襲的陽圧換気（NPPV）

人工呼吸は気道確保がなされた上で行われるのが通例であったが，1990年代から侵襲的気道確保を行わずに，マスクを鼻や口に当てて換気を行う方法が普及してきた。最近は急性呼吸不全においても酸素療法からIPPVにつなげる呼吸療法として頻繁に用いられるようになってきている。エビデンスも確立してきており，慢性閉塞性肺疾患の急性増悪や心原性肺浮腫ではNPPVが強く推奨されている。神経内科領域でも急性呼

表2　NPPVの適応

- 意識があって協力的である
- 循環動態が安定している
- 気管挿管が必要ではない
  （気道が確保されている，喀痰の排出ができる）
- 顔面の外傷がない
- マスクをつけることが可能である
- 消化管の麻痺や閉塞がない

表4　人工呼吸器の初期設定

換気モード	Assist/ControlまたはSIMV
FiO_2	1.0
換気圧	15cmH_2O
吸気時間	1.8秒
換気回数	8回
PEEP	5～10cmH_2O

吸不全ばかりでなくALSなどによる慢性呼吸不全でもNPPVが用いられている。IPPVと比較したNPPVの利点は，着脱が容易である，上気道の機能が温存されるため発声や食事が可能である，鎮静が不要であるという点が挙げられる。一方，欠点としては，意識障害や球麻痺などにより気道閉塞があると不可能であるのは当然として，マスクと皮膚との接着不良による外気へのリークや食道へのリークのため換気量を正確に把握できないこと，気道分泌物の吸引が不可能であることが挙げられる。NPPVの適応を**表2**に示した。NPPVの初期設定では，EPAP（呼気に際して気道にかかる圧）を4cmH_2O，IPAP（吸気に際しての気道内圧）を8～12cmH_2Oとして開始し，動脈血酸素分圧を参考にして調節していく。呼吸状態の改善がみられないときにはIPPVに移行する。

表3　気管挿管の適応

- SpO_2が改善しない
- 呼吸数35/分以上が30分以上続く
- 酸塩基平衡が改善しない
- 循環動態が改善しない
- 気道の確保が困難（気道分泌の増加や球麻痺）

2）侵襲的陽圧換気（IPPV）

IPPVは気道確保を要する人工呼吸である。気道確保として気管挿管が通常行われる。気管挿管の適応となるのは，NPPVによっても低酸素血症や呼吸数増加が改善しない場合に加え，気道分泌物が多く気道確保が困難な場合である（**表3**）。

IPPVの換気モードには量規定方式と圧規定方式がある。量規定方式は決められた一回換気量が呼吸器から送られてくる方式で，ALSなどの神経筋疾患で自発呼吸が非常に弱い場合に用いられる。一方，圧規定方式は決められた気道内圧になるまで換気が行われるもので，患者の吸気に応じた換気量を呼吸ごとに調節するので自発呼吸がある場合にはより生理的とされる。

呼吸器を装着した際の初期設定はFiO_2＝1.0，換気モード＝Assist/Control，換気圧＝15cmH_2O，吸気時間＝1.8秒，換気回数＝8/分，PEEP＝5～10cmH_2Oとするのが一般的である（**表4**）。

1990年頃から在宅でもIPPVが行われており（Home Invasive Mechanical Ventilation：HIMV），神経内科領域でもALSなどでHIMVが行われ，生活の質の向上に役立っている。

4．人工呼吸器装着時の管理

1）呼吸のモニタリング

人工呼吸器装着中の呼吸モニタリングは，酸素飽和度に加え，人工呼吸器の画面に表示される気道内圧，流量，一回換気量，換気回数などについて観察する。

2）気道内分泌物（喀痰）に対する処置

人工呼吸器装着中には次に記載する呼吸器関連肺炎などの合併症を生じる恐れがある。このような合併症を予防するために喀痰に対する処置が必要である。喀痰に対する処置としては，気管内吸引，気道の加湿，および体位変換がある。気管内吸引の方法には人工呼吸器をはずして吸引する開放式と呼吸器をはずさずに吸引を行う閉鎖式がある。感染予防の観点から閉鎖式がすぐれているとされ，最近は閉鎖式が用いられている。

5．人工呼吸器装着中の合併症

人工呼吸器装着後48時間以降に新たに発症した肺炎を人工呼吸器関連肺炎（ventilator associated pneumonia：VAP）という。VAPにおける細菌の侵入ルートとしては誤嚥，吸入，遠隔転移の3つがある。誤嚥がもっとも重要で，気管内挿管チューブのカフによる下気道への分泌物の流入予防は必ずしも十分ではないと考えられている。治療は抗菌薬が用いられるが，VAPの原因菌は薬剤耐性菌が多く特にメチシリン耐性ブドウ球菌や緑膿菌が多くなっており，これらを念頭に抗菌薬を選択する。2005年の米国胸部疾患学会のガイドラインでは，緑膿菌に有効な異なる種類の抗菌薬を2種類，MRSAに有効な抗菌薬を1種類，計3種類の抗菌薬の使用を推奨している。

文　献

1) Adams RD, Victor M & Ropper AH：Princples of Neurology. McGraw-Hill, 1997.
2) 日本呼吸器学会NPPVガイドライン作成委員会：NPPV（非侵襲的陽圧換気療法）ガイドライン．南江堂, 2006.
3) Branson RD：Secretion management in the mechanically ventilated patient. Respir Care, 52：1328, 2007.
4) American Thoracic Society：Infectious Diseases Society of America.Guidelines for the management of adults with hospital-acquired, ventilator-associated, and healthcare-associated pneumonia. Am J Respir Crit Care Med, 171：388, 2005.

症候・検査・処置編

19. 特定疾患と介護保険の活用

広島大学大学院 脳神経内科　上野弘貴・宮地隆史・松本昌泰

Key words　特定疾患，特定疾患治療研究事業，介護保険

要　点
①特定疾患における神経疾患の占める割合は大きく，加齢や高齢化に関連する病態が多い。
②特定疾患治療研究事業は，特定疾患について医療の確立，普及を図るとともに，医療費を公費負担することで患者の負担を軽減することを目的とする事業である。
③特定疾患医療受給申請は申請日より公費負担を受けることができるため，早めの手続きが望まれる。
④65歳未満でも，加齢に伴う16特定疾病の患者で要介護（支援）と認定されれば，介護保険制度を利用することができる。
⑤神経難病では，病状の進行を予測した介護認定が必要である。

重要ポイント
①特定疾患における神経疾患の占める割合は大きく，行政・福祉サービスは近年向上している。
②高齢化に関連する疾患が多く，介護保険によるサービスが重要な役割をはたす。

A 特定疾患とは

厚生労働省における難病対策は，「難病対策要綱（昭和47年10月）」によって確立された難病の定義，つまり「I. 原因不明，治療方針未確定であり，かつ，後遺症を残す恐れが少なくない疾病，II. 経過が慢性にわたり，単に経済的な問題のみならず介護等に著しく人手を要するために家族の負担が重く，また精神的にも負担の大きい疾病」に基づき，①調査研究の推進，②医療施設等の整備，③医療費の自己負担の軽減，④地域における保健医療福祉の充実・連携，および⑤QOLの向上を目指した福祉施策の推進により進められている。

この難病対策5本柱のうち①調査研究の推進として，「いわゆる難病のうち，原因不明で，治療方法が確立していないなど治療が極めて困難で，病状も慢性に経過し後遺症を残して社会復帰が極度に困難もしくは不

可能であり，医療費も高額で経済的な問題や介護等家庭的にも精神的にも負担の大きい疾病で，その上症例が少ないことから全国的規模での研究が必要な疾患」を特定疾患と定義しており，厚生労働科学研究費補助金にて「難治性疾患克服研究事業」を行い，これまでの123疾患に7疾患が平成21年に新たに加わり，現在130の疾患が対象となっている。病状の進行の阻止，機能回復・再生を目指した画期的な診断・治療法の開発を行い，患者の療養生活の質の向上に取り組んでいる。

さらに，③医療費の自己負担の軽減として，「難治性疾患克服研究事業」に指定されている130の疾患のうち，診断基準が一応確立しているが，難治度，重症度が高く，比較的患者数が少ない45の疾患に対して「特定疾患治療研究事業」が行われている（**表1**）。この事業の実施主体は都道府県であり，都道府県に対しては，厚生労働省から補助金が交付され，これらの疾患の医療費に対しては一部公費負担が行われている。本稿ではこの「特定疾患治療研究事業」の対象45疾患について主に解説する。厚生労働省が発表している平成19年度の「保健・衛生行政業務報告（衛生行政報告例）」によると神経内科疾患では主なものとしてパーキンソン病関連疾患92,009人，強皮症，皮膚筋炎および多発性筋炎37,975人，脊髄小脳変性症21,074人，重症筋無力症15,625人，多発性硬化症12,658人，多系統萎縮症10,227人などが特定疾患医療受給者証を交付されている。45疾患のうち12疾患がいわゆる神経難病であり患者数は平成19年度の統計では，

表1　特定疾患治療研究対象疾患

疾病番号	疾患名	軽快者基準対象疾患
1	ベーチェット病	○
2	多発性硬化症	
3	重症筋無力症	○
4	全身性エリテマトーデス	○
5	スモン	
6	再生不良性貧血	○
7	サルコイドーシス	○
8	筋萎縮性側索硬化症	
9	強皮症／皮膚筋炎および多発性筋炎	○
10	特発性血小板減少性紫斑病	○
11	結節性動脈周囲炎	○
	（1）結節性多発動脈炎	
	（2）顕微鏡的多発血管炎	
12	潰瘍性大腸炎	○
13	大動脈炎症候群	○
14	ビュルガー病（バージャー病）	○
15	天疱瘡	○
16	脊髄小脳変性症	
17	クローン病	○
18	難治性肝炎のうち劇症肝炎	
19	悪性関節リウマチ	○
20	パーキンソン病関連疾患	
	（1）進行性核上性麻痺	
	（2）大脳皮質基底核変性症	
	（3）パーキンソン病	
21	アミロイドーシス	
22	後縦靱帯骨化症	○
23	ハンチントン病	
24	モヤモヤ病（ウィリス動脈輪閉塞症）	○
25	ウェゲナー肉芽腫症	○
26	特発性拡張型（うっ血型）心筋症	
27	多系統萎縮症	
	（1）線条体黒質変性症	
	（2）オリーブ橋小脳萎縮症	
	（3）シャイ・ドレーガー症候群	
28	表皮水疱症（接合部型および栄養障害型）	○
29	膿疱性乾癬	○
30	広範脊柱管狭窄症	○
31	原発性胆汁性肝硬変	
32	重症急性膵炎	
33	特発性大腿骨頭壊死症	○
34	混合性結合組織病	○
35	原発性免疫不全症候群	
36	特発性間質性肺炎	○
37	網膜色素変性症	
38	プリオン病	
	（1）クロイツフェルト・ヤコブ病	
	（2）ゲルストマン・ストロイスラー・シャインカー病	
	（3）致死性家族性不眠症	
39	原発性肺高血圧症	
40	神経線維腫症I型／神経線維腫症II型	
41	亜急性硬化性全脳炎	
42	バット・キアリ（Budd-Chiari）症候群	○
43	特発性慢性肺血栓塞栓症（肺高血圧型）	
44	ライソゾーム病	
	（1）ライソゾーム病（ファブリー病を除く）	
	（2）ライソゾーム病（ファブリー病）	
45	副腎白質ジストロフィー	

17.3万人で約28％を占める。またその他の特定疾患も神経症状を呈するものは多く，それらを合わせると30％～40％になり特定疾患に占める神経疾患の割合は非常に高いといえる。また最近新たに11疾患が「特定疾患治療研究事業」の対象に追加される予定である。これらの中には脊髄性進行性筋萎縮症や球脊髄性筋萎縮症などの運動ニューロン病や慢性炎症性脱髄性多発根ニューロパチーなど神経疾患がいくつか含まれており，今後さらに対象疾患が増える可能性もある。

B 特定疾患医療受給者証の申請

特定疾患と診断した場合，主治医は患者にケースワーカーやメディカルソーシャルワーカーへの相談を勧める。そこで患者は特定疾患医療受給者証の申請について説明を受け，併せて主治医と相談の上，住居地によって定められている提出先（主に保健所）へ意見書など必要な書類を申請する。申請書類受理日が有効期間開始日となり，その日以降の医療費が公費負担の対象になる。そのためできるだけ早めに手続きをすることが望まれる。

特定疾患における神経疾患の中でももっとも患者数の多い，パーキンソン病関連疾患に関しては認定基準としてHoehn & Yahr重症度が3度以上で，かつ日常生活・通院に部分的または全面的介助を要する生活機能障害度2～3度の患者となっており，全例が公費負担の対象にはならないため注意が必要である。

受給者症は毎年の更新が必要とされている。また疾患によっては症状が治療によって改善するものもあるため，平成17年度の通知により軽快者を公費対象外とする制度改正がなされた。軽快者基準対象疾患（**表1**）に関しては更新時に軽快者の基準（治療の結果，次のすべてを1年以上満たした者とされる。①疾患特異的治療が必要ない，②臨床所見が認定基準を満たさず著しい制限を受けることなく日常生活を営むことが可能）を満たしたと判断された場合は，更新ができなくなる（この場合，「特定疾患医療受給者証」に代わって「特定疾患登録者証」が交付され，ホームヘルプサービスや日常生活用具給付などの福祉サービスは引き続き受けられる）。また一度公費負担対象外とされても症状が再発により基準を満たせば再び認定されることは可能である。

C 特定疾患に対する行政サービス

厚生労働省による難病対策は先述の5つの施策を柱として各種事業が展開されている。医療費の自己負担の軽減として，「特定疾患治療研究事業」の他に，「在宅人工呼吸器使用特定疾患患者訪問看護治療研究事業」を行い，筋萎縮性側索硬化症など在宅で人工呼吸器を使用している患者に対して，これらの患者の在宅療養の実態把握と訪問看護などの方法などに関する研究を実施する目的から，診療報酬対象分を超える訪問看護について必要な費用を交付している。地域における保健医療福祉の充実・連携として，「難病特別対策推進事業」を通じ，難病患者や家族などの療養上，生活上での悩みや不安などの解消を図り，電話や面談による相談，患者会などの交流促進，就労支援など，難病患者のもつニーズに対応した相談支援を行う窓口として，難病相談・支援センターを都道府県が設置している。また，QOLの向上を目指した福祉施策の推進として，「難病患者等居宅生活支援事業」があり，ホームヘルプサービス事業，短期入所事業，日常生活用具給付事業といった市町村等での取り組みを支援している。これらは介護保険サービスや自立支援法によるサービスが利用できない人が対象となる。しかし実際には，知られていなかったり，活用されていないのが現状であり，このようなサービスを必要とする人にとって利用しやすいサービスになるよう改善が求められる（**表2**）。

D 介護保険制度

介護保険制度とは，医療・年金・労働災

表2　特定疾患認定患者に対する行政サービス

行政サービス	内容	経費負担	問合わせ先
●在宅人工呼吸器使用特定疾患患者訪問看護治療研究事業	在宅で人工呼吸器使用中の特定疾患患者について260日以内の訪問看護派遣	なし	保健所
●特定疾患医療附帯療養費支給事業	難病患者・家族の生活安定と福祉向上のために療養費の一部を助成	一人年額9,000円	保健所
●難病相談・支援センター事業	難病相談・支援センターを設置し，各種相談支援，地域交流会など活動に対する支援，就労支援，講演・研修会の開催	なし	都道府県
●重症難病患者入院施設確保事業	難病医療協力病院を整備し重症難病患者のための入院施設の確保		
●難病患者地域支援対策推進事業			
▶在宅療養支援計画策定・評価事業	対象患者別の在宅療養支援計画を作成	なし	保健所
▶訪問相談事業	日常生活や療養上の悩みについて保健師や看護師などの訪問相談派遣	なし	保健所
▶医療相談事業	難病に関する専門医，看護師らによる医療相談班の編成，医療相談会の実施	なし	保健所
▶訪問指導（診療）事業	専門医や保健師らによる訪問指導（診療）班を構成，在宅療養に必要な医学的訪問指導（診療）	なし	保健所
●神経難病患者在宅医療支援事業	担当医の要請に応じて専門医を中心とした在宅医療支援チームを派遣できる体制を整備	なし	都道府県
●難病患者等居宅生活支援事業			
▶ホームヘルプサービス事業	難病患者の在宅療養支援のためにホームヘルパー派遣	所得に応じて自己負担あり	市町村
▶短期入所（ショートステイ）	介護者の都合により難病患者本人の医療機関へ7日以内の短期入所		市町村
▶日常生活用具給付事業	難病患者の在宅療養に必要な日常生活用具の給付	所得に応じて自己負担あり	市町村

（阿部康二，編：神経難病のすべて―症状・診断から最先端治療・福祉の実際まで．p380，新興医学出版社，2007[4]を一部改変）

害・雇用に次ぐ我が国5番目の社会保障制度で，介護が必要になっても安心して暮らせるように，社会全体で支える仕組みになっている。市町村が保険者となり，介護保険の財源は，40歳以上が負担する保険料50％と公費（税金）50％で制度を運営している。被保険者には第1号被保険者と第2号被保険者の2種類がある。第1号被保険者とは65歳以上で要介護（要支援）状態とされた場合，第2号被保険者とは，40～64歳で加齢に伴う疾病（特定疾病と呼ばれ以下16の疾患が対象。難治性疾患克服研究事業の130疾患や特定疾患治療研究事業の45疾患と名称使用の上で区別が必要：1. がん（がん末期），2. 関節リウマチ，3. 筋萎縮性側索硬化症，4. 後縦靱帯骨化症，5. 骨折を伴う骨粗鬆症，6. 初老期における認知症，7. パーキンソン病関連疾患，8. 脊髄小脳変性症，9. 脊柱管狭窄症，10. 早老症（ウェルナー症候群），11. 多系統萎縮症，12. 糖尿病性神経障害，糖尿病性腎症および糖尿病性網膜症，13. 脳血管疾患，14. 閉塞性動脈硬化症，15. 慢性閉塞性肺疾患，16. 両側の膝関節または股関節に著しい変形を伴う変形症関

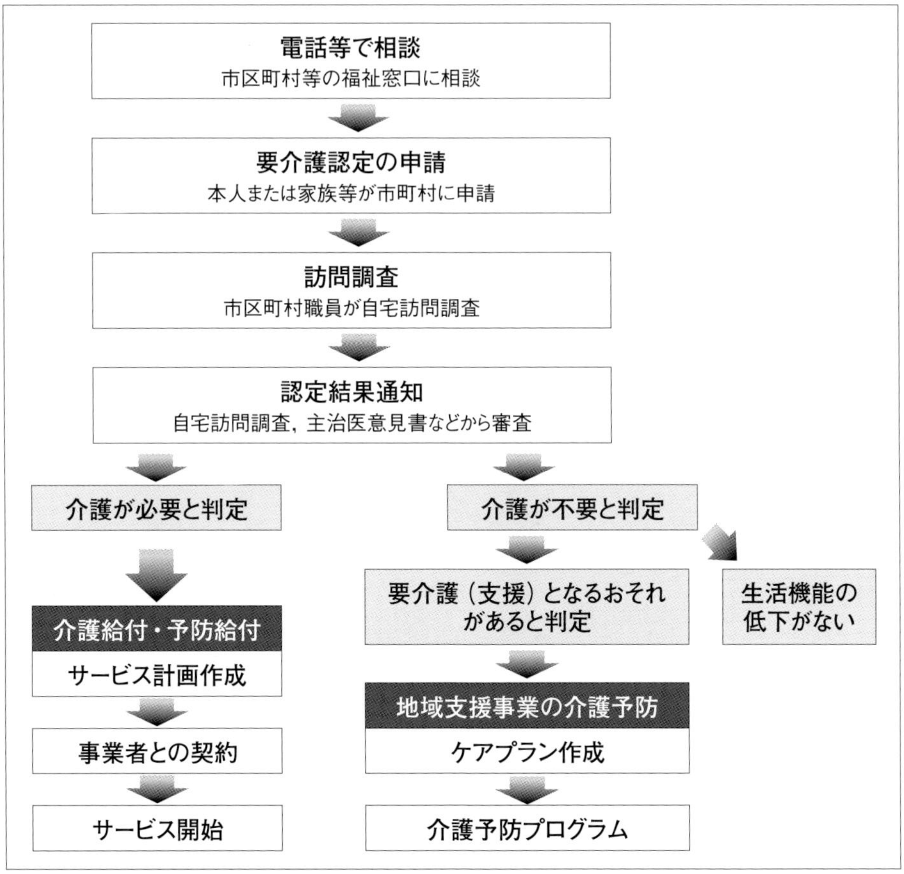

図1　介護保険サービス利用の流れ

（独立行政法人福祉医療機構WAMNET（http://www.wam.go.jp/）[7] を一部改変）

節症）のために，要介護（要支援）状態とされた場合をいう。

介護が必要になったら，主治医は意見書を記載し，患者は市町村の介護保険担当課に申請を行う（**図1**）。「要介護（要支援）認定」を受けると，「居宅サービス」には，デイサービスなどの「通所系サービス」，ヘルパー派遣などの「訪問系サービス」，特別養護老人保健施設への入所などの「施設系サービス」があり，これらのサービスを組み合わせてケアプランが作成される。

E　特定疾患認定患者の介護保険サービス利用

40歳以上の特定疾患認定患者の場合，65歳未満であっても，（**表3**）に掲げた8疾患の特定疾患認定患者で要介護（支援）認定を受けると第2号被保険者として介護保険のサービスを受けることができる。神経難病は進行性であることが多く，かつ進行のスピードが疾患ごとにさまざまであるために，

表3　介護保険制度と特定疾患の関係

		第2号被保険者	第1号被保険者
加入者		40～64歳で医療保険加入者	65歳以上
サービス利用可能者		脳卒中や認知症などの特定16疾病で要介護・要支援認定を受けた者	要介護・要支援認定を受けた者
保険料納付		医療保険料に上乗せして介護保険料を納付	老齢，退職年金から天引き 年金小額，遺族年金，障害年金者は個別納付
介護サービス利用時の費用負担	一般の場合	介護サービス費用の1割を自己負担。 施設サービスの場合は食費・居住費・日常生活費を自己負担。	
	特定疾患の場合	8疾患（筋萎縮性側索硬化症，パーキンソン病関連疾患，脊髄小脳変性症，多系統萎縮症，プリオン病，後縦靭帯骨化症，広範脊柱管狭窄症，悪性関節リウマチ）で要介護認定を受けた者については，介護サービス費用の1割負担分について，所得に応じて一部公費負担。重症認定者は全額公費負担。	要介護認定を受けた者についてはすべて，介護サービス費用の1割負担分について，所得に応じて一部公費負担。重症認定者は全額公費負担。
		（介護予防）訪問看護	介護保険適用後の1割の自己負担分を特定疾患治療研究事業で全額公費負担。
		（介護予防）訪問リハビリテーション （介護予防）居宅療養管理指導	介護保険適用。各訪問看護ステーション，医療機関，施設ごとに特定疾患医療受給者証に記載してある，外来自己負担限度額まで自己負担。
		指定介護療養型医療施設	介護保険適用。各医療施設ごとに特定疾患医療受給者証に記載してある入院自己負担限度額まで患者自己負担（食事療養費は含まない）。

（阿部康二，編：神経難病のすべて―症状・診断から最先端治療・福祉の実際まで．p382，新興医学出版社，2007[4)] を一部改変）

主治医は病態・予後予測を的確に捉えて，意見書を提出する必要がある。筋萎縮性側索硬化症のように進行が比較的速く，それに伴い要介護度の変化も短期間で生ずる恐れがある場合，要介護認定の有効期間を短縮して要介護状態などの再評価が必要となってくる。このような疾患では進行を先取りした要介護認定を要するため，主治医意見書は重要である。

第1号被保険者の特定疾患認定患者については，介護サービス費用の1割負担分を所得に応じて一部公費負担となり，重症認定患者においては全額公費負担である。また第2号被保険者については上述の8特定疾患患者に限り費用負担は同様である。ただし介護保険における家庭訪問サービスの中の訪問看護は特定疾患患者は例外的に自己負担がなく全額公費負担となる。訪問リハビリテーション，居宅療養管理指導，指定介護療養型医療施設に関しては，公費負担対象外なので注意を要する。

文　献

1) 厚生労働省（http://www.mhlw.go.jp/index.html）.
2) 財団法人難病医学研究財団（http://www.nanbyou.jp/）.
3) 難病情報センター（http://www.nanbyou.or.jp/）
4) 阿部康二，編：神経難病のすべて—症状・診断から最先端治療・福祉の実際まで．新興医学出版社, 2007.
5) 広島県社会資源ネットワーク，編：暮らしの医療・福祉サービスガイド—知っておきたい社会資源の活用のしかた—．広島県版，大学教育出版, 2008.
6) 村上須賀子，佐々木哲二郎，NPO法人医療ソーシャルワーク研究会，編：医療福祉総合ガイドブック2008年度版．医学書院, 2008.
7) 独立行政法人福祉医療機構WAM NET（http://www.wam.go.jp/）.

症候・検査・処置編

20．意識障害の診かたと脳死判定の実際

岡山大学大学院 医歯薬学総合研究科 脳神経内科学　阿部康二

Key words　意識障害，植物状態，脳死

要　点

①意識障害とは正常な睡眠と覚醒のリズムが失われた病的意識消失状態を指し，多くの原因疾患がある。
②意識障害をきたす病態は，両側大脳病変か瀰漫性大脳病変，脳幹網様体障害の3つであることを救急場面で念頭に置くことが有用。
③意識障害のスコアは，JCS，GCS，ECSの3つが頻用されているので熟知しておく。
④脳死は不可逆的な全脳死であり，やがて心停止に至り，決して回復することはない。
⑤脳死判定の手順は厚労省基準に則って複数の医師で行う。

重要ポイント

①意識：自分と周囲の置かれた状況を認識している状態を指し，意識の発現には脳幹網様体から視床，大脳皮質への神経活動投射が重要である。
②持続性意識障害：植物状態（vegetative state）と脳死（brain death）の2つに分類され，後者のみ臓器移植が可能である。

A 意識障害とは

有名なFred Plumの教科書「The diagnosis of stupor and coma」によれば[1]，「意識」とは自分と周囲の置かれた状況を認識している状態を指し，意識の発現には脳幹網様体から視床，大脳皮質への神経活動投射が重要であり，「昏睡」とはこの脳内の意識発現経路の障害であるとしている。

睡眠は生理的意識消失であり，non-REM睡眠には脳幹縫線核の神経伝達物質セロトニンが関与しており，覚醒とREM睡眠には脳幹青斑核のノルアドレナリンが関与しているとされている。睡眠異常としては，カタプレキシー（睡眠発作）と入眠時幻覚，逆説的α-blocking脳波を3徴とするナルコレプシーや，数日間の持続睡眠と過食を繰り返すKlein-Levine症候群などが有名である。

一方，意識障害とは病的意識消失を指し，

正常な睡眠と覚醒のリズムが失われた状態で，原因としては低酸素症や脳卒中，髄膜脳炎，脳腫瘍，薬物中毒，アルコール，電解質代謝異常，肝腎障害，ビタミン欠乏，ホルモン異常，低体温，低血糖，てんかん，不整脈，ヒステリーなどさまざまなものがある。上述のFred Plumによれば，意識障害をきたす病態は原因に関わらず，（器質性）両側大脳病変か（代謝性）瀰漫性大脳病変，脳幹網様体障害の3つであり救急場面において意識障害患者の病巣や病態を考える上で重要な指摘である。また急性に生じた昏睡状態は，脳死に至らなければどのような原因であれ3週間以上続くことはなく，やがて睡眠と覚醒のリズムが再び現れてくる。

B 意識障害の診かた

意識障害時の意識レベルは患者の重症度と深く関連しているため，意識障害レベルの評価はさまざまに行われてきている。Plumは覚醒状態から深昏睡状態までalert（意識清明），somnolence（眠気が多い），stupor（刺激がないとすぐ眠ってしまう），semicoma（強い刺激で眼を覚ます），deep coma（強い刺激でも無反応）の5段階に分類される。しかし最近は臨床現場での有用性から日本昏睡指標（3-3-9度方式，JCS，**表1**[2]）やグラスゴー昏睡指標（GCS，**表2**[3]）などが頻用されている。しかしJCSは桁数で簡単に重症度を把握しやすい反面，障害要素に分化していないという欠点があり，またGCSはスケールと予後が相関していて急性期に予後判定しやすい反面，スコアの組合せが120通りもありスコア計算が面倒であるというように，それぞれ一長一短がある。そこで近年の救急医学の発展と相俟って，最近ではJCSとGCSの長所を合わせた救急

表1　日本昏睡指標（3-3-9度方式，JCS）

I	刺激しないでも覚醒している状態	
	1	完全な意識清明ではない
	2	見当識障害あり
	3	自分の名前，生年月日が言えない
II	刺激すると覚醒する状態	
	10	普通の呼びかけで開眼
	20	大きな声または身体を揺さぶると開眼
	30	痛み刺激と呼びかけを繰り返すと開眼
III	刺激をしても覚醒しない状態	
	100	払いのける動作のみ
	200	手足を動かしたり，顔をしかめる
	300	全く反応せず

（太田富雄，ほか：意識障害の新しい分類法試案．脳神経外科，2：623-627, 1974）

表2　グラスゴー昏睡指標（GCS）

観察項目	反応状況	スコア
開眼（E）	自発的に可	4
	呼びかけに応じて	3
	痛み刺激に応じて	2
	なし	1
発語（V）	見当識良し	5
	混乱	4
	不適当な発言	3
	発音のみ	2
	なし	1
運動機能（M）	命令に応じて可	6
	痛み刺激部認識	5
	逃避反応として	4
	異常な屈曲運動	3
	伸展反射	2
	なし	1

（Teasdale G & Jennett B：Assessment of coma and impaired consciousness. Lancet, 2：81-84, 1974）

表3 救急意識障害（昏睡）スケール（Emergency Coma Scale：ECS）

Ⅰ	覚醒している 自発的な開眼，発語，動作あり	ECS-1 ECS-2	時，場所，人が分かる（見当識あり） 時，場所，人が分からない（見当識なし）
Ⅱ	覚醒する 刺激による開眼，発語，動作あり	ECS-10 ECS-20	呼びかけで反応 痛み刺激で反応
Ⅲ	覚醒しない 強刺激でも開眼，発語，動作はないが運動反射のみあり	ECS-100L ECS-100W ECS-200F ECS-200E ECS-300	刺激部位に手を持ってくる（localize） 脇を開け上肢を引っ込める（withdrawal）正常屈曲 脇を閉め上肢曲げる（flexion）異常屈曲 脇を閉め上肢伸ばす（extension）異常伸展 全く反応せず

（文献4），5）をもとに作成）

表4 意識障害患者での診察ポイント

診察項目	重要臨床所見	病態	疾患例
髄膜刺激症候	項部硬直，Kernig徴候	髄膜異常	髄膜炎，くも膜下出血
脳巣症状	麻痺，痙攣	脳実質障害	脳炎，脳梗塞，脳腫瘍，脳膿瘍
呼吸状態	Cheyne-Stokes，失調性	両側大脳深部病変，延髄背側	内頸動脈閉塞症，天幕ヘルニア，尿毒症
眼位，眼球運動	人形目現象，眼振	脳幹病変	脳幹出血，脳幹脳炎
瞳孔	散大，pin point瞳孔	動眼神経麻痺，交感神経麻痺	鈎ヘルニア，ICPC動脈瘤，橋出血
眼底所見	うっ血乳頭，出血	頭蓋内圧亢進	頭蓋内占拠性病変（両眼内転位，徐脈）
姿勢	除皮質硬直，除脳硬直	大脳半球広範障害，脳幹両側障害	脳出血，脳幹出血，脳ヘルニア

意識障害（昏睡）スケール（Emergency Coma Scale：ECS，**表3**）が用いられ始めている[4)]。

意識障害患者の診察は救急のABC（airway，breathing，circulation）に続いて，体温や血圧，脈拍などバイタルサインを取りつつ，血管確保ならびに血液ガス測定など処置を平行しつつ，神経内科的な診察所見を取っていくが，**表4**のような診察項目別の重要な臨床所見や病態，疾患例を参考にするとよい。意識障害患者の姿勢観察も重要で，大脳半球の広範障害があると上肢屈曲下肢伸展の除皮質硬直（**図1**左）を示し，脳幹が両側性に障害されている場合には，強刺激によって四肢が伸展する除脳硬直（**図1**右）を示すことが多い。また脳ヘルニアは生命危険を知らせる重要徴候であり，帯状回ヘルニアや鈎回ヘルニア，中心性経テントヘルニア，小脳扁桃ヘルニア（大孔ヘルニア），逆行性経テントヘルニアなどの意義を念頭に置きながら診療に当たる（**表5，図2**）。

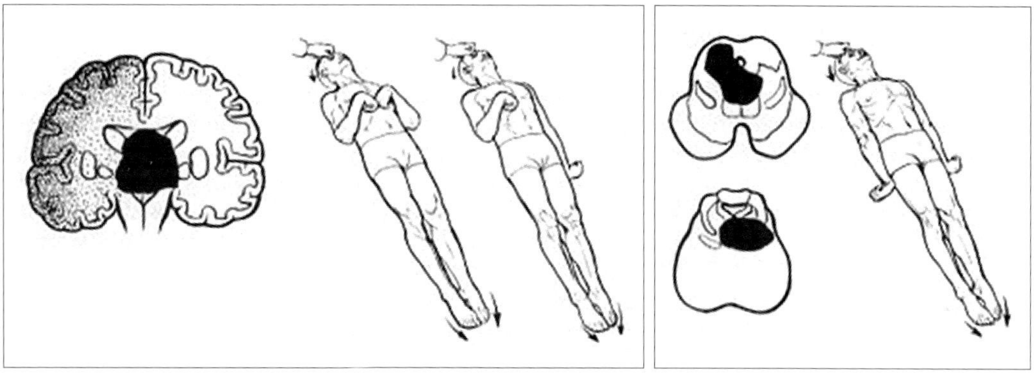

図1　深昏睡患者の姿勢
左：広範な大脳半球病変により間脳に障害が及ぶことで除皮質硬直姿勢となる。
右：中脳や上橋部など両側脳幹障害で除脳硬直姿勢となる。

表5　主な脳ヘルニアの特徴（番号は図2と附合）

主な脳ヘルニア種類		特徴	原因	転帰
①	帯状回ヘルニア	大脳鎌下の側方偏移	一側大脳前半病変	前大脳動脈圧迫で悪循環，治療で改善あり
②	鈎回ヘルニア	病側散瞳，対側上下肢麻痺	脳梗塞，脳出血，脳腫瘍，脳膿瘍	放置で1～2日以内に死亡，治療で改善あり
③	中心性経テントヘルニア	Cheyne-Stokes呼吸，両側縮瞳，除皮質硬直	一側大脳大病変または両側大脳病変	中脳出血で死亡近い
④	小脳扁桃ヘルニア（大孔ヘルニア）	閉塞性水頭症きたす	小脳出血，小脳腫瘍	延髄圧迫，呼吸停止
⑤	逆行性経テントヘルニア	テント下病変への外科処置で発生	テント下病変への脳室穿刺や脳室腹腔シャント術	後頭蓋窩出血を惹起，転帰不良

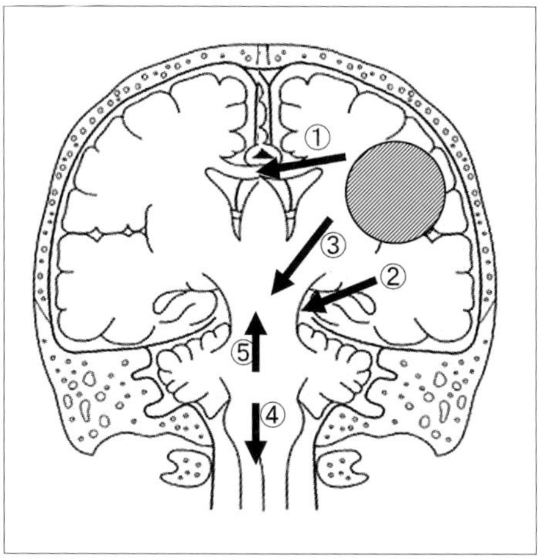

図2　脳病巣と脳ヘルニア
主要な脳ヘルニア：①帯状回ヘルニア，②鈎回ヘルニア，③中心性経テントヘルニア，④小脳扁桃ヘルニア（大孔ヘルニア），⑤逆行性経テントヘルニア

C 植物状態と脳死の区別

持続性意識障害は植物状態（vegetative state）と脳死（brain death）とに分類されるが，両者は医療上その後の経過が大きく異なるので**表6**を参考にしながら明確にしておかなければならない。すなわち植物状態では脳障害部位は脳組織の一部に止まり脳幹機能は保持されているため，自発呼吸は保持され心機能にも異常はない。ただ摂食はできないので胃瘻や経鼻チューブによる持続的栄養補給は必要であり，これを行うことで2～10年生存することができる。一方，

脳死では脳障害部位は脳幹を含む全脳死であり，したがって呼吸は停止し，心機能も1～5時間以内に停止するため延命には人工呼吸器が必要である。しかしこの場合でも長くても7日以内には心停止するので，この期間であれば脳死での臓器移植が可能である。

D　脳死判定基準と脳死判定の実際

表7に示すように脳死判定基準は各国で多少異なるが，基本的にはほぼ同じともいえる。

1985年に公表された日本の厚生省（現在の厚生労働省）の脳死判定基準は以下のようである。

①深昏睡：意識レベルは，Japan Coma Scale 300，Glasgow Coma Scale 3でなければならない。自発運動，除脳硬直，除皮質硬直，痙攣などがあれば，脳機能の存在を示唆する。

②自発呼吸の消失：これを確認するために無呼吸テストが義務づけられる。人工呼吸器の酸素濃度を10分間100％にしたのち，5分間5％炭酸ガスと95％酸素による人工呼吸を行い，この後で10分間人工呼吸器を停止する。この間，自発呼吸がみられないことを確認する（この間の動脈血の炭酸ガス分圧が40mmHgであることを確認しておく）。

③瞳孔固定：瞳孔が左右とも径4mm以上で固定され，対光反射が消失している。

④脳幹反射の消失：7つの脳幹反射（対光反射，角膜反射，毛様脊髄反射，眼球頭反射，前庭反射，咽頭反射，咳反射）がすべて消失していなければならない。

⑤平坦脳波：上記①～④がそろった場合，30分間にわたり脳波を記録し平坦であることを確認する。

表6　植物状態と脳死の区別

持続性意識障害	脳障害部位	呼吸	心機能	必要延命処置	臓器移植	余命
植物状態	一部脳（脳幹機能保持）	自発呼吸	障害なし	栄養補給	不可	2～10年
脳死	全脳（大中小・脳幹）	停止	1～5時間以内に停止	人工呼吸，栄養補給	可	長くて約7日

表7　世界各国の脳死判定基準（制定順）

各国の脳死判定基準	公表年	深昏睡	自発呼吸停止	脳幹反射消失	瞳孔散大	平坦脳波	脳血流停止	血圧下降	判定に要する時間
ハーバード大学	1968	◎	◎	◎	◎	○	×		24時間以上
ミネソタ大学	1971	◎	◎	◎		×			12時間
日本脳波学会	1974	◎	◎	◎	◎	◎	○	◎	6時間
イギリス	1976	◎	◎	◎	瞳孔固定	×	○		症例による，24時間
アメリカ大統領委員会	1981	◎	◎	◎		○	○	×	原則6時間
日本厚生省（竹内基準）	1985	◎	◎	◎	瞳孔固定	◎		×	6時間
スウェーデン	1987	◎	◎	◎		○	◎		病因明確なら2時間
イタリア	1988	◎	◎	◎	◎	◎	×		12時間

◎：必須，○：あればよい，×：不要

表8　脳死判定用紙（例）

患者氏名　　　　　　　　（男・女）　年齢　　歳　明大昭平　　年　　月　　日生

疾患名：　　　　　　　　合併症：

判定に影響する薬物：有　無　(　　　　　　　　　　　　)

判定前の確認：(1) 低体温（有　無）(2) 急性薬物中毒（有　無）(3) 内分泌，代謝異常（有　無）

		第1回判定 平成　年　月　日 時　分	第2回判定 平成　年　月　日 時　分
1) 生命兆候	体温	℃	℃
	血圧	／　mmHg	／　mmHg
	昇圧剤		
	心拍数	／分	／分
2) 深昏睡	JCS (Ⅲ-3方式)	< 300　300	< 300　300
	GCS	> 3　3	> 3　3
	自発運動	有　無	有　無
	除脳硬直 or 除皮質硬直	有　無	有　無
	痙攣	有　無	有　無
3) 瞳孔径		右　mm　左　mm	右　mm　左　mm
4) 脳幹反射		右　左	右　左
	対光反射	有 無　有 無	有 無　有 無
	角膜反射	有 無　有 無	有 無　有 無
	毛様脊髄反射	有 無　有 無	有 無　有 無
	眼球頭反射	有 無　有 無	有 無　有 無
	前庭反射	有 無　有 無	有 無　有 無
	咽頭反射	有 無　有 無	有 無　有 無
	咳反射	有 無　有 無	有 無　有 無
(参考) 腱反射		有 無　有 無	有 無　有 無
	有の場合（所見）		
(参考) 病的反射		有 無　有 無	有 無　有 無
	有の場合（所見）		
5) 平坦脳波（部分的に50 μV/20mmとして）		有　無	有　無
6) 自発呼吸		有　無	有　無
7) 無呼吸テスト 100%酸素で10分間人工呼吸した後で，$PaCO_2$を40mmHgにし，10分間人工呼吸器を外し，6 l/minの酸素定常流とする。		$PaCO_2$ 前　mmHg 後　mmHg PaO_2 前　mmHg 後　mmHg	$PaCO_2$ 前　mmHg 後　mmHg PaO_2 前　mmHg 後　mmHg
8) 判定者		医師 医師	医師 医師

平成　年　月　日　時　分　の状態が6時間以上（　　時間）持続したため，
ここに 患者　　　　　　殿を脳死と判定します。

平成　年　月　日　時　分
医師　　　　　　印（所属：　　　　　　）
医師　　　　　　印（所属：　　　　　　）

⑥時間的経過：上記①～⑤が確認された後，6時間経過をみて変化がないことを確認し，この時刻をもって脳死判定時刻とする。ただ6歳未満の小児の脳死判定については2回目の判定時間を24時間目とする。

なお除外例として，睡眠薬や鎮静薬などの急性薬物中毒，直腸温で32℃以下の低体温，代謝内分泌障害による意識障害が挙げられている。**表8**に脳死判定用紙を例示しているので，実際の脳死判定の際に参考にするとよい。なお2009年7月に，年齢を問わず脳死を人の死とし，本人の拒否がない限り家族の同意があれば臓器移植が可能とする法案が国会で成立し，子供から子供への臓器移植も可能となった。

文　献

1) Plum F & Posner J：The diagnosis of stupor and coma, Edition3, F.A.Davis Company, NY, 1982.
2) 太田富雄，ほか：意識障害の新しい分類法試案. 脳神経外科, 2：623-627, 1974.
3) Teasdale G & Jennett B：Assessment of coma and impaired consciousness. Lancet, 2：81-84, 1974.
4) Takahashi C, Okudera H, Sakamoto T, et al.：The Emergency Coma Scale for patients in the ED；concept, validity and simplicity. Am J Emerg Med, 27：240-243, 2009.
5) 太田富雄：意識障害深度・判定の変遷と今後の展望. ―Japan Coma ScaleからEmergency Coma Scaleへ―. J Jpn Cong Neurol Emerg, 16：1-4, 2003.

疾　患　編

疾 患 編

1. 脳卒中① 脳梗塞

東京女子医科大学 神経内科　木村友美・内山真一郎

Key words　cerebral infarction, atherosclerosis, cardioembolism, lacune, TIA, rt-PA

要　点

①発症後3時間以内の脳梗塞であれば，臨床病型を問わずrt-PA静注療法の適応の有無を検討する。
②解離性障害などの精神障害，てんかん発作後のTodd's麻痺，低血糖，末梢性めまいなどは，脳卒中との鑑別を要する。
③TIAであっても，crescendo TIA，症状持続1時間以上，50％以上の頸動脈狭窄，心房細動などの心内塞栓源がある場合や過凝固状態では，脳梗塞に移行する危険性が高いので入院を要する。
④発症3時間以上の脳梗塞では，発症後の時間と臨床病型（アテローム血栓性梗塞，ラクナ梗塞，心原性脳塞栓症）を考慮して治療法を選択する。

重要ポイント

①発症3時間以内の急性期脳梗塞に対するrt-PA静注療法が2005年10月に適応承認された。rt-PA静注療法は経験を積んだ専門医師が適切な設備を有する施設で，適応基準を遵守して行う。rt-PA施行例では投与後24時間以内の抗血栓療法は禁止されている。発症3時間を過ぎた症例，血圧180/110mmHg以上の症例などプロトコール違反例やNIHSS 23以上では出血合併症が起きやすい。胸部大動脈解離の悪化，胸部大動脈瘤破裂により死亡に至った症例が報告されている。
②TIAは24時間以内に局所脳虚血症状が消失するが，放置しておくと脳梗塞を生じる危険性が高いので，脳梗塞の前兆であるという認識が必要である。

脳梗塞は「脳血管の閉塞により脳組織が虚血に陥り，脳局所神経症状が急激に出現する疾患」である。

脳梗塞はアテローム血栓性脳梗塞，心原性脳塞栓症，ラクナ梗塞，その他の脳梗塞に分類される[1)]。**表1**に3大病型の鑑別点を示す[2)]。

脳卒中データバンク2009[3)]によれば，アテローム血栓性脳梗塞は33.9％，ラクナ梗塞は31.9％，心原性脳塞栓症は27.0％，その他の脳梗塞が7.2％であり，アテローム血栓性脳梗塞と心原性脳塞栓症の増加がみら

表1　脳梗塞臨床病型の鑑別（TOAST 1993）

	ラクナ梗塞	アテローム血栓性梗塞	心原性塞栓症
臨床所見			
皮質症候	−	＋	＋
ラクナ症候群	＋	−	−
脳画像所見			
皮質梗塞または皮質下梗塞＞1.5cm	−	＋	＋
深部穿通枝領域梗塞＜1.5cm	＋	−	−
検査所見			
主幹動脈狭窄（＞50%）	−	＋	−
塞栓源となる心疾患	−	−	＋

（Adams HP Jr, Bendixen BH, Kappelle LJ, et al.：Classification of subtype of acute ischemic stroke Definition for use in a multicenter clinical trials. TOAST. Trial of Org 10172 in Acute Stroke Treatment. Stroke, 24：35-41, 1993[2] より引用）

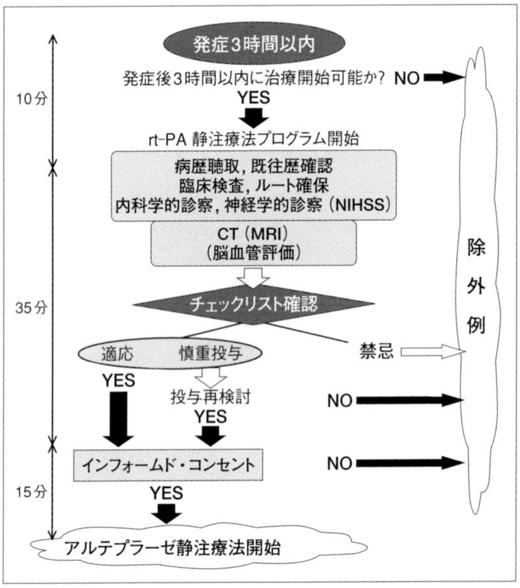

図1　アルテプラーゼ静注療法アルゴリズム

（日本脳卒中学会医療向上・社会保険委員会 rt-PA（アルテプラーゼ）静注療法指針部会：rt-PA（アルテプラーゼ）静注療法適正治療指針．脳卒中，27：327-354, 2005[4] より）

れ，欧米諸国のパターンに近づきつつある。

発症後3時間以内であれば，臨床病型を問わずrt-PA（アルテプラーゼ）静注療法の適応の有無を検討する必要がある（**図1**[4]）。

A 脳梗塞の診断

1．問診のポイント

脳梗塞診療の第一歩は問診である。問診のポイントを以下に示す。

①発症状況：安静時（睡眠中）か，覚醒時か，日中活動時か，など。

②経過：緩徐，突発完成，段階的増悪。

③前駆症状：頭痛，頸部痛，TIAなど。

④既往歴：高血圧，糖尿病，高脂血症，喫煙，大量飲酒，肥満およびメタボリックシンドローム，慢性腎臓病（CKD）など動脈硬化の危険因子の有無，心疾患，血液疾患，膠原病の既往歴，経口避妊薬や薬物の濫用，飲酒，習慣性流産，動静脈血栓塞栓症の既往，頭・頸部外傷の既往。

⑤家族歴：血栓症の家族歴，遺伝性疾患の有無，家族発生の疾患の有無。

2．脳梗塞の症状

脳梗塞の血管領域とその症状を示す[5]。

①前大脳動脈領域梗塞：病巣と反対側の

下肢麻痺，判断の障害，失禁，吸引反射，把握反射うつ状態活動性の低下，無為。

②中大脳動脈領域梗塞：病巣と反対側の片麻痺，半身感覚障害，同名半盲（または1/4盲），優位半球の病巣では失語，Gerstmann症候群，非優位半球の病巣では着衣失行，半側空間失認。

③後大脳動脈領域梗塞：同名半盲，両側障害では皮質盲。

④脳底動脈領域梗塞：片麻痺～四肢麻痺，意識障害，瞳孔不同，縮瞳（針先瞳孔），Horner徴候，眼球浮き運動，眼振，慢性期に閉じ込め症候群，無動性無言。

3．脳卒中と誤診される疾患・病態，注意を要する症状・症候

解離性障害などの精神障害，てんかん発作後のTodd's麻痺，低血糖，末梢性めまいなどは脳卒中類似症状を呈するため，鑑別する必要がある。また，TIAは脳卒中に比べ，誤診率が高い[6]。

1）頭痛

日常診療では頭痛を主訴に脳梗塞を心配して受診する患者が多いが，脳梗塞発症時に頭痛を伴うことは多くない。脳梗塞全体で約20％であり，脳塞栓症では脳血栓症より多くみられる。脳虚血の範囲が広範に及ぶ症例では，脳浮腫が原因で発症時から数日後に始まる頭痛を経験することがあるが，一般的には一過性である。動脈解離や抗リン脂質抗体症候群による脳梗塞の場合は頭痛を伴うことが多い。

2）めまい

中枢性めまいは小脳や脳幹の梗塞，出血，椎骨脳底動脈系の虚血に共通してみられる症状の一つである。脳梗塞の場合には，回転性めまいは他の脳幹症状や小脳失調を伴っていることが多い。

3）一過性脳虚血発作 （transient ische-mic attack：TIA）

TIAは「24時間以内に消失する局在性脳虚血症状」と定義されるが，発作の多くは1時間以内であり，典型的な持続時間は2～15分である。30秒以内の発作は否定的である[7,8]。TIAは短時間で完全回復するが，放置しておくと脳梗塞を生じる危険性が高いので，脳梗塞の前兆となる病態であるという認識が重要である。TIAが反復し，持続時間が徐々に長くなるcrescendo TIA，症状が1時間以上持続する場合，50％以上の頸動脈狭窄がある場合，心房細動のような心内塞栓源のある場合，過凝固状態の場合は脳梗塞に移行する危険性が高いので，救急医療の対象となり[9]，入院を要する。

椎骨脳底動脈系の他の症状を伴わない意識障害，遷延する症状の進行はTIAらしくない。ピリピリする痛み，手足の反復する律動的なふるえ，閃輝暗点などの陽性症状は通常は虚血の症状ではない。

一過性黒内障（一過性の単眼の視力喪失）は，内頸動脈系のTIAに含まれるが，回転性めまい，浮動性めまい（dizziness），ふらつき，失神，嚥下障害，構音障害，複視，尿便失禁，意識障害を伴う視力消失，片頭痛に伴う局所症状，健忘，精神錯乱などが単独で起こった場合には，TIAとは考えられない[1]。

4．神経学的診察

神経学的診察はNIH Stroke Scale（NIHSS）（**表2**）[10]に従って行う。

表2　NIH Stroke Scale（1989）

1a）意識水準
□0：完全覚醒
□1：簡単な刺激で覚醒
□2：繰り返し刺激，強い刺激で覚醒
□3：完全に無反応

1b）意識障害
ー質問（今月の月名および年齢）
□0：両方正解
□1：片方正解
□2：両方不正解

1c）意識障害
ー従命（開閉眼，「手を握る・開く」）
□0：両方可
□1：片方可
□2：両方不可

2）最良の注視
□0：正常
□1：部分的注視麻痺
□2：完全注視麻痺

3）視野
□0：視野欠損なし
□1：部分的半盲
□2：完全半盲
□3：両側性半盲

4）顔面麻痺
□0：正常
□1：軽度の麻痺
□2：部分的麻痺
□3：完全麻痺

5）上肢の運動（仰臥位のときは45度）
左
□0：90度を10秒間保持可能
□1：90度を保持できるが10秒以内に下垂
□2：90度の挙上または保持ができない
□3：重力に抗して動かない
□4：全く動きがみられない
□N：切断
右
□0：90度を10秒間保持可能
□1：90度を保持できるが10秒以内に下垂
□2：90度の挙上または保持ができない
□3：重力に抗して動かない
□4：全く動きがみられない
□N：切断

6）下肢の運動
左
□0：30度を5秒間保持できる（下垂なし）
□1：30度を保持できるが，5秒以内に下垂
□2：重力に抗して動きがみられる
□3：重力に抗して動かない
□4：全く動きがみられない
□N：切断，関節癒合
右
□0：30度を5秒間保持できる（下垂なし）
□1：30度を保持できるが，5秒以内に下垂
□2：重力に抗して動きがみられる
□3：重力に抗して動かない
□4：全く動きがみられない
□N：切断，関節癒合

7）運動失調
□0：なし
□1：1肢
□2：2肢
□N：切断，関節癒合

8）感覚
□0：障害なし
□1：軽度から中等度
□2：重度から完全

9）最良の言語
□0：失語なし
□1：軽度から中等度
□2：重度の失語
□3：無言，全失語

10）構語障害
□0：正常
□1：軽度から中等度
□2：重度
□N：挿管または身体的障壁

11）消去現象と注意障害
□0：異常なし
□1：視覚，触覚，聴覚，視空間，または自己身体に対する不注意，あるいは1つの感覚様式で2点同時刺激に対する消去現象
□2：重度の半側不注意あるいは2つ以上の感覚様式に対する半側不注意

（Brott T, Adam HP Jr, Olinger CP, et al.：Measurements of acute cerebral infarction；A clinical examination scale. Stroke, 20：864-870, 1989より）

NIHSSは，意識レベル，視野，眼球運動，顔面神経麻痺，四肢筋力，失調，知覚，言語からなる15項目の評価を行い，あらゆる虚血性脳血管障害の重症度の評価に使用できる。rt-PA（アルテプラーゼ）静注療法適正治療指針のチェックリストにも用いられる。

5．超急性期の検査

問診と診察により脳卒中の疑いがあれば，直ちに頭部CTを行うべきである。緊急CTの意義は，脳卒中以外の頭蓋内疾患（慢性硬膜下血腫，脳腫瘍，脳膿瘍，頭部外傷）の除外と脳卒中の病型（脳梗塞，脳出血，くも膜下出血）の鑑別にあり，緊急時は単純CTで十分である。

発症24時間以内の脳梗塞ではCTで異常を呈さないことが多いが，高解像能CTでは，発症数時間以内の脳梗塞（特に脳塞栓症）で，レンズ核の不明瞭化，淡い低吸収域，脳溝の消失[11]，島皮質の不明瞭化[12]，大脳皮髄境界の不鮮明化，hyperdense MCA sign（閉塞した中大脳動脈が高吸収域となる）等のearly CT sign[13]といわれる異常所見を検出できることがあり，超急性期の血栓溶解療法の適応を決定する上で重要である。明らかな突発性神経学的局所徴候があり，CTで異常が認められない場合は，脳梗塞と考えて診療をすすめる。拡散強調画像MRI（diffusion MRI）により虚血病巣を示す高信号域を得られれば，脳梗塞診断が可能である[14]。diffusion MRIが施行できない場合，24時間以降にCTを再検するか，MRI T2強調画像で梗塞巣を確認する。

脳卒中が疑われる時，頭部CT以外に血算，プロトロンビン時間（INR），部分トロンボプラスチン時間（APTT），生化学（肝腎機能，電解質，CRP），血糖，動脈血ガス分析，心電図，胸部X線を行うべきである[15]。これらの検査は合併症の診断に有用であり，脳卒中治療開始前のベースラインデータとして重要である。

6．病型診断

1）ラクナ梗塞

ラクナ梗塞は，神経症候を説明し得る深部（皮質下）に長径15mm未満の小梗塞を認めることと定義されている。古典的ラクナ症候群としては，pure motor hemiparesis, pure sensory stroke, ataxic hemiparesis, dysarthria-clumsy hand syndrome, sensori-motor-strokeなどがある。

2）アテローム血栓性脳梗塞

アテローム血栓性脳梗塞の診断には，脳梗塞の原因となるような主幹動脈の狭窄または閉塞の存在を証明することが必要である。血管病変の検索には，超音波検査，MRA，CTA，血管造影が有用である。

3）心原性脳塞栓症

心原性脳塞栓症は心疾患が原因となり，心腔内に形成される血栓や，心腔内を通過する血栓が塞栓子となって脳内に流入し，脳動脈を閉塞することにより生じる脳梗塞である。ホルター心電図や経胸壁心エコー，経食道心エコーにより，心房細動，弁膜症，急性心筋梗塞，左室血栓等塞栓源の検索を行う。心原性脳塞栓症は大きなフィブリン血栓による脳主幹動脈の閉塞により生じるので，皮質を含む大きな梗塞を生じやすい。また，心原性脳塞栓症では出血性梗塞を生じやすいことも特徴である。

B ガイドラインに基づく脳梗塞治療

1．超急性期治療：血栓溶解療法の適応がある場合

1）適応基準

遺伝子組み換え型組織プラスミノーゲンアクチベーター（rt-PA）であるアルテプラーゼの静注は発症後3時間以内の虚血性脳卒中が適応となる。適応基準として臨床病型は問わないが，心原性脳塞栓症はフィブリン血栓が原因であることから，血栓溶解療法のもっとも良い適応である。アルテプラーゼ静注療法のチェックリスト（**表3**）[4]に挙げた禁忌項目が該当する症例は適応から除外され，慎重投与項目が該当する症例は適応の可否を慎重に検討する。治療を実施する場合，「リスクとベネフィット」を患者・家族に正確に説明して同意を得なければならない[16]。

アルテプラーゼの禁忌とされるCT上の広汎な早期虚血性変化（レンズ核の不明瞭化，脳溝の消失，島皮質の不明瞭化，大脳皮髄境界の不鮮明化）とは，一般的には中大脳動脈（MCA）領域の1/3以上の領域を示す（3分の1ルール）。MCA領域を半定量的に評価する方法として，信頼性が高く，評価のばらつきが小さいことからASPECT（Alberta Stroke Program Early CT Score）[17]（**図2**）がよく用いられている[18]。ASPECTは，レンズ核と視床を通る軸位断とそれより約2cm上の断面の2スライスで，MCA領域を10の領域に分け，早期虚血の有無を判断しスコア化する評価法である。正常（早期虚血徴候なし）なら10点で，7点以上であれば虚血範囲はMCA領域の1/3以下に相当すると判断される。

脳梗塞急性期患者へのrt-PA使用により，胸部大動脈解離の悪化あるいは胸部大動脈瘤破裂を起こし死亡に至った症例が報告されているため，胸痛または背部痛がある，胸部X線にて縦隔の拡大所見があるなど，胸部大動脈解離あるいは胸部大動脈瘤を合併している可能性がある症例では，適応から除外する必要がある。これらの症例を見分けるには，よく病歴を聴取し，胸部X線所見，四肢の脈拍の触知，血圧の左右差，心雑音の有無もチェックする必要がある[19]。

問診および診察（NIHSSを含む），血液検査，心電図，胸部X線，頭部CTを速やかに施行し，適応を判定，インフォームド・コンセントを取得して，発症3時間以内に治療を開始するには，遅くても2時間以内に来院する必要がある（**図1**）。

2）実際の投与手順

アルテプラーゼ（アクチバシンまたはグルドパ）0.6mg/kgの10％を1～2分かけてボーラス（急速静注）投与し，残りを1時間で持続投与する。投与量は体重換算表を用いると便利である。

閉塞血管の再開通による頭蓋内出血により症状が増悪することがあるので，投与開始後1時間までは15分おきに，1時間後～7時間までは30分おきに，7時間後～24時間までは1時間おきに神経学的評価（NIHSSを含む）をする必要がある。

また，血圧は投与開始後2時間までは15分おきに，2時間後～8時間までは30分おきに，8時間後～24時間までは1時間おきにモ

表3　アルテプラーゼ静注療法のチェックリスト

確認事項		
発症時刻（最終未発症確認時刻）	□	
治療開始（予定）時刻（≦3時間）	□	
症状の急速な改善**がない**	□	
軽症（失調，感覚障害，構音障害，軽度の麻痺のみを呈する）**ではない**	□	
禁忌	**あり**	**なし**
【既往歴】		
頭蓋内出血既往	□	□
3ヵ月以内の脳梗塞（TIAは含まない）	□	□
3ヵ月以内の重篤な頭部脊髄の外傷あるいは手術	□	□
21日以内の消化管あるいは尿路出血	□	□
14日以内の大手術あるいは頭部以外の重篤な外傷	□	□
治療薬の過敏症	□	□
【臨床所見】		
痙攣	□	□
くも膜下出血（疑）	□	□
出血の合併（頭蓋内出血，消化管出血，尿路出血，後腹膜出血，喀血）	□	□
頭蓋内腫瘍・脳動脈瘤・脳動静脈奇形・もやもや病	□	□
収縮期血圧（適切な降圧療法後も185mmHg以上）	□	□
拡張期血圧（適切な降圧療法後も110mmHg以上）	□	□
【血液所見】		
血糖異常（＜50mg/dL，または＞400mg/dL）	□	□
血小板100,000/mm^{3}以下	□	□
ワーファリン内服中，PT-INR＞1.7	□	□
ヘパリン投与中，APTTの延長（前値の1.5倍以上または正常範囲を超える）	□	□
重篤な肝障害	□	□
急性膵炎	□	□
【画像所見】		
CTで広汎な早期虚血性変化	□	□
CT/MRI上の圧排所見（正中構造偏位）	□	□
慎重投与（適応の可否を慎重に検討する）	**あり**	**なし**
【既往歴】		
10日以内の生検・外傷	□	□
10日以内の分娩，流早産	□	□
3ヵ月以上経過した脳梗塞	□	□
蛋白製剤アレルギー	□	□
【臨床所見】		
年齢75歳以上	□	□
NIHSSスコア23以上	□	□
JCS 100以上	□	□
消化管潰瘍・憩室炎，大腸炎	□	□
活動性結核	□	□
糖尿病性出血性網膜症・出血性眼症	□	□
血栓溶解薬，抗血栓薬投与中	□	□
月経期間中	□	□
重篤な腎障害	□	□
コントロール不良の糖尿病	□	□
感染性心内膜炎	□	□

＜注意事項＞
1. 確認事項は完全に満足する必要がある。
2. 一項目でも「禁忌」に該当すれば実施しない。
3. 一項目でも「慎重投与」に該当すれば，適応の可否を慎重に検討し，治療を実施する場合でも「リスクとベネフィット」を患者本人・家族に正確に説明し同意を得る必要がある。

（日本脳卒中学会医療向上・社会保険委員会 rt-PA（アルテプラーゼ）静注療法指針部会：rt-PA（アルテプラーゼ）静注療法適正治療指針．脳卒中，27：327-354, 2005，脳卒中，27：655-657，2005より）

ニタリングする必要がある。一般に，脳梗塞急性期には収縮期血圧が220mmHgを超えない限り降圧療法は行わないが，アルテプラーゼ静注療法の場合だけは，収縮期血圧が180mmHg，拡張期血圧が105mmHg以下の血圧を維持するように降圧療法を開始する。

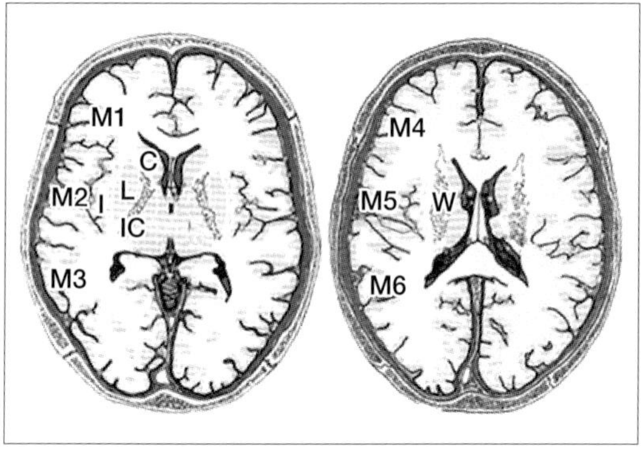

図2　ASPECTの評価部位

（ASIST-JAPANホームページ（http://astst.umin.jp/）[17]より転載）

治療後24時間以内の抗血栓療法は禁止されており，24時間以降のヘパリンの投与もAPTTが前値の2倍を超えないようにする。頭蓋内出血を発症した場合には，血圧の管理（正常域まで下降させる），呼吸管理，脳浮腫・頭蓋内圧管理（抗浮腫薬の投与）を開始，検討する必要がある。

2．超急性期〜急性期治療：血栓溶解療法の適応がない場合

脳梗塞の病型に基づいて，抗凝固療法，抗血小板療法を行う。発症後の時間からみた治療法の選択を**表4**に示す。

1）ラクナ梗塞の治療

ラクナ梗塞の急性期抗血栓療法は，抗血小板療法が主体となり，選択的トロンボキサンA2合成酵素阻害薬であるオザグレル，または，アスピリンが良い適応と考えられ

表4　発症後の時間からみた治療法の選択

<table>
<tr><th>至適治療開始時期</th><th>ラクナ梗塞</th><th>アテローム血栓性梗塞</th><th>心原性塞栓症</th></tr>
<tr><td>超急性期（3時間以内）</td><td colspan="3">【血栓溶解療法】
■血栓溶解薬：rt-PA（アルテプラーゼ）*静注法
●発症3時間以内
●rt-PA 0.6mg/kg，10%を最初に静注，残りを60分点滴</td></tr>
<tr><td>超急性期（3時間以内）〜その後の急性期</td><td colspan="3">【脳保護療法】
■脳保護薬：エダラボン［フリーラジカルスカベンジャー］
●フリーラジカル消去，脂質過酸化抑制により脳細胞を酸化障害から保護
●発症後24時間以内
●30mg/回1日2回14日以内</td></tr>
<tr><td></td><td colspan="3">【抗浮腫療法】
■抗浮腫薬：グリセロール
●血液の浸透圧を上げて脳細胞への水分移行（浮腫）を抑制</td></tr>
<tr><td rowspan="3">その後の急性期</td><td colspan="3">【抗血栓療法】</td></tr>
<tr><td>■抗血小板薬：オザグレルナトリウム
●TXA2**合成酵素阻害
●80mg/回1日2回約2週間</td><td>■抗トロンビン薬：アルガトロバン
●選択的トロンビン阻害
●発症後48時間以内
●最初の2日間60mg/day持続点滴
以後5日間10mg/回1日2回点滴
■抗血小板薬：オザグレルナトリウム</td><td>■抗凝固薬：ヘパリン
●トロンビン阻害，凝固因子Xa阻害等
●通常10,000単位/day前後を持続点滴</td></tr>
<tr><td colspan="3">その他，アスピリン160〜300mg内服を用いることがある</td></tr>
</table>

*：rt-PA（recombinant tissue plasminogen activator）

**：TXA2（thromboxane A2）

る。本邦では，発症後5日以内のアテローム血栓性脳梗塞およびラクナ梗塞に対して，オザグレルナトリウムが最大で14日間投与可能である。出血性合併症の頻度も少なく，嚥下障害のある症例にも投与できるなどの利点があるが，海外では用いられていない[20)]。一方，アスピリンは各国の脳梗塞急性期治療ガイドラインで唯一推奨されている経口抗血小板薬である[21)]。

脳卒中治療ガイドライン2004[22)]では，発症後5日以内の脳血栓症（心原性脳塞栓症を除く）患者の治療法としてオザグレルの投与をグレードBで，発症早期（48時間以内）の脳梗塞患者の治療法としてアスピリン160～300mgの投与をグレードAで推奨している。

2）アテローム血栓性脳梗塞の治療

アテローム血栓性脳梗塞の急性期治療としては，血栓溶解療法の適応とならない場合には，抗凝固療法としてアルガトロバン，または抗血小板療法としてオザグレル，アスピリンが用いられる。アルガトロバンは，選択的トロンビン阻害薬であり，発症48時間以内のアテローム血栓性脳梗塞に適応があり，脳卒中治療ガイドラインでも推奨されている[22)]。

脳保護薬のフリーラジカルスカベンジャーであるエダラボンは発症後24時間以内のすべての病型の脳梗塞に適応がある。アテローム血栓性梗塞や心原性脳塞栓症のような頭蓋内圧亢進を伴う大きな脳梗塞には，抗浮腫薬（浸透圧利尿薬）であるグリセロールが推奨される[22)]。

3）心原性脳塞栓症の治療

血栓溶解療法の適応がない場合には，抗浮腫療法としてグリセロールの投与，脳保護薬としてエダラボンの投与が適宜行われる。また，梗塞巣が大きい重症例には，感染症などの合併症対策も必要である。

早期再発予防薬として未分画ヘパリンの投与（1万単位/日）が行われることが多いが，その有効性には明確なエビデンスがない。また，ヘパリン起因性血小板減少症の発症にも注意する必要がある[23)]。高齢者，梗塞領域が広範な場合などは出血のリスクが高く，出血性脳梗塞を助長する可能性があり，ヘパリンの投与は控えたほうが良い。

3．脳梗塞慢性期治療

1）抗血小板療法

非心原性脳梗塞（アテローム血栓性脳梗塞，ラクナ梗塞，原因不明の脳梗塞）の慢性期の再発予防には血小板療法が推奨される[22)]。本邦では主に以下の3剤が使用されている。

ｉ）アスピリン：アスピリンは医療経済効果に優れており，急性期からの継続治療が可能である。脳卒中再発，心筋梗塞，血管系の原因による死亡の相対リスクを低下させ，本邦，米国のガイドライン[22, 24)]でも第一選択薬として推奨されている。アスピリンの血管イベント低減効果には用量依存性がなく，最大の副作用である胃腸障害は用量依存性があるため，長期の血管イベント予防には低用量のアスピリンが推奨され[25)]，本邦では通常81～100mgが投与される。しかし，アスピリンの血管イベント低減効果は20～25％で，決して十分とはいえず，アスピリンレジスタンスも問題となっている。

ⅱ）クロピドグレル：クロピドグレルは

 JCOPY 88002-700

疾 患 編

2．脳卒中② 脳出血，くも膜下出血，もやもや病

東北大学大学院 神経病態制御学分野 清水宏明
東北大学大学院 神経外科学分野 冨永悌二

Key words cerebral aneurysm，intracerebral hemorrhage，subarachnoid hemorrhage

要 点

①脳出血は高血圧治療による予防が重要である。発症後は速やかに血圧低下を図る。外科的治療の有効性は証明されていない。
②若年者の脳出血では脳動静脈奇形，もやもや病などを念頭におく。
③くも膜下出血は，頭をいきなりたたかれたような頭痛＋吐気・嘔吐±意識障害という発症時状況を聞いた時点で念頭におくことが可能である。来院前から可能な対処を開始する。
④くも膜下出血来院後は，再破裂予防が重要である。速やかに鎮静と血圧管理を行い，脳外科的検査に備える。
⑤もやもや病は小児では脳梗塞あるいは一過性脳虚血発作にて，成人では脳出血にて発症することが多い。

重要ポイント

①脳出血は高血圧治療による予防が重要であり，発症後の治療は効果が小さいことが多い。
②くも膜下出血は発症状況を聞いた時点で念頭におき，来院前から安静，鎮静，血圧管理等，可能な範囲での対処を始める。

脳卒中を虚血性と出血性に分けることがある。虚血性脳卒中には脳梗塞，一過性脳虚血発作（TIA）などがあり，出血性脳卒中には脳出血，くも膜下出血，脳動静脈奇形などがある。もやもや病はいずれの病態も呈しうる疾患である。本稿では出血性脳卒中の診断と治療について，できるだけ臨床の現場に即しつつ新しい知見もまじえて整理する。

A 脳出血（Intracerebral hemorrhage：ICH）

1．原因・病態

脳出血の原因は**表1**のごとくであるが，高血圧性とアミロイド血管症がほとんどを占める。

長年の高血圧を有する中・高年に生じた好発部位の脳出血では高血圧性を疑う。治

表1　脳出血の原因

1. 高血圧性 （好発部位：被殻, 視床, 小脳, 脳幹, 大脳皮質下）
2. 非高血圧性 1）アミロイド血管症 2）脳血管の奇形：脳動静脈奇形，静脈奇形，海綿状血管種など 3）もやもや病 4）薬剤：抗凝固剤，抗血小板剤 5）他の疾患に伴うもの：血小板減少, 脳動脈瘤, 脳腫瘍など

療していないか，治療を受けていても血圧管理が不十分な場合に多い。発症直後は，出血によりさらに血圧が高くなり出血増加をもたらしうる病態への対処が重要である。アミロイド血管症（amyloid angiopathy）は高齢者に多く，大脳皮質・皮質下に不整形・多発性の出血をきたす。血管壁の脆弱化が原因であり，再発が多い。

基礎疾患のない若年者の脳出血では脳動静脈奇形，静脈奇形，海綿状血管腫，もやもや病などを考え，CT，MRI等で診断が確定しない場合，脳血管撮影も考慮する。薬剤や他疾患に伴う脳出血はそれらの基礎病態への対処を要する。

2. 診断

中高年で突発発症の麻痺・言語障害などの局所神経症状に，頭痛・嘔吐・意識障害のうち一つ以上を伴えば脳出血，特に高血圧性脳出血を念頭におく。来院後CTで脳出血を診断する。若年者の脳出血では常に高血圧性以外の原因を念頭においてMRIや脳血管撮影などを考慮する（**表1**）。

3. 治療

原因がいずれであるにしろ，脳出血で搬入された患者は多くの場合血圧が上昇しており，出血増大のリスクとなる。呼吸・循環の確認後，急性期の血圧管理が第一に重要である。

高血圧性脳出血の場合，従来は血腫で圧迫された脳の血流低下を避けるため，収縮期血圧180mmHg以上のときに降圧するとされてきた[1]が，最近急性期収縮期血圧が150 mmHgを超えると血腫増大頻度が高いことが相次いで報告[2]されている。自験例でも同様の傾向があり，高血圧性脳出血患者では来院後速やかに収縮期血圧150mmHg以下を達成するべきと考えている。

グリセオール・マンニトールは血腫圧迫により意識障害が強くなっていると推測される場合に使用してもよいが，中等量以下の血腫では推奨されない[1]。

手術適応は部位別にある程度のガイドライン[1]が示されているが，その効果は十分証明されていない。高血圧管理による予防が極めて重要である。

B　くも膜下出血（Subarachnoid hemorrhage：SAH）

1. 原因・病態

くも膜下出血の原因は，細かく述べればさまざまであるが，臨床的に問題となるのは脳動脈瘤破裂によるものと考えて良く，くも膜下出血の90％以上を占める。以下，これに限定して述べる。

発症直後のくも膜下出血は瘤からの動脈性出血により数秒のうちに頭蓋内圧が亢進し，まず頭痛，吐気・嘔吐をきたす。さら

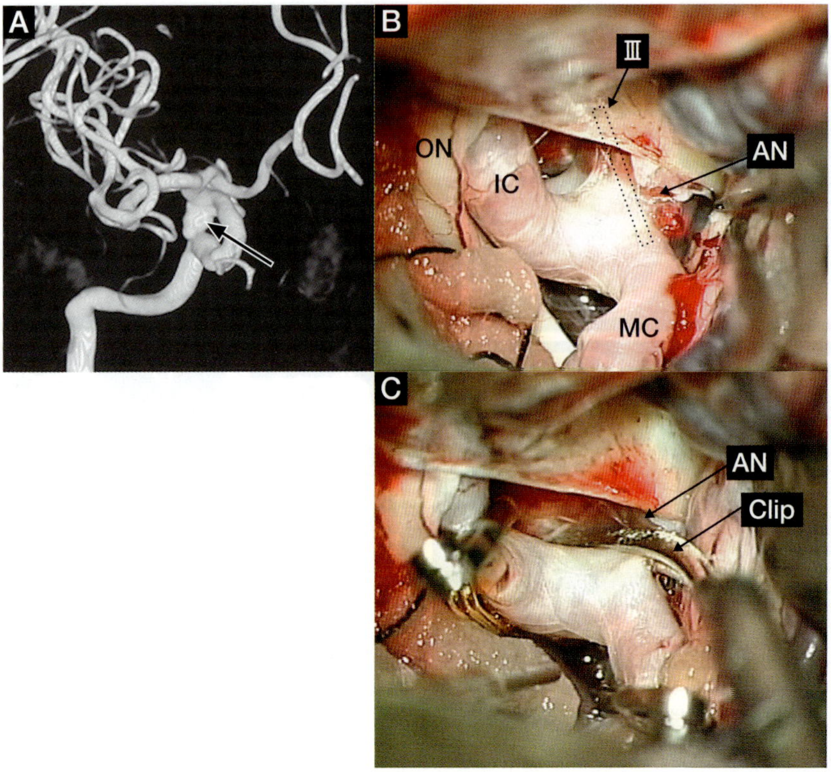

図2　右眼瞼下垂，複視で発症

A：右内頸動脈撮影。右内頸-後交通動脈瘤を認める（矢印）。
B：術中所見。点線は動眼神経（Ⅲ，点線）が走行する部位を示す。動脈瘤（AN）がこの方向に突出し，神経を圧迫しており，切迫破裂状態といえる。ON／視神経，IC／内頸動脈，MC／中大脳動脈。
C：内頸動脈に一時遮断をおいて動脈瘤の頸部クリッピングを行っている。これにより動眼神経への圧迫が緩和され，症状も回復することが多い。

C　もやもや病

両側内頸動脈終末部の高度狭窄ないし閉塞とそれに伴う側副血行としてのもやもや血管増生が主病態である。**図3**に典型的脳血管撮影とMRIを示す。内頸動脈系の血流低下による脳虚血・脳梗塞，微細動脈である側副血行路への血行力学的負担による出血，痙攣発作などが生じうる。

最近はMRI・MRAで診断可能である。

乳幼児から小児では脳虚血・脳梗塞で発症することが多い。これらの年代で一過性の四肢のしびれ，脱力，痙攣発作等をきたす場合，本症を疑う。成人では脳出血が多い。20～30歳代の脳出血では，本症を疑ってみる必要がある。薬物治療，特に抗血小板剤の使用については一定していない。少なくとも安易な使用は避けるべきと思われる。外科的にはバイパス手術や間接血行再

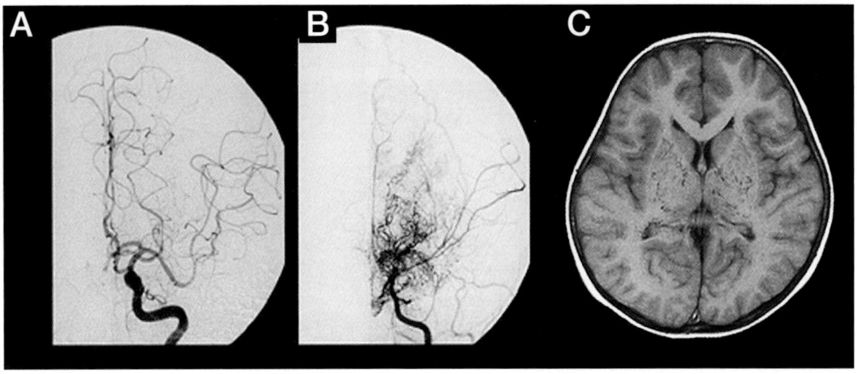

図3　A：正常内頸動脈撮影。
B：もやもや病の内頸動脈撮影。内頸動脈終末から前・中大脳動脈が狭窄し，かわりに微細な側副血行路が発達してもやもやした血管網を呈する。
C：もやもや病のT1強調MRI。基底核部に多数のspottyな低吸収域を認める。発達した側副血行路を反映している。

建術があり，虚血性病態の改善に有効である。出血予防に対する有効性の検討が現在進行中である。

文　献

1) 篠原幸人，吉本高志，福内靖男，ほか：脳卒中治療ガイドライン2004．協和企画，2004．
2) Ohwaki K, Yano E, Nagashima H, et al.：Blood pressure management in acute intracerebral hemorrhage；Relationship between elevated blood pressure and hematoma enlargement. Stroke, 35：1364-1367, 2004.
3) 清水宏明，冨永悌二，松本康史，ほか：破裂脳動脈瘤における開頭手術・血管内手術の協働；Clipping-first施設の現状．脳神経外科ジャーナル, 15：549-555, 2006.
4) 日本脳ドック学会（脳ドックの新ガイドライン作成委員会）：脳ドックのガイドライン2008（改訂第3版）．(http://www.snh.or.jp/jsbd/pdf/guideline2008.pdf)．

疾　患　編

3. 脊髄血管障害

埼玉医科大学国際医療センター 神経内科・脳卒中内科　**加藤裕司・棚橋紀夫**

Key words　前脊髄動脈症候群，脊髄硬膜外血腫，脊髄硬膜動静脈瘻

要　点

①脊髄血管障害は虚血性疾患，出血性疾患，動静脈奇形の3つに大別される。
②虚血性疾患では，脊髄梗塞（前脊髄動脈症候群），出血性疾患では，脊髄硬膜外血腫，動静脈奇形では，脊髄硬膜動静脈瘻の頻度がそれぞれ多い。
③前脊髄動脈症候群は，脊髄腹側約2/3の領域に血流障害が生じ，急速に発現する対麻痺ないし四肢麻痺，病変レベル以下での解離性感覚障害，膀胱直腸障害を特徴とする。
④脊髄硬膜外血腫は，硬膜外腔に血腫を形成することによって，血腫部位に応じた急激な背部痛，根性痛およびその後の進行性運動感覚障害，膀胱直腸障害を呈する。
⑤脊髄硬膜動静脈瘻は，静脈血栓が誘因となり，脊髄の静脈圧が上昇し，静脈還流障害が起こり，虚血症状を呈する。中年以降の男性に好発し，進行性の弛緩性対麻痺を呈する。

重要ポイント

脊髄血管障害は脳血管障害に比べ，その頻度が少ないものの，診断，治療法の選択が難しく，四肢麻痺や膀胱直腸障害などの後遺症を残すことの多い重篤な疾患である。

脊髄血管障害は脳血管障害に比べ，その頻度が少ないものの，診断，治療法の選択が難しく，四肢麻痺や膀胱直腸障害などの後遺症を残すことの多い重篤な疾患である。脊髄血管障害は虚血性疾患，出血性疾患，動静脈奇形の3つに大別される（**表1**）。本稿では，脊髄血管障害の病態，診断，治療について解説する。

A 脊髄虚血性疾患

脊髄動脈は脳動脈に比べてアテローム性変化が少なく，また，側副血行路が発達しているため，脳梗塞に比べ極めて頻度が少ない。脊髄梗塞の原因には，多くの病態がある（**表2**）[1]が，不明な場合も多い。臨床的に重要な原因は，胸腹部大動脈における

表1 脊髄血管障害の分類

● **脊髄虚血性疾患**
脊髄梗塞
前脊髄動脈症候群
後脊髄動脈症候群
● **脊髄出血性疾患**
脊髄硬膜外血腫
脊髄硬膜下血腫
脊髄くも膜下出血
脊髄髄内出血
● **脊髄動静脈奇形**
硬膜動静脈瘻
髄内動静脈瘻・奇形
傍髄質動静脈瘻・奇形

解離性大動脈瘤，大動脈のアテローム硬化，大動脈の手術，大動脈からのアテローム塞栓などが挙げられる。

臨床症状は閉塞した脊髄血管の部位により，さまざまな症候を呈するが，前脊髄動脈症候群と後脊髄動脈症候群に大別される。側副血行路の発達状況や脊髄実質の虚血に対する脆弱性も症状に影響を及ぼす。

1．前脊髄動脈症候群

1）病態

前脊髄動脈症候群は，前脊髄動脈の支配領域である脊髄腹側約2/3の領域に血流障害が生じ，急速に発現する対麻痺ないし四肢

表2 脊髄梗塞の原因

1. 脊髄外血管の閉塞
a. 大動脈瘤，特に解離性大動脈瘤
b. アテローム硬化，血栓（大動脈，椎骨動脈）
c. 外傷による大動脈，椎骨動脈，肋間動脈，腰動脈などの損傷
d. 手術的侵襲（大動脈奇形手術や大動脈移植時の血流遮断，胸腰部交感神経切除，radiculotomyなどの際の根動脈損傷）
e. 機械的圧迫による二次的脊髄循環障害（腫瘍，膿瘍，脊椎疾患）
2. 脊髄表面ないし脊髄内血管の閉塞
a. アテローム硬化，血栓
b. 塞栓（大動脈から剥離したアテローム塊・コレステロール結晶・血栓性塞栓，心臓弁膜症，細菌性心内膜炎，空気塞栓，左心房のmyxoma，椎間板損傷による髄核物質）
c. 梅毒による血管炎
d. mycotic thrombosis（aspergillosis）
e. 結節性動脈周囲炎，SLEによる血管炎
f. 放射線（放射性ミエロパチー）
g. 血管撮影時の造影剤による化学的刺激
h. 機械的圧迫による二次的循環障害：
1）腫瘍，硬膜外膿瘍，頸椎症
2）くも膜炎，くも膜癒着―ストレプトマイシン，ペニシリン，フェノール，麻酔剤，造影剤の髄腔内注入，結核性髄膜炎，化膿性髄膜炎（髄膜炎菌，肺炎球菌）
i. 静脈系閉塞疾患（血栓性静脈炎）
j. 血管腫
3. 全身的血圧低下（ショック，心停止）

（柳 務，安藤哲朗：前脊髄動脈症候群．日本臨牀 別冊 神経症候群Ⅰ．pp323-326，日本臨牀社，1999[1] より）

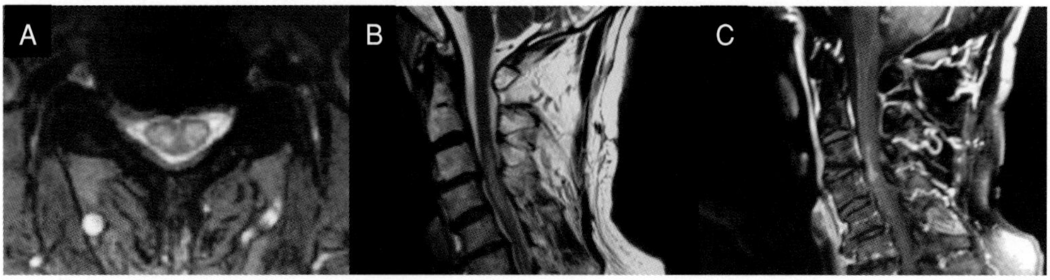

図1　前脊髄動脈症候群の頸椎MRI
A：T2強調画像水平断（C3/4レベル）。脊髄腹側約2/3の領域に高信号域を認める。
B：T2強調画像矢状断。C3-5に髄内に線状に高信号領域を認める。C3/4に変形性頸椎症がみられ，二次性に循環障害を引き起こしている可能性も考えられる。
C：Gd-DTPA造影矢状断。Bでみられた病変部位にガドリニウムによる増強効果がみられる。

麻痺，病変レベル以下での解離性感覚障害（温痛覚のみが障害され，触覚，振動覚，位置覚は保たれる），膀胱直腸障害などを特徴とする。

2）診断

発症年齢は若年者から高齢者まで幅広い。発症が急激で，解離性感覚障害などを呈する典型例では診断は容易である。MRIで急性期特有の脊髄腫大や脊髄前半部のT2強調画像での高信号領域を認め，同部位がGd-DTPA造影で増強されれば確実な診断となる（**図1**）。病変部位は頸髄と胸髄，円錐部が多い。

3）鑑別疾患

鑑別診断としては，脊髄動静脈奇形，脱髄疾患，脊髄炎，転移性硬膜外腫瘍などがある。いずれもMRIや髄液所見が鑑別に有用である。脊髄動静脈奇形はときにくも膜下出血などで急性発症するが，脊髄血管撮影で診断が確定する。前脊髄動脈症候群では，髄液所見は軽度の蛋白上昇を示すが，一般に正常である。キサントクロミーは出血性疾患を，細胞数や蛋白の増加は炎症，感染，脱髄性疾患をそれぞれ示唆する。

4）治療

発症頻度が少なく，脳梗塞のようには確立していないのが現状である。急性期の脊髄浮腫には，グリセロール，ステロイドの大量投与が，虚血性の酸化ストレス軽減にはエダラボンが有効である。選択的脊髄血管撮影の後，カテーテルからウロキナーゼやステロイドの局所注入が有効であったとの報告もある。

2．後脊髄動脈症候群

病態：稀な症候群であり，後脊髄動脈の支配領域である後索障害に由来する病変レベル以下の深部感覚障害，後角障害による病変髄節に一致した全感覚脱失，後側索にまで及んだ場合には運動麻痺，膀胱直腸障害などを呈する。診断，治療は前脊髄動脈症候群に準じる。

B　脊髄出血性疾患

脊髄の出血性疾患には，脊髄硬膜外血腫，脊髄硬膜下血腫，脊髄くも膜下出血，脊髄髄内出血がある。

1. 脊髄硬膜外血腫

1）病態

脊髄硬膜外腔に出血し血腫を形成することによって，血腫部位に応じた急激な背部痛，根性痛およびその後の進行性運動感覚障害，膀胱直腸障害を呈する。原因不明の特発性と，血液疾患，血管奇形，感染，外傷，腫瘍，妊娠，腰椎穿刺，抗血栓薬の使用などに伴って発症する二次性に分類される。

2）診断

診断は，CTとMRIにより行われる（図2）。特にMRIは合併する脊髄病変の有無も確認でき，有用である。24時間以内の急性期ではT1で等信号，T2で高信号，亜急性期ではT1で高信号，T2で低〜高信号として描出される。血腫の発生部位は下部頸髄から上部胸髄と下部胸髄から上部腰髄の背側に多い[2)]。

3）鑑別診断

片麻痺で発症した場合，脳卒中の精査が優先され，診断が遅れる場合があり，留意する必要がある。

4）治療

症状の程度により保存的治療と緊急血腫除去術とに分かれる。完全麻痺例では36時間以内に，不全麻痺例では48時間以内に手術を施行すれば良好な予後が期待できるとの報告がある[3)]。

2. 脊髄硬膜下血腫

病態：脊髄の硬膜下に発生する急性，亜急性あるいは慢性の血腫であり，外傷や腰椎穿刺に続発するものが一般的であるが，特発性も稀に存在する。原因，診断，鑑別診断，治療は，前述した脊髄硬膜外血腫に準じる。

3. 脊髄くも膜下出血

1）病態

脊髄原発のくも膜下出血と頭蓋内から脊

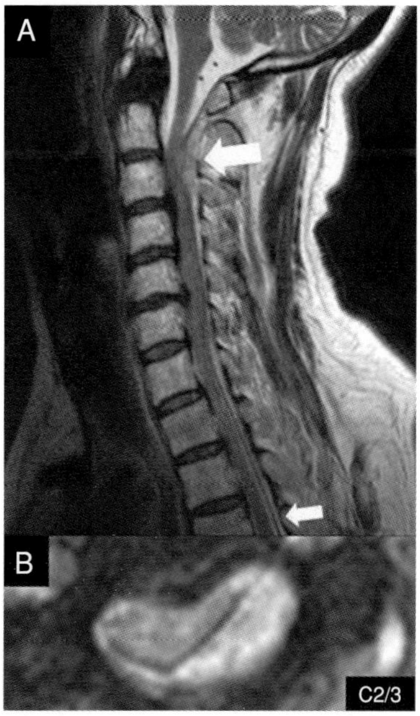

図2　脊髄急性硬膜外血腫の頸椎MRI
A：T2強調画像断矢状断。C2/3レベルの硬膜外腔に不均一なT2高信号域がみられ（大矢印），下位脊椎ほど圧迫所見は小さくなるが，少なくともTh2レベルまで連続している（小矢印）。
B：T2強調画像水平断（C2/3レベル）。血腫は脊髄を左後方から圧迫し，脊髄が圧排されている。

髄腔内に流れてきた二次的なものとがある。脊髄原発のくも膜下出血は全体の1％未満であり，極めて稀である。原因としては，外傷，脊髄動静脈奇形，脊髄腫瘍，血液疾患，高血圧症，腰椎穿刺などが挙げられる。

2）診断

臨床症状としては，突発する頸部痛，背部痛で発症し，髄膜刺激徴候が陽性となる。診断は腰椎穿刺で血性髄液が認められることでなされる。治療は原因により異なる。

4．脊髄髄内出血

1）病態

脊髄髄内出血は，脊髄実質内の出血で，激しい背部痛で発症し，短時間で対麻痺や四肢麻痺，感覚障害，膀胱直腸障害を呈する。原因不明の特発性と，高血圧，動脈硬化，妊娠，出産，外傷，血管奇形，出血性素因，腫瘍，梅毒性髄膜炎，抗血栓薬の使用などに伴って発症する二次性に分類される。

2）診断

診断に際しては，MRIが有効である。髄液検査は正常なことが多い。鑑別診断として，腫瘍内出血，静脈梗塞に伴う出血などがある。

3）治療

症状の程度により保存的治療と緊急血腫除去術とに分かれる。原因疾患がわかれば，再出血予防，病変摘出のための手術を行う。

C 脊髄動静脈奇形

脊髄動静脈奇形は動静脈短絡の発生部位により，髄内，傍脊髄，硬膜に分類される（図3[4]）。髄内病変は明らかに先天性奇形であり，硬膜病変は後天的疾患，傍脊髄病変

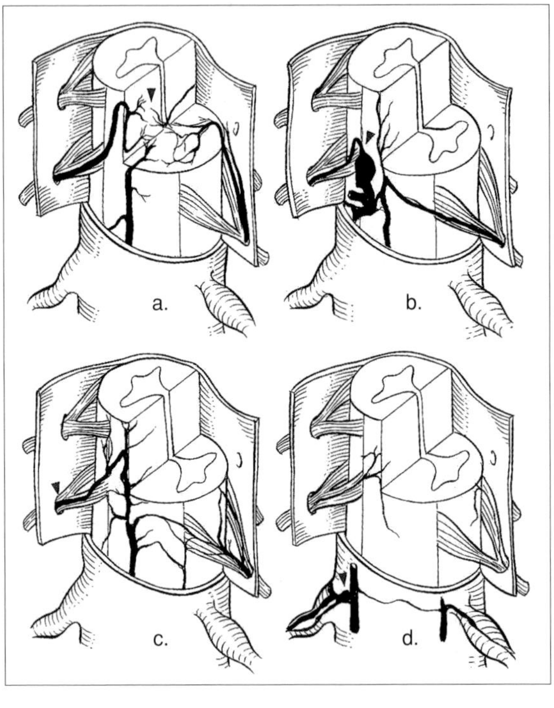

図3 脊髄動静脈奇形の病型分類
a：硬膜内髄内動静脈奇形
b：硬膜内傍脊髄動静脈奇形・瘻
c：硬膜動静脈奇形・瘻（硬膜内静脈還流）
d：硬膜動静脈奇形・瘻（硬膜外静脈還流）
矢印はnidusあるいはfistulaを示す。
（宮坂和男：脊髄動静脈奇形 その分類と診断．脊椎脊髄，6：479-485, 1993[4]より）

は両者の移行型と考えられる。動静脈奇形は動静脈奇形の血管腫瘤部に流入動脈が入り，そこから還流静脈が出る。一方，動静脈瘻は動脈から直接静脈へ移行するものを指す。これらの疾患は臨床像，画像所見，治療，予後がそれぞれ異なる。

1．硬膜動静脈瘻

1）病態

硬膜動静脈瘻は，神経根を覆っている硬膜内に動静脈瘻が存在し，流出静脈が硬膜を貫通し，脊髄表面を走行する脊髄動静脈奇形である。脊髄静脈血栓が誘因で，脊髄の静脈圧が上昇し，静脈還流障害が起こり，虚血症状を呈する。

2）診断

脊髄動静脈奇形の中でもっとも高頻度で中年以降の男性に好発する。病変は胸腰髄に多く，進行性の弛緩性対麻痺を呈する。診断が確定するまでには症状が進行していることが多く，ほとんどの症例で感覚障害を合併している。診断にはMRIが有用で，T2強調画像で脊髄に高信号が，脊髄背面に拡張した傍脊髄静脈のsignal voidがみられる（図4）。MRIで硬膜動静脈瘻が疑われた場合には脊髄血管撮影が必要となる。

3）鑑別診断

腫瘍，脱髄疾患，脊髄炎，脊髄梗塞などの脊髄疾患との鑑別が問題となる。発症から診断までの期間が長く，1年を超えることも稀ではない[5]。

4）治療

硬膜動静脈瘻は無治療の場合，両下肢の運動感覚障害や膀胱直腸障害の悪化を招く。硬膜内へのdrainageのある硬膜動静脈瘻は，全例で治療の適応があり，早期に診断すれば，比較的容易に治癒が可能である。マイクロカテーテルを用いた塞栓術が，低侵襲で第一選択とされることが多い。脊髄動脈が同時に描出される場合は，その適応はなく，外科的治療を行う。

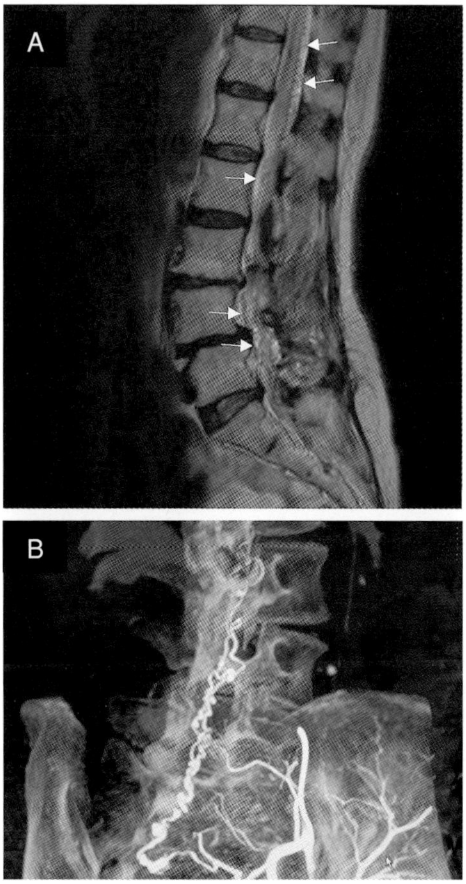

図4　A：T2強調画像断矢状断。脊髄円錐に高信号を呈する病変がみられる。腰仙椎レベルに拡張した静脈と思われる蛇行血管が低信号としてみられる（矢印）。L3/4，4/5で，腰椎すべり症に対する後方除圧の既往がある。
B：内腸骨動脈からの血管造影（MIP画像）。左外側仙骨動脈が栄養血管となり，仙骨レベルから上行する異常静脈が確認できる。

2. 髄内動静脈奇形

1）病態

前脊髄動脈が流入動脈となって，髄内にnidusを持つが，後脊髄動脈が関与することも多い。若年者に多く，くも膜下出血か髄内出血で発症する。硬膜動静脈瘻が胸腰髄に多いのに対して，より高位に病変があることが多い。

2）治療

主な症状は出血に伴うものであり，マイクロカテーテルが病変部位まで到達可能な症例は病巣を接着剤で硬化させることで，外科的治療による重篤な合併症を回避することが可能となる。

3. 傍脊髄動静脈奇形

1）病態

傍脊髄動静脈奇形は脊髄周辺部に短絡が存在し，流入動脈は前脊髄動脈あるいは後脊髄動脈に由来する脊髄軟膜への小動脈であり，動静脈短絡は脊髄表面に存在する。いずれの場合も前・後脊髄静脈へ還流し，静脈瘤を合併することがある。

2）診断

頸髄ではくも膜下出血あるいは髄内出血での発症が多く，胸腰髄では静脈瘤による脊髄圧迫，静脈圧亢進による還流障害を呈することが多い。

3）治療

病巣が脊髄背面であれば，外科的治療も可能である。腹側病変に対しては，マイクロカテーテルが病変部位まで到達可能であれば施行できる。

D まとめ

脊髄血管障害の診断と治療について概説した。今後，脊髄血管障害の早期の診断・治療の一助になれば幸いである。本稿作成にあたり，貴重な症例の提供をいただいた埼玉医科大学国際医療センター脳血管内治療科 神山信也先生に深謝いたします。

文　献

1) 柳　務，安藤哲朗：前脊髄動脈症候群．日本臨牀 別冊 神経症候群Ⅰ．pp323-326，日本臨牀社，1999.
2) Groen RJM & Possen H：The spontaneous spinal epidural hematoma. A study of the etiology. J Neurol Sci, 98：121-138, 1990.
3) Groen RJM & van Alphen HA：Operative treatment of spontaneous spinal epidural hematomas；a study of the factors determining postoperative outcome. Neurosurgery, 39：494-508, 1996.
4) 宮坂和男：脊髄動静脈奇形 その分類と診断．脊椎脊髄, 6：479-485, 1993.
5) Niimi Y & Berenstein A：Endovascular treatment of spinal vascular malformations. Neurosurgery Clin N Am, 10：47-71, 1999.

疾患編

4．認知症① アルツハイマー病

金沢大学大学院 医学系研究科 脳老化・神経病態学（神経内科） 池田篤平・山田正仁

Key words 認知症，アルツハイマー病，アミロイドβ蛋白

要　点
①診断は i）緩徐な発症と進行を示す認知症であること，ii）他の原因疾患を除外することによる。
②患者の日常生活上の障害を知るために，家族（同居者）同伴で受診していただき，的確な病歴把握，診察を行う。
③検査による診断の裏付けを行い，ケアを含む治療計画を立てる。
④アミロイドを中心に病態解明研究が進み，検査法や根本的治療薬の開発が急速に進展している。

重要ポイント

認知症とは脳の器質的障害によって，一旦獲得された高次機能が障害され，独立した日常生活・社会的生活や円滑な人間関係を営めなくなった状態をいう。

認知症とは脳の器質的障害によって，一旦獲得された高次脳機能が障害され，独立した日常生活・社会的生活や円滑な人間関係を営めなくなった状態をいう。認知症をおこす原因にはさまざまな疾患がある（**表1**）。アルツハイマー病（Alzheimer's disease：AD）はその過半数を占め，初老期から高齢期に多く発症する代表的な認知症性疾患である。

A 病態

AD脳は萎縮とともにアミロイドβ蛋白（Aβ）を主成分とする老人斑や過剰リン酸化タウ蛋白を主成分とする神経原線維変化の蓄積を示すことを特徴とする。Aβは一回膜貫通型蛋白であるAβ前駆体蛋白（APP）から，βセクレターゼおよびδセクレターゼ（プレセニリンを含む複合体）により切断され産生される。APP遺伝子やプレセニリン遺伝子の変異で家族性ADが発症することなどから，現在ではAβの産生から凝集，沈着に至る過程が，AD病変形成過程の最上流に位置するというアミロイドカスケード仮説が広く受け入れられている。さらには，Aβの単量体が数個から数十個凝集した多量

表1 認知症を呈する主な疾患

【①変性疾患】
a. アルツハイマー病（AD）
b. アルツハイマー病（AD）以外の変性疾患：レビー小体型認知症，前頭側頭型認知症，進行性核上性麻痺，大脳皮質基底核変性症，嗜銀顆粒性認知症，ハンチントン舞踏病など
【②脳血管障害（血管性認知症）】
【③その他の原因疾患】
a. 内科疾患：ビタミンB_1欠乏症，ビタミンB_{12}欠乏症，肝性脳症，尿毒症，甲状腺機能低下症，アジソン病，神経梅毒，AIDS，脳炎，クロイツフェルト・ヤコブ病，神経ベーチェット，多発性硬化症，代謝異常症（成人型），慢性アルコール中毒など
b. 脳外科疾患：正常圧水頭症，脳腫瘍，ボクサー脳症，慢性硬膜下血腫など

体（オリゴマー）が強い神経毒性を持っていることが注目されている。

AD脳の神経細胞の脱落は，一般に内側側頭葉（海馬傍回～海馬）から始まる。記憶に重要な役割を果たしている海馬領域が初期に侵されやすいため，もの忘れで発症する例が多い。また，形態学的にも脳萎縮は内側側頭葉に目立つ。

B 診断

現在使われているAD診断基準の多くは，①緩徐な発症と進行を示す認知症，②他の原因疾患の除外を骨子としている。頻用される診断基準には，DSM-Ⅳ-TR，ICD-10，NINCDS-ADRDA（**表2**）[1]がある。

診断手順を**図1**に示す。まず，意識障害やせん妄，うつ状態を除外する。せん妄は急性発症で夕方～夜間に悪化することが多く，興奮状態であることが多い。認知機能低下が認められる場合，内科的疾患，脳血管障害，レビー小体型認知症，前頭側頭型認知症などを除外し，ADと診断する。

軽症ではあるが明らかな認知機能の低下があり，日常生活がほぼ保たれている状態は軽度認知障害（mild cognitive impairment：MCI）と呼ばれ，認知症の前段階として注目されている。健忘（もの忘れ）を主体とするMCIは特にADに移行する場合が多い。

認知機能低下の初期では原因疾患の診断が困難なことも多く，初診時点で「正常」や「うつ状態」と判断した後でも，経過を追うことが必要である。

C 診察

ADはエピソード記憶を中心とした近時記憶障害に始まり，行為障害，失行，失認などが緩徐に進行することが特徴である。問診では単に「もの忘れが進行した」ではなく，具体的なエピソードを記載することが重要である。例えば「人と会ったことも忘れてしまう（記憶障害）」「冷蔵庫の中に同じものばかりあって腐らせた（記憶障害）」「道に迷うようになった（視空間記憶や認知

表2　NINCDS-ADRDAのアルツハイマー病（AD）の診断基準[1)]

Ⅰ. Probable ADの臨床診断基準

- 臨床検査およびMini-Mental Test, Blessed Dementia Scale, その他の認知症スケールで認知症が認められ, 神経心理学検査で確認される
- 2つまたはそれ以上の認知領域で欠陥がある
- 記憶およびその他の認知機能の進行性の低下である
- 意識障害がない
- 40歳～90歳の間に発病, 65歳以降がもっとも多い
- 記憶および認知の進行性障害となる系統疾患や他の脳疾患がない

Ⅱ. Probable ADの診断を支持する所見

- 特定の認知機能の進行性障害がある：言語の障害（失語）, 動作の障害（失行）, 認識の障害（失認）など
- 日常生活動作の障害および行動様式の変化がある
- 同様の障害の家族歴がある（特に神経病理学的に確認されている場合）
- 臨床検査所見
  - ・髄液所見：通常の検査で正常
  - ・脳波検査：正常あるいは徐波活動の増加のような非特異的変化がある
  - ・CT：連続検査で進行性の脳萎縮が証明される

Ⅲ. アルツハイマー病以外の認知症を除外した後, probable ADの診断と矛盾しない他の臨床的特徴

- 経過中に進行が停滞することがある
- 抑うつ, 不眠, 失禁, 妄想, 錯覚, 幻覚, 激しい精神運動興奮, 性的異常, 体重減少などの症状を伴う
- 特に, 進行した症例では筋トーヌスの亢進, ミオクローヌス, 歩行障害など神経学的所見がみられる
- 進行例では痙攣がみられることがある
- 年齢相応の正常なCTである

Ⅳ. probable ADらしくない所見

- 突然発症である
- 神経学的局所症状：片麻痺, 知覚脱出, 視野欠損, 共調運動障害が病初期から認められる
- 痙攣発作や歩行障害が発症時あるいはごく初期から認められる

Ⅴ. Possible ADの臨床診断

- 臨床症状があり, 認知症の原因となる他の神経学的, 精神医学的, 系統的疾患がなく, 発症, 症状, 経過が典型的でない
- 認知症の原因となりうる他の系統疾患あるいは脳疾患が存在するが, 現在の認知症の原因になっているとは考えられない
- 研究の対象とする場合には, 単一の徐々に進行する重度の認知障害があり, 他に明らかな認知症の原因がない場合に限る

Ⅵ. Definite ADの臨床診断

- Probable ADの臨床診断基準および生検あるいは剖検による神経病理学的証拠がある

Ⅶ. 研究を目的とする場合, アルツハイマー病を下記のサブタイプに分ける

- 家族性発症
- 65歳以前の発症
- トリソミー21を伴う
- 関連疾患（パーキンソン病など）を合併する

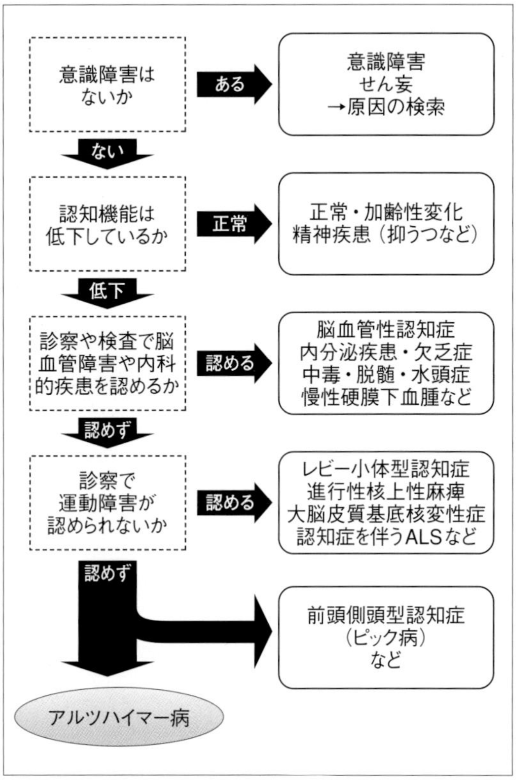

図1　アルツハイマー病診断のフローチャート

の障害）」「上手く料理が作れなくなった（段取りの障害）」などである。また，AD以外の認知症を示唆するような病歴，例えば性格変化や行動異常（前頭側頭型認知症），繰り返す具体的な幻視（レビー小体型認知症）などにも注意する。

AD患者はしばしば医師を含めた他人の質問に対して「自分が正常である」ように振る舞おうとする（取り繕い反応）。また，客観的に障害があっても，自身は「年相応で困ることはない」と考えていることが多い。そのため患者本人から日常生活の実態を聴き取ることが困難であり，可能な限り同居している家族同伴で受診していただく。AD患者では自分への質問に対し「どうだったかね」などと介護者へ振り返って聞く場合が多い（head turning sign）。

認知機能の低下に加え認知症の行動心理症状（behavioral and psychological symptoms of dementia：BPSD）も，介護者の大きな負担となる。BPSDには無為，妄想，幻覚，興奮，うつ，不安，多幸，脱抑制，易刺激性，異常行動などがある[2)]。ADの妄想では「物盗られ妄想」が多く，介護者にお金を盗られたなどの訴えが多い。

診察では，AD以外の認知症や意識障害を引き起こす疾患を除外するために，バイタルサインや胸腹部の診察等の内科的診察をきちんと行い，さらに神経学的診察で運動障害（麻痺や筋緊張異常など）や前頭葉徴候（吸引反射や強制把握反射など）などの異常をチェックする。認知機能の診察では，改訂版長谷川式認知症スケール（HDS-R）やMini-Mental State Examination（MMSE）を活用するとよい。ただし，これらの検査は診察の一部であり，点数だけで評価するのではなく，返答時の態度や失点の項目などを総合的に判断する。ADでは，数個の単語を覚えさせ，数分後に復唱させるという「遅延再生」の項目が初期から低下することが多い。

D 検査

検査ではAD以外の疾患を除外し，ADを支持する所見の有無をチェックする。

一般血液検査ではADで特徴的な異常はな

い。甲状腺機能異常や肝性脳症などを除外する。

形態的画像検査としてはMRI撮影が有用である。初期のADでは脳全体の萎縮より海馬領域の萎縮が目立つことが多く，冠状断でこの特徴が捉えられやすい（**図2**）。また，voxel-based specific regional analysis system for Alzheimer disease（VSRAD）等の統計画像解析を用いることにより，海馬領域の萎縮を定量的に評価することが可能である。

機能的画像検査として，脳血流SPECTや^{18}F-フルデオキシグルコース（FDG）を用いた糖代謝PET（FDG-PET）が有用である。評価方法としてthree dimensional stereotactic surface projection（3D-SSP）やeasy Z-score Imaging System（eZIS）などの統計画像解析がしばしば用いられる。記憶に関わる神経回路とされるパペッツの回路の一部である帯状回後部，楔前部などに代謝・血流の低下を，MCI段階から認めることが多い（FDG-PETは保険適応外）（**図3**）。

脳脊髄液検査では，脳へのアミロイド沈着によると考えられるA$\beta_{1\text{-}42}$濃度の低下と，タウ蛋白の過剰リン酸化によるリン酸化タウ蛋白の上昇を認める。診断的有用性が高いが，比較的侵襲的な検査で保険適応もないため，診断困難例で行う。

さらに近年注目されているのが，アミロイドを検出するトレーサーを用いたPET（アミロイドイメージング）である。ADの特徴であるAβの脳内沈着を評価することが可能である（臨床研究中の保険適応外検査）。しかしながら，認知機能正常の高齢者脳にもアミロイド沈着がみられることから，AD

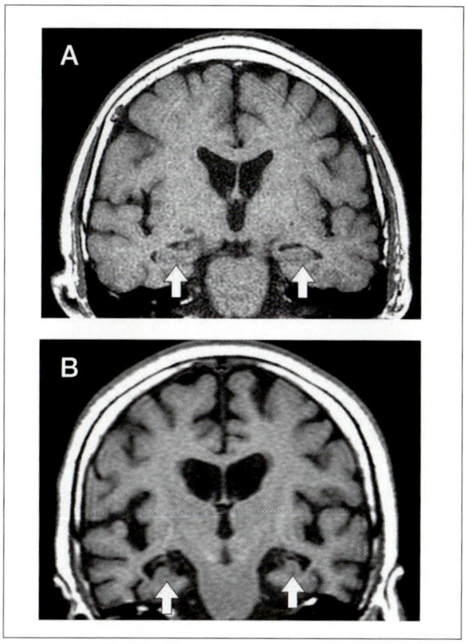

図2 頭部MRI
正常コントロール（A）とAD患者（B）の頭部強調画像の冠状断を示す。AD患者（B）において，海馬領域（矢印）の萎縮が目立つ。

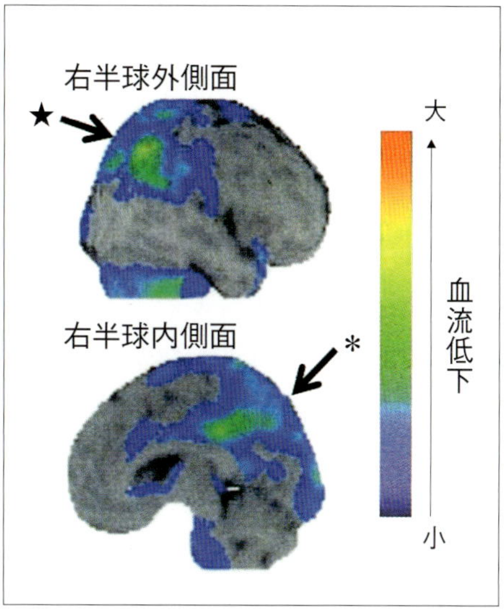

図3 脳血流SPECT
ADの^{99}Tc-ECD SPECTのeZIS解析画像を示す。左半球内側面にて帯状回後部および楔前部の血流低下（＊矢印）と頭頂葉の血流低下（★矢印）を認める。

診断における所見の評価が問題となる。画像検査のAD診断上の有用性を明確にするためには，大規模縦断的研究が必要であり，その中心が世界規模で進行中のAlzheimer's Disease Neuroimaging Initiative（ADNI）研究である。日本でもJapanease ADNI（J-ADNI）が進行中であり成果が期待される。

E 治療

認知機能を改善させる薬剤（抗認知症薬）としては，我が国では塩酸ドネペジル（アリセプト®）のみ使用可能である。ADにおいて低下するアセチルコリン系を賦活する薬剤である。まず1～2週間3mg/dayを内服し，その後常用量の5mg/dayへ増量する。高度の場合10mg/dayまで増量が可能である。主な副作用としては嘔気・嘔吐や下痢など消化器症状があるが，数日で消失することも多く，軽症であればそのまま内服を継続する。また嘔気が強い場合には，投与初期にドンペリドン（ナウゼリン®）など制吐薬も併用する。一般に認知機能の改善は一時的で，薬剤を使用していても経過とともに認知症は進行する。しかし，塩酸ドネペジル内服群はプラセボ群と比較し認知症の進行を遅らせることが報告されており[3,4]，初期から積極的に投与を考慮すべきである。

BPSDに対しては，環境の整備やケアを第一に考える。第二には対症的な薬物投与を考えるが，BPSDに対して適応が認められている薬物はなく，十分な説明と同意が必要である。

初期のADの不安や抑うつに関しては，気分障害に基づくうつ病と同様に，選択的セロトニン再取り込み阻害薬（SSRI）やセロトニン・ノルアドレナリン再取り込み阻害薬（SNRI）が用いられる。

塩酸ドネペジルはBPSDに対しても効果を認めるが，興奮状態が強い場合には，向精神薬を用いる。この際，ベンゾジアセピン系などの抗不安薬はふらつきやせん妄を引き起こしやすいため，避けるべきである。塩酸チアプリド（グラマリール®）やリスペリドン（リスパダール®），クエチアピン（セロクエル®），オランザピン（ルーラン®）といった非定型抗精神病薬が用いられているが（保険適応外），これら薬剤投与にはリスクもあり少量からの投与が必要である。近年，抑肝散が中等度の認知症のBPSDに使用されているが，甘草による低カリウム血症や浮腫がみられることがあり，注意が必要である。

さらに，Aβの産生抑制，凝集阻害，分解促進等をターゲットとしたADの根本治療薬の開発が進められている。Aβ産生を抑制するγセクレターゼ阻害薬，Aβ凝集抑制薬，蓄積したAβを除去するAβに対する免疫療法などがあり現在治験が進められている。

F まとめ

ADの早期診断技術や根本的治療薬の研究開発が急速に進行している。正確な病歴把握や丁寧な診察が診療のもっとも重要な最初のステップであることを強調したい。

文 献

1) McKhann G, Drachman D, Folstein M, et al.：Clinical diagnosis of Alzheimer's disease；report of the NINCDS-ADRDA Work Group under the auspices of Department of Health and Human Services Task Force on Alzheimer's Disease. Neurology, 34：939-944, 1984.

2) Hirono N, Mori E, Tanimukai S, et al.：Distinctive neurobehavioral features among neurodegenerative dementias. J Neuropsychiatry Clin Neurosci, 11：498-503, 1999.

3) Doody RS, Geldmacher DS, Gordon B, et al.：Open-label, multicenter, phase 3 extension study of the safety and efficacy of donepezil in patients with Alzheimer disease. Arch Neurol, 58：427-433, 2001.

4) Rogers SL & Friedhoff LT：Long-term efficacy and safety of donepezil in the treatment of Alzheimer's disease；an interim analysis of the results of a US multicentre open label extension study. Eur Neuropsychopharmacol, 8：67-75, 1998.

疾 患 編

5．認知症② レビー小体型認知症，前頭側頭型認知症

弘前大学大学院 医学研究科 脳神経内科学講座　東海林幹夫

Key words　Dementia with Lewy bodies，Frontotemporal dementia

要　点

①レビー小体型認知症（DLB）はアルツハイマー病，脳血管性認知症に次いで，3番目に多い認知症である。
②DLBは易転倒に始まり，覚醒レベルの著明な変動，幻視，失神，抗精神病薬に対する過敏などが特徴で，パーキンソニズムを伴う。
③側頭頭頂葉に加え後頭葉における脳血流低下とMIBG心筋シンチグラフィー取り込み低下がみられ，アリセプトが有効である。
④前頭側頭型認知症（frontotemporal dementia：FTD）は前頭葉側頭葉の現局性脳萎縮を伴い，性格変化や社会的行動の障害を特徴とする認知症である。
⑤従来，Pick病と呼ばれていた疾患であるが，研究の進歩により前頭側頭葉変性症のうちの1つに分類されている。

重要ポイント

①DLBはα-synucleinの凝集体から成るレビー小体が多数出現することにより，大脳皮質の神経細胞が傷害される認知症である（α-synucleinopathy）。
②FTDは従来のPick病，進行性非流暢性失語，意味性認知症が含まれるが，tau（tauopathy）やTDP-43（TDP-43 proteinopathy）の蓄積によることが明らかにされ，現在は前頭側頭葉変性症（FTLD）にまとめられている。

A　レビー小体型認知症（Dementia with Lewy bodies：DLB）

1．DLBとは

レビー小体型認知症は1980年に本邦の小阪らによって提唱された緩徐に進行する認知症疾患で，中枢神経系や自律神経系における多数のレビー小体（Lewy body：LB）の出現を特徴とする。アルツハイマー病（AD），脳血管性認知症（VaD）に次いで，3番目に多く，認知症の約20％を占めている。

2．病理と病態

大脳皮質，扁桃体，マイネルト基底核，黒質，青斑核，縫線核，迷走神経背側核に多数のLBとレビー関連神経突起（Lewy

Neurite：LN）が出現し，神経細胞の脱落，大脳皮質や海馬の萎縮，黒質，青斑核の色素脱落がみられる。最近の久山町研究では正常剖検例の10％，認知症剖検例の31.2％にLBを伴う病理所見がみられ，出現部位は脳幹型5.4％，辺縁系型11.7％，大脳皮質型11.7％である。ADの脳病理との合併は高度が7.8％，中等度が7.8％，軽度が13.2％であった。LBは神経細胞内にエオジンで染まる円形の封入体で，蓄積物質はシナプス蛋白であるα-synuclein凝集体である。免疫染色ではα-synuclein凝集体は神経細胞の胞体や神経突起に広範に蓄積しており，多系統萎縮症患者脳の白質オリゴデンドロサイトにも大量に蓄積していることから，この両者はα-synucleinopathyと分類されている。α-synuclein遺伝子変異や重複による常染色体優性遺伝性パーキンソン病（PD）のうちPARK1と4，LRRK2遺伝子変異PA-RK8はDLBを発症する。

3．臨床症状

1）中心的特徴

ADと比べて，記憶障害の程度は軽く，記憶の再生，遂行機能の障害，注意，構成，視空間障害が目立つ。進行するとADと同様に記憶障害，見当識障害，失語などの皮質症状に進行する。

2）覚醒レベルの変動

注意や意識などの著明な変動が特徴で，日内変動や数ヵ月に及ぶ変動がみられる。日中の過度の傾眠もよくみられ，睡眠から覚醒する際には混乱し，幻覚・妄想，混迷・せん妄状態を示して，MMS検査値も変動を示す。意識障害として救急外来へ搬送されることもあり注意が必要である。

3）幻視

「誰かが玄関にいる」，「カーテンの陰に子供がいてこちらを見ている」，「蟻が床を這っている」などの人物や動物に関する幻視を訴えることが特徴で，多くの患者にみられ，患者自身も自覚している。昼寝後や夕方などの覚醒レベル低下時に多く，家族の介護で問題となる。

4）パーキンソニズム

20～50％にみられる。寡動，筋強剛や姿勢反射障害による転倒が初期からみられ，振戦は目立たないことが多い。

5）その他

夜間に大声を上げるなどのレム期睡眠行動異常（RBD），妄想や幻視に対して投与された抗精神病薬に対する過敏性による寝たきり状態，起立性低血圧，便秘，神経因性膀胱などの自律神経症状が認められる。

4．検査

MMSやCDRなどの神経心理検査によって認知症の存在を確認する。頭部MRIは他の認知障害や神経精神症候の原因を除外するために行われているが，ADに比べて内側側頭葉萎縮が軽いとされている。DLBに特異的な検査としては^{123}I-MIBG心筋シンチグラフィー（MIBG取り込み低下），脳血流SPECT（後頭葉血流低下），糖代謝PET（後頭葉代謝低下），ドパミントランスポーター画像が行われる（**図1**）。

5．鑑別診断

AD，VaD，進行性核上性麻痺や大脳皮質基底核変性症などのパーキンソニズムと認知症を呈する疾患やCreutzfeldt-Jakob病な

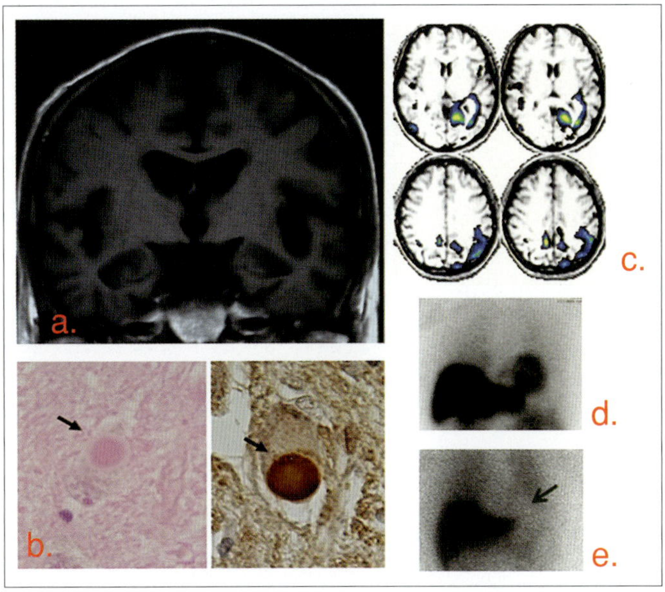

図1　レビー小体型認知症の画像所見

a. 脳 MRI（T1）：海馬側頭葉，前頭葉の萎縮がみられる。
b. レビー小体（左：ヘマトキシリンエオジン染色，右：α-synuclein 免疫染色）
c. SPECT, 3D-SSP：後部帯状回，後頭葉における血流低下がみられる。
d. MIBG 心筋シンチグラフィー（正常）
e. MIBG 心筋シンチグラフィー（DLB：心筋の取り込みが低下している。）

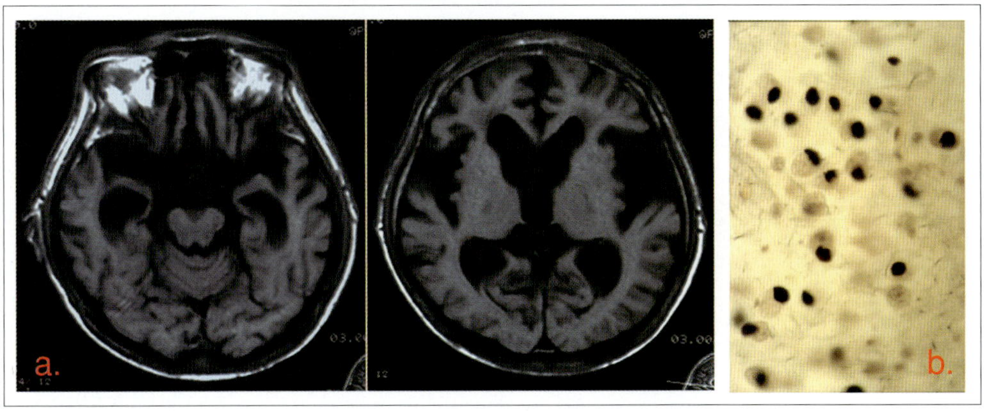

図2　FTDのMRI所見（a：Pick病，MRI TI，両側前頭葉側頭葉の著明な萎縮）とPick嗜銀球（b）

どが挙げられる。認知症を伴うPD（PDD）と認知機能障害（注意，実行機能，視覚空間機能，言語，記憶再生，行動）は基本的に同じで，DLBで概念形成・注意障害，幻覚などの精神症状，薬剤過敏などがわずかに優位で，PDDでは抗パーキンソン病薬量の耐容性，運動症状の左右差，パーキンソニズム，振戦などがわずかに有意である。DLBとPDDを区別する病理学的特徴はみられない。診断はDLBの臨床診断基準改訂版に準じて行われる（**表1**）。

6．治療

DLBのα-synucleinopathyの進展過程そのものに修飾を加えるような根本的治療法は現時点では存在しない。パーキンソニズムにはL-dopaを少量から使用し，精神症状を悪化させず漸増する。変動する認知機能障害，幻覚や注意機能，アパシーやADLの改

表1　レビー小体型認知症（DLB）の臨床診断基準ー改訂版（一部修正）

1. 中心的特徴

正常な社会的あるいは職業的機能に障害をきたすほどの進行性認知機能低下。初期には記憶障害が目立たないことがある。また，注意や前頭皮質機能や視空間機能の障害が特に目立つこともある。

2. 中核的特徴（probable DLBには2つ，possible DLBには1つが必要）

a. 注意や覚醒レベルの顕著な変動を伴う認知機能の障害
b. 構築され，具体的で詳細な内容の繰り返し出現する幻視
c. 特発性パーキンソニズム

3. 示唆的特徴（中核的特徴が1つ以上に加え示唆的特徴1つ以上があればprobable DLB, 中核的特徴がないが示唆的特徴が1つ以上あればpossible DLB）

a. REM睡眠行動障害（RBD）
b. 顕著な抗精神病薬に対する過敏性
c. SPECTやPETで大脳基底核におけるドパミントランスポーター取り込み低下

4. 支持的特徴

a. 繰り返す転倒と失神
b. 一過性の意識障害
c. 高度の自律神経障害
d. 幻視以外の幻覚
e. 系統的妄想
f. 抑うつ
g. CT/MRIでは内側側頭葉の比較的保持
h. SPECT/PETによる後頭葉に目立つ血流低下
i. MIBG心筋シンチグラフィの取り込み低下
j. 脳波で徐波化および側頭葉の一過性鋭波

5. DLBの診断を支持しない特徴

a. 局在性神経徴候や脳画像上明らかな脳血管障害の存在
b. 臨床像を説明できる他の身体的あるいは脳疾患の存在
c. 高度の認知症の段階になって初めてパーキンソニズムが出現する場合

6. 症状の時間的経過

認知症がパーキンソニズム発症前かそれと同時に出現した場合にDLBと診断する。Parkinson病の経過中に認知症を生じた場合には認知症を伴うParkinson病（Parkinson disease dementia：PDD）という用語が用いられるべきである。この際，認知症の発症がパーキンソニズムの発症後の1年以内の場合をDLBとする“1年ルール”を用いることが推奨される。DLBとPDDの両者はLewy小体病あるいはα-synucleunopathyといった総称が考慮されてもよい。

善にはドネペジルやリバスチグミンがADよりも効果が期待できる（Level B）。唾液分泌亢進，流涙，頻尿，消化器症状などの副作用がある。抗コリン薬やL-dopa，アマンタジンなどで認知症や幻視が増悪することがある。急性の幻覚妄想状態には非定型抗精神病薬を使用するが，患者と介護者に重篤な過敏性があることを警告すべきである。

定型抗精神病薬は使用しない。クエチアピン，クロザピンの有効性が考えられるがエヴィデンスはない。うつ状態にはSSRI, SNRIが推奨される。三環系は避けるべきである。RBDにはクロナゼパム，クエチアピン，ドネペジルなどを試みる。認知障害ばかりでなく，多彩なBPSD，運動障害，自律神経症状を随伴するDLBでは非薬物療法が重要な役割を担っており，薬物療法と同時に実施されるべきである。

7．経過予後

パーキンソン病に比べて運動障害や自律神経症状の進行は早く，認知機能障害の進行もアルツハイマー病に比べて早い。ドネペジルの効果は一時的なことが多く，平均生存期間は10年未満とされる。

B 前頭側頭型認知症（Frontotemporal dementia：FTD）

1．FTDとは

前頭葉と側頭葉の現局性脳萎縮を呈し，特異な言語症状，人格や感情の変化，脱抑制や常同行為などの行動異常が特徴で，記憶障害が軽く，Pick嗜銀球やPick細胞などの病理学変化をもつ認知症が従来Pick病と診断されてきた。これに，前頭葉変性症（FLD）と運動ニューロン病を伴う初老期認知症（MND）を加えてFTDとして分類された後，現在では臨床型による①FTD，②progressive nonfluent aphasia（PNFA,進行性非流暢性失語：左側の弁蓋部から上側頭回優位に病変がみられ，非流暢性の表出性言語障害），③semantic dementia（SD,意味性認

表2　前頭側頭葉変性症（FTLD）の病理学的分類[3)]

① 3リピートタウオパチー：
　Pick小体を有するFTLD，FTDP-17
② 4リピートタウオパチー：
　大脳皮質基底核変性症（CBD），進行性核上性麻痺（PSP），
　嗜銀顆粒性認知症（AGD），認知症を伴う孤発性多系統タウオパチー（MSTD），FTDP-17
③ 3リピート＋4リピートタウオパチー：
　神経原線維変化型認知症，FTDP-17
④ 特異的組織学的所見のみられない認知症（DLDH）：
　タウ陰性，ユビキチンやp62陽性封入体陰性
⑤ TDP-43プロテイノパチー（ユビキチン/p62陽性・タウ陰性）：
　運動ニューロン疾患を伴う／伴わないFTLD-U
　Prograulin遺伝子変異，VCP遺伝子変異，第9p遺伝子座にリンクするFTLD-U
⑥ ユビキチン/p62陽性・TDP-43/タウ陰性
　CHMP2B遺伝子変異を伴うFTLD-U
　塩基性封入体病（BIBD）
⑦ ユビキチン/p62陽性・α-internexin陽性封入体：
　神経細胞内中間線維封入体病（NIFID）

（Cairns NJ, et al.：Acta Neuropathol, 114：5-22, 2007[3)] を一部修正）

知症：左側頭葉前方が主に障害され，言葉の意味理解や対象の同定障害）の3つの分類と原因遺伝子変異や蓄積物質の病理による7分類（**表2**）を総合して，昨年,前頭側頭葉変性症（Frontotemporal lobar degeneration：FTLD）としてまとめられた。頻度は65歳以前の発症が多く，男性にやや多く，有病率は10万人に3.6～15人と報告されている。

2．病理と病態

病理学的にはtau蓄積を主体とするタウオパチーとユビキチンやTDP-43の蓄積がみられるTDP-43プロテイノパチーに大きく分類される。タウオパチーでは出現しているタウのアイソフォーム型（タウ蛋白は微小管結合蛋白で，C端側の繰り返す微小管結合領域を3つ繰り返すものが3リピートタウ，4つ繰り返すものが4リピートタウ）を中心に分類されており，3リピートタウがPick球に蓄積するFTLD with Pick bodiesや4リピートタウが蓄積する進行性核上性麻痺（PSP）や大脳皮質基底核変性症（CBD），嗜銀顆粒病（AGD），両者の蓄積する神経原線維変化型認知症が含まれている。Frontotemporal dementia with Parkinsonism linked to chromosome-17ではタウに遺伝子変異が同定されている。ユビキチンとTDP-43が陽性のFTLD-U（ユビキチン陽性封入体を伴うFTLD）ではprogranulinやVCPに遺伝子に変異がみられ，MNDを伴うFTLD-U with MNDではTDP-43の著明な蓄積があり，最近TDP-43の遺伝子変異も発見された。

3．臨床症状

自発性の低下，常同行為，社会や自己に対する関心の喪失，脱抑制，易刺激性などが初発症状である。記憶障害や視空間認知障害は目立たない。病識は当初より欠如し，多幸性，焦燥，感情鈍麻，無表情など感情の異常がみられ，模倣行為，反響言語，脅迫的音読や言語応答など被影響性が亢進している。万引きや違法行為などを遠慮なく堂々としてしまう脱抑制，検査などに思いつきを答える考え無精や関心が無くなると勝手に診察室から出て行く立ち去り行動など，我が道を行くといわれる特徴的な行動障害を示す。常同的周遊，常同的食行動，滞続言語，時間標的生活，反復行為などの常同行動もよく観察される。進行すると自発性の低下，食行動異常，遂行機能障害，喚語困難，失名辞，無言も認められる。

4．検査

MRIやSPECT/PETによる前頭側頭葉の現局性脳萎縮，血流代謝低下をみとめる（**図2**）。診断はNearyらの臨床診断基準に準拠して行う（**表3**）。

5．治療

FTDは脱抑制や非社会的行動，常同行動，食行動異常，非影響性の亢進などの家族や施設介護者に負担が大きい精神症状と行動障害が初期からあらわれるため，介護者に十分な病態理解の指導が重要である。FTDの反復行動，常同行動，強迫的訴えにSSRIが有効との報告がある。コリンエステラーゼ阻害薬に効果はみられず，脱抑制が悪化を示した例もあり，慎重投与が必要である。NMDA受容体阻害薬であるメマンチンが無感情，興奮，不安に対して有効との報告がある。無気力や精神症状にSSRIで効果不十分な場合は，非定型抗精神病薬が使用され

表3 前頭側頭型認知症（FTD）の臨床的診断特徴[4)]

人格変化と社会的接触性の障害が発症から疾患の経過を通して優位な特徴である。認知，空間的能力，行為，記憶といった道具的機能は正常か，比較的良好に保たれる。

Ⅰ. 中核的特徴：必須項目

潜行性の発症と緩徐な進行（少なくとも6ヵ月以上），社会的人間関係を維持する能力が早期から低下，自己行動の統制が早期から障害，感情が早期から鈍麻，早期からの病識の欠如。

Ⅱ. 支持的診断特徴

A. 行動異常
自分の衛生や整容の低下，思考の硬直と柔軟性の欠如，易転導性と維持困難（あきっぽい），口唇傾向と食行動の変化，保続と常同的行動，道具の強迫的使用。

B. 発語と言語
発話の変化（自発語の減少，発語の省略あるいは発話の亢進），常同的発話，反響言語，保続，無言症。

C. 身体徴候
原始反射，失禁，無動，筋強剛，振戦，低くて不安定な血圧。

D. 検査
①神経心理学的検査：高度な健忘，失語，知覚や空間的失見当識障害がないのに，前頭葉機能検査で有意な障害がみられる。
②脳波検査：認知症がみられるにもかかわらず，通常の脳波検査では正常。
③MRI，SPECT/PET：前頭葉や側頭葉の前方での異常が顕著。

（Neary D, et al.：Neurology, 51：1546-1554, 1998[4)] を一部修正）

るが，副作用も多い。現時点ではFTDの認知機能障害を改善させる薬はない。

6. 予後

ADに比して進行は早く，FTDでは平均8年，FTLD with MNDでは4年の生存とされる。

文　献

1) 日本認知症学会，編：認知症テキストブック．中外医学社，2008.
2) McKeith IG, Dickson DW, Lowe J, et al.：Consortium on DLB. Diagnosis and management of dementia with Lewy bodies；third report of the DLB Consortium. Neurology, 65：1863-1872, 2005.
3) Cairns NJ, Bigio EH, Mackenzie IR, et al.：Consortium for Frontotemporal Lobar Degeneration. Neuropathologic diagnostic and nosologic criteria for frontotemporal lobar degeneration；consensus of the Consortium for Frontotemporal Lobar Degeneration. Acta Neuropathol, 114：5-22, 2007.
4) Neary D, Snowden JS, Gustafson L, et al.：Frontotemporal lobar degeneration；a consensus on clinical diagnostic criteria. Neurology, 51：1546-1554, 1998.

疾 患 編

6. 認知症③ 脳血管性認知症

慶應義塾大学医学部 神経内科学　伊澤良兼・鈴木則宏

Key words　NINDS-AIREN, Hachinski Ischemic Score, Binswanger病

要　点

①脳血管性認知症は，脳血管障害に起因する認知症であり，臨床病型が多様で不均一な臨床診断群である。
②頭部画像検査は必須であるが，脳血管性認知症に特異的な画像所見はない。
③認知症と認知機能低下がない状態を区別可能な，脳血管障害の病理学的な閾値はない。
④脳血管障害の再発予防により，認知機能低下を抑制することが可能である。
⑤認知症の周辺症状として，せん妄，抑うつ，意欲低下などが問題となりやすく，非定型抗精神病薬，抗うつ薬，ニセルゴリンなどの投与を検討する。

重要ポイント

①脳血管性認知症は，脳血管障害に起因する認知症であり，臨床病型が多様で不均一な臨床診断群である。階段状の悪化，動揺性の経過が特徴とされ，認知症の自覚，人格は比較的保たれるが，自発性低下，意欲低下を認め，抑うつ傾向や情動失禁も伴いやすい。運動障害，感覚障害，視野障害など局所神経徴候を認め，歩行障害，排尿障害などの症状が，認知機能低下より先行することが多い。
②脳血管障害の再発予防を目的として，高血圧，脂質異常症に対する治療や，抗血小板療法，抗凝固療法などの治療を行うとともに，せん妄，抑うつ，意欲低下などの認知症の周辺症状に対し，非定型抗精神病薬，抗うつ薬，ニセルゴリンなどの投与を検討する。

A 定義と診断

脳血管性認知症（vascular dementia）は，脳血管障害に起因する認知症と定義され，アルツハイマー病に次いで，2番目に多い認知症である。

病因，症状，経過が極めて多様であり，不均一な臨床診断群ではあるが，「脳血管障害」と「認知症」の存在が，臨床症状と画像検査から確認されれば，脳血管性認知症の存在が疑われる。しかし「脳血管障害」と「認知症」の関連を直接証明するのは難しく，また，脳血管障害と危険因子が共通するアルツハイマー病との合併が疑われた

り，脳血管障害後のうつ病の存在が疑われる場合には，脳血管障害がどこまで認知症に影響しているのかを推測するのは困難である。

これまでにNINDS-AIREN[1]，ICD-10，ADDTC，DSM-Ⅳなど，複数の脳血管性認知症の診断基準が提唱されているが，各診断基準に基づいて脳血管性認知症と診断した場合の一致率は低いとの報告もあり[2]，疫学調査や実際の臨床での診断において，いずれの診断基準を採用するかが問題となる。

また，一般に「認知症」と診断された場合に，脳血管性認知症をほかの認知症と鑑別する指標として，Hachinski Ischemic Score (HIS)[3]や，HISに修正を加えたRosen modification of the HIS[4]やModified Ischemic Score[5]などが知られている（**表1**）。

なお，血管性認知機能障害（vascular cognitive impairment）という表現があるが，これは認知症の前段階といえる血管性認知機能障害（VCI-no dementia），脳血管性認知症（vascular dementia），アルツハイマー病と脳血管性認知症を合併した混合型認知症（mixed dementia）を包括した用語である[6]。

表1　Hachinski Ischemic Score[3]

特徴	点数
急性発症	2
階段状の増悪	1
動揺性の経過	2
夜間の錯乱（せん妄）	1
人格の相対的保持	1
うつ病	1
身体的愁訴	1
情動失禁	1
高血圧の既往	1
脳卒中の既往	2
アテローム硬化症合併の所見	1
局所神経症候	2
局所神経徴候	2

合計点数　≧7：多発梗塞性認知症
（いわゆる脳血管性認知症とほぼ同等），
≦4：変性疾患による認知症

（Hachinski VCら：Arch Neurol, 32：632-637, 1975より引用）

B　臨床病型

ここでは，NINDS-AIRENの診断基準[1]に従って，臨床病型を記述する。比較的大きな脳血管障害だけでなく，視床，海馬，角回などの，単一の小さな脳血管障害によっても，認知症を呈することがあることは認識しておく必要がある。

1．多発梗塞性認知症 (Multi-infarct dementia)

主幹動脈などの塞栓性梗塞，アテローム性梗塞による比較的広範な，多発した脳梗塞に伴う認知症である。片麻痺のほか，失語，失行，失認などの皮質脱落症状を伴う。

2．限局性脳梗塞型認知症 (Strategic single-infarct dementia)

視床，海馬，角回など認知機能と関連ある領域の，小さな限局した脳血管障害が原因と考えられる認知症で，健忘を主症状とする認知機能障害が多い。角回の障害では，感覚性失語，失読，失書，記憶障害，空間失認，構成失行が出現したり，視床傍正中動脈閉塞による視床背内側核の障害では，急性の意識障害，健忘をきたす。

3．小血管病変による認知症 (Small-vessel disease with dementia)

多発性ラクナ梗塞性認知症とBinswanger

病が含まれる。前者は基底核，大脳白質に多発性ラクナ梗塞を認める。Binswanger病は脳室周囲，半卵円を中心とした大脳白質病変による進行性の認知症で，基底核や白質にラクナ梗塞も認める。これらは前頭前野回路や視床皮質路の障害により，前頭葉性の認知症をきたすと考えられている。ラクナ梗塞性であれば，高血圧性の小動脈病変が病態の主体となるが，Binswanger病では，心疾患，頸動脈病変，小動脈の動脈硬化に起因する慢性的な低灌流も病態に関与している可能性がある。

4. 低灌流性脳血管性認知症 (Hypoperfusion)

心停止やショックなどによる広範囲の脳虚血，あるいは分水嶺領域などの局所的な低灌流が原因で生じる認知症である。

5. 脳出血性認知症 (Hemorrhagic dementia)

慢性硬膜下血腫，くも膜下出血や，視床出血，アミロイドアンギオパチーが関連した脳出血など，脳出血が原因となった認知症である。

6. その他の原因 (Other mechanisms)

遺伝性あるいは家族性の脳血管性認知症などが含まれる。

C 危険因子

基本的には脳血管障害が認知症の原因となるため，高血圧[7]，糖尿病[8]，脂質異常症，心房細動，飲酒，喫煙などが危険因子になると考えられる。

D 経過と症状

臨床病型の項で述べたように，原因となる脳血管障害の部位，大きさなどにより，症状は大きく異なる。

経過は，急性に症状が出現し，階段状の悪化，動揺性の経過を認めることが特徴とされる。ただし，多発性ラクナ梗塞性認知症，Binswanger病による認知症の場合は，神経脱落症状が前景に立たず，緩徐進行性の経過をたどることもある。

症状として，認知症の自覚や人格は比較的保たれるが，自発性低下，意欲低下を認め，抑うつ傾向であるとされ，情動失禁も伴いやすい。また，運動障害，感覚障害，視野障害など何らかの局所神経徴候を認め，記憶障害よりも歩行障害，排尿障害などの症状が先行することが多い。

逆に，早期から認知症の自覚が消失したり，人格変化，記憶障害，失語，失認などの症状がありながら，画像診断で対応する病変がない場合は，脳血管性認知症以外の原因を考慮すべきである（**表2**）。また，脳血管障害後には，抗血小板療法，抗凝固療法などを行うケースが多く，後遺症による転倒，打撲の危険性も高いことから，慢性硬膜下血腫，二次性水頭症などの除外診断を怠らないようにする。

E 画像所見

脳血管障害，あるいはBinswanger病のような白質病変の存在を確認する必要はある

表2 脳血管性認知症とアルツハイマー型認知症の比較

	脳血管性認知症	アルツハイマー型認知症
経過	急性発症・階段状悪化・動揺性	緩徐進行性に悪化
麻痺・歩行障害	認めることが多い	認めることは少ない
うつ・情動失禁	多い	少ない
認知症の自覚	保たれることが多い	早期から喪失することが多い
人格	保たれることが多い	早期から変化することが多い
脳血流SPECT	特異的所見なし，まだらに低下	頭頂・側頭葉の血流低下
頭部CT/MRI	特異的所見はないが脳血管障害あり	海馬を中心とした脳萎縮

が，脳血管性認知症に特異的な画像所見はない[1,5]。明らかな脳血管障害でなく，低灌流により認知機能低下が生じている場合は，通常のMRIのみでは明らかな異常所見を示さない可能性がある。脳血流SPECTでは，脳血管障害を起こした部位以外にも，広範囲に血流が低下していることがあり，前頭葉優位の血流低下が多い。また，血流低下部位の分布は，アルツハイマー病やその他の認知症との鑑別に役立つ可能性がある。

F 脳血管性認知症の病理

認知症と認知機能低下がない状態を区別する，脳血管障害の病理学的な閾値はない[9]。Binswanger病では，髄鞘染色で脳室周囲に広範な淡明化を認め，脱髄あるいは髄鞘・軸索の減少を認めるが，皮質下白質のU線維は病状が進行するまで維持される。また，深部白質の微小動脈に硝子変性を認めることが多い。しかし，これらの変化も特異的ではなく，どの程度白質病変が認められればBinswanger病とするのかなど，定義は不明確である。

G 大規模臨床試験

脳血管障害の再発は認知機能を大きく低下させる[10]が，逆に新たな脳血管障害の再発防止により，認知機能低下を抑制することが可能である[11]。

高血圧治療により認知症発症が抑制されたとの報告がいくつかあるが，抑制された認知症は，必ずしも脳血管性認知症だけではなく，危険因子が共通するといわれるアルツハイマー病も含まれている可能性がある点に注意が必要である。

Syst-Eurは，60歳以上の認知症を伴わない収縮期高血圧患者において，ニトレンジピン（エナラプリル，ヒドロクロロチアジド追加投与可能）とプラセボの比較を行ったものである。治療群では認知症（DSM-Ⅲ-Rに基づいて診断）の発症を50％低下させたが，MMSEスコア平均値では差を認めていない。また，認知症と診断された32症例のうち，わずか1例しか脳血管障害の既往がなく，脳血管性認知症と分類されたのは2例で，23例はアルツハイマー病と分類されている[12]。

PROGRESSでは，脳卒中あるいは一過性脳虚血発作の既往がある患者を対象として，ペリンドプリルとインダパミドによる実薬治療群とプラゼボ群とを比較している。結果，認知症発症率は実薬群で減少傾向を認めたものの有意ではなかった。一方，脳卒中を再発し，かつ認知症，または認知機能低下を認めた患者数は，実薬群で有意に少なかった[13]。ただし，PROGRESSでは脳血管性認知症やアルツハイマー病など認知症の病型別に検討されておらず，脳血管性認知症に対する効果のみを評価しているものではない。

HYVET-COGは，認知症のない年齢80歳以上の高血圧患者を対象に，インダパミド徐放剤（ペリンドプリルが追加投薬可能）とプラセボによる治療を比較検討した研究であるが，実薬群とプラセボ群で脳血管性認知症発症率に有意差を認めていない[14]。

以上のように，降圧治療による「脳血管性」認知症の予防効果については，結論が分かれるものの，高血圧治療による脳血管障害の再発予防効果は明らかであり，血圧管理は厳密に行うべきである。

認知症予防の観点からみた糖尿病の治療については，現在進行中であるACCORD-MIND[15]の結果が待たれる。ACCORD-MINDは，心血管疾患の既往があるか，高リスクと考えられる，HbA1c 7.5％以上の2型糖尿病患者を対象にして，血糖の強化療法群（目標HbA1c：＜6％）と標準治療群（目標HbA1c：7～7.9％）を比較したACCORD研究[16]のサブスタディである。糖尿病患者において，認知機能を維持するために，どのような治療が適切であるか，重要な情報を与えてくれるものと期待される。

H 治療

高血圧，糖尿病の治療以外にも，脂質異常症に対する治療や，抗血小板薬投与などによる脳血管障害の再発予防が重要となるが，詳細については他章に譲る。

保険適用外であるが，ドネペジル（アリセプト®）の脳血管性認知症に対する効果が報告されており[17, 18]，治療の選択肢となる可能性がある。

また，認知症に伴う周辺症状を，BPSD（Behavioral and Psychological Symptoms of Dementia）といい，せん妄，抑うつ，意欲低下，情動失禁などが問題となりやすい。

せん妄に対しては，非定型抗精神病薬で

表3 脳血管性認知症および周辺症状に使用される治療薬

症状	薬物
認知障害	ドネペジル（アリセプト®）*
せん妄	リスペリドン（リスパダール®）*　クエチアピン（セロクエル®）* チアプリド（グラマリール®）
うつ病	パロキセチン（パキシル®）　セルトラリン（ジェイゾロフト®） フルボキサミン（ルボックス®，デプロメール®）
自発性低下	ニセルゴリン（サアミオン®）　アマンタジン（シンメトレル®）

*は保険適用外

あるリスペリドン（リスパダール®），クエチアピン（セロクエル®）や，定型抗精神病薬としてはチアプリド（グラマリール®）などを使用することが多い。

抑うつに対しては，選択的セロトニン再取込み阻害薬SSRIであるパロキセチン（パキシル®），フルボキサミン（ルボックス®，デプロメール®），セルトラリン（ジェイゾロフト®）などを用いた治療を検討する。

このほか，意欲低下，自発性低下の改善を目的として，ニセルゴリン（サアミオン®），アマンタジン（シンメトレル®）の投与を検討する（**表3**）。

文　献

1) Román GC, Tatemichi TK, Erkinjuntti T, et al.：Vascular dementia；diagnostic criteria for research studies. Report of the NINDS-AIREN International Workshop. Neurology, 43：250-260, 1993.
2) Pohjasvaara T, Mäntylä R, Ylikoski R, et al.：Comparison of different clinical criteria (DSM-Ⅲ, ADDTC, ICD-10, NINDS-AIREN, DSM-Ⅳ) for the diagnosis of vascular dementia. National Institute of Neurological Disorders and Stroke-Association Internationale pour la Recherche et l'Enseignement en Neurosciences. Stroke, 31：2952-2957, 2000.
3) Hachinski VC, Iliff LD, Zilhka E, et al.：Cerebral blood flow in dementia. Arch Neurol, 32：632-637, 1975.
4) Rosen WG, Terry RD, Fuld PA, et al.：Pathological verification of ischemic score in differentiation of dementias. Ann Neurol, 7：486-488, 1980.
5) Loeb C & Gandolfo C：Diagnostic evaluation of degenerative and vascular dementia. Stroke, 14：399-401, 1983.
6) Moorhouse P & Rockwood K：Vascular cognitive impairment；current concepts and clinical developments. Lancet Neurol, 7：246-255, 2008.
7) Yoshitake T, Kiyohara Y, Kato I, et al.：Incidence and risk factors of vascular dementia and Alzheimer's disease in a defined elderly Japanese population；the Hisayama Study. Neurology, 45：1161-1168, 1995.
8) Ott A, Stolk RP, van Harskamp F, et al.：Diabetes mellitus and the risk of dementia；The Rotterdam Study. Neurology, 53：1937-1942, 1999.
9) Neuropathology Group：Medical Research Council Cognitive Function and Aging Study. Pathological correlates of late-onset dementia in a multicentre, community-based population in England and Wales. Neuropathology Group of the Medical Research Council Cognitive Function and Ageing Study (MRC CFAS). Lancet, 357：169-175, 2001.
10) Srikanth VK, Quinn SJ, Donnan GA, et al.：Long-term cognitive transitions, rates of cognitive change, and predictors of incident dementia in a population-based first-ever stroke cohort. Stroke, 37：2479-2483, 2006.
11) Sachdev PS, Brodaty H, Valenzuela MJ, et al.：The neuropsychological profile of vascular cognitive impairment in stroke and TIA patients. Neurology, 62：912-919, 2004.
12) Forette F, Seux ML, Staessen JA, et al.：Prevention of dementia in randomised double-blind placebo-controlled Systolic Hypertension in Europe (Syst-Eur) trial. Lancet, 352：1347-1351, 1998.
13) Tzourio C, Anderson C, Chapman N, et al.：Effects of blood pressure lowering with perindopril and indapamide therapy on dementia and cognitive decline in patients with cerebrovascular disease. Arch Intern Med, 163：1069-1075, 2003.
14) Peters R, Beckett N, Forette F, et al.：Incident dementia and blood pressure lowering in the

Hypertension in the Very Elderly Trial cognitive function assessment（HYVET-COG）；a double-blind, placebo controlled trial. Lancet Neurol, 7：683-689, 2008.
15) Williamson JD, Miller ME, Bryan RN, et al.：The Action to Control Cardiovascular Risk in Diabetes Memory in Diabetes Study（ACCORD-MIND）；rationale, design, and methods. Am J Cardiol, 99：112i-122i, 2007.
16) ACCORD Study Group, Buse JB, Bigger JT, Byington RP, et al.：Action to Control Cardiovascular Risk in Diabetes（ACCORD）trial；design and methods. Am J Cardiol, 99：21i-33i, 2007.
17) Wilkinson D, Doody R, Helme R, et al.：Donepezil in vascular dementia；a randomized, placebo-controlled study. Neurology, 61：479-486, 2003.
18) Black S, Román GC, Geldmacher DS, et al.：Efficacy and tolerability of donepezil in vascular dementia；positive results of a 24-week, multicenter, international, randomized, placebo-controlled clinical trial. Stroke, 34：2323-2330, 2003.

疾 患 編

7．髄膜炎，脳炎，脳膿瘍

埼玉医科大学 神経内科・脳卒中内科 **阿部達哉・荒木信夫**

Key words 髄膜炎，脳炎・脳症，脳膿瘍

要 点 中枢神経炎症は，感染性，非感染性に大別されるが，感染性中枢神経炎症は致命的な経過をとることも少なくなく，脳血管障害にならび神経内科領域における救急疾患の代表である。髄膜炎は，一般的に炎症は髄膜にとどまるが，脳へ炎症が波及した場合は脳炎や脳膿瘍に至り，重症となるため，全身管理も必要となる。一方，非感染性中枢神経炎症は自己免疫機序により生じるものが多く，治療により比較的重症化しにくいが，悪性腫瘍に合併する場合は原疾患の予後に左右される。髄膜炎，脳炎など中枢神経炎症を疑った場合は，病歴（既往歴・患者背景・基礎疾患の有無），バイタルサイン・診察・検査所見から得た結果を適切に判断し，早期に原因を明らかにすることが，治療戦略面で非常に重要となる。また感染性脳炎と鑑別すべき疾患として脳症があるが，本稿においても一部追補する。各疾患の詳細については，紙面の制限のため引用文献を参考とされたい。

重要ポイント

①中枢神経感染症は critical な疾患であり，早急かつ的確な診断･適切な治療に努める。
②近年，自己免疫性疾患に関連した脳炎・脳症が注目されている。

A 問診・診察・検査

1．病歴の聴取（表1）

患者が受診した際に，まず詳細な問診をすることが重要であり，症状の経過と内容，職業，海外渡航や薬剤使用の有無など確認すべき点は多い。患者本人の意識状態が悪い場合，正確に病歴聴取ができないため，必ず家族や友人などからも情報を集めることが必要である。問診をする際には，病歴には診断に重要となる鍵が隠されている可能性を常に念頭に置きながら聴取をすることが大切である。

2．診察（表2, 3）

熱型や項部硬直など髄膜刺激徴候，その他，神経欠損症状や痙攣などの刺激症状の有無が重要となるため診察は入念に行う。中枢神経以外に炎症所見がある場合もある

表1　中枢神経感染症の診察時における病歴の確認事項

- 地理，季節的流行など
- 海外渡航歴
- 動物との接触や昆虫の刺傷の有無
- 免疫状態
- 職業

(Chaudhuri Aら：Postgrad Med J, 78 : 575-583, 2002を改変して引用)

表3　中枢神経感染症にて認められる神経学的異常所見

意識障害，片麻痺，失語，失調，錐体路症状（腱反射亢進，病的反射：Babinski反射，Chaddock反射など），脳神経障害（眼球運動障害，顔面筋麻痺），不随意運動（ミオクローヌス，振戦など），部分てんかん発作

(Chaudhuri Aら：Postgrad Med J, 78 : 575-583, 2002を改変して引用)

表2　診察時の注意事項

- 全身状態：胸部・腹部診察所見，口腔内観察，皮膚，粘膜，リンパ節の状態
- 神経学的診察：巣症状としての皮質症状・脳幹症状，自律神経症状の有無

(Chaudhuri Aら：Postgrad Med J, 78 : 575-583, 2002を改変して引用)

表4　中枢神経感染症の検査

- 血算・生化学，胸部X線
- 脳波
- CT，MRI（造影を含め）
- SPECT
- 脳脊髄液検査（抗体・PCRを含め）
- 脳生検

(Chaudhuri Aら：Postgrad Med J, 78 : 575-583, 2002を改変して引用)

ため，一般身体所見も必ず確認する。例えば皮膚症状として紅斑を認めた場合は，水痘帯状疱疹ウイルスやリケッチア感染症を疑い，耳下腺炎を認めた場合はムンプス感染症，呼吸器症状を認めた場合はインフルエンザやマイコプラズマ感染症を疑う。

3．検査（表4）

中枢神経炎症を疑う場合はまず脳脊髄液検査を行う。加えて合併症の確認や，非感染性脳炎を疑う場合は悪性腫瘍や膠原病などの基礎疾患の潜在を確認するための検査を行うことも重要である。特に細菌性感染では，他の臓器・部位での炎症から波及することもあるため，疑った場合は，必ず血液，喀痰，尿などの各種培養検査やpolymerase chain reaction（PCR）法を用いたDNA検査を追加する。ウイルス感染では，血液や脳脊髄液内の抗体検査，脳脊髄液中のPCR検査は原因の検索や治療効果の判定に有用である。しかしヘルペスウイルス感染以外のウイルス感染では，細菌感染性のものに比べ，原因となる病原体を確認できない場合も少なくない。

検査は上記のような病原体検索以外に，意識障害，神経欠落症状や痙攣などの刺激症状を認めた場合は，脳炎や脊髄炎などの生じた部位を確認するため，各種画像検査が必要となる。とりわけ造影剤を用いたMRIは重要であるが（**図1**），急性期炎症や脳膿瘍では拡散強調画像も有用である（**図2**）。髄膜炎では脳実質内への造影効果はあまりみられないが，髄膜の造影効果を認める。意識障害のある場合は脳炎の可能性も考え，脳波やsingle photon emission computed tomography（SPECT）を用いた脳血流検査を追加する。多くの場合，脳炎において脳波で部分的な棘波や徐波を認め，SPECTによる脳血流検査で血流増加を認めるため，炎

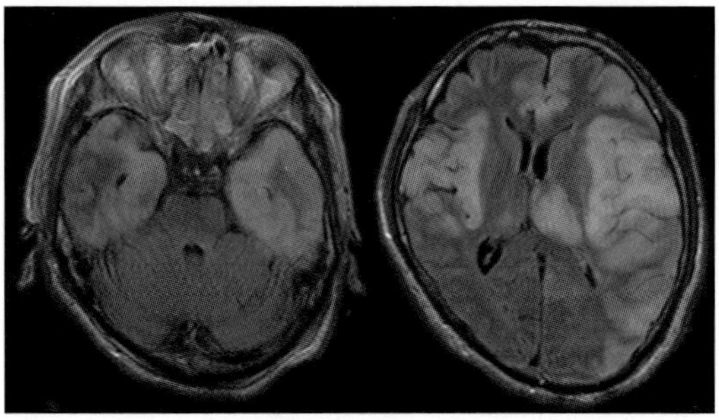

図1　ヘルペス脳炎
造影後FLAIR画像。
両側前頭葉，側頭葉皮質および左視床に高信号域を認める。炎症は神経細胞のある部分に認められ，強い浮腫をともなっている。

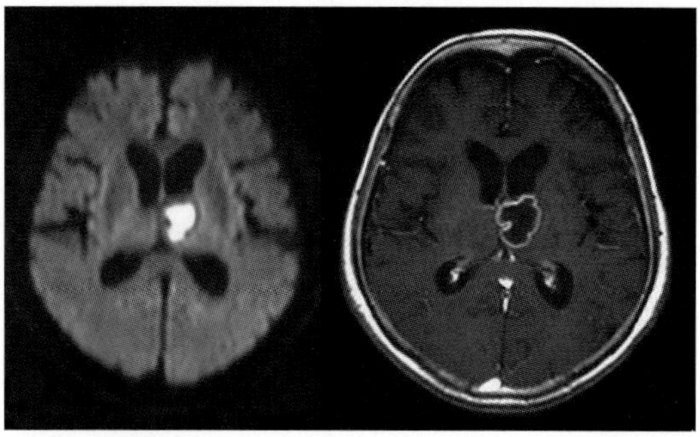

図2　脳膿瘍
拡散強調画像（左）とガドリニウム造影T1強調画像（右）。
拡散強調画像では，膿瘍内部は高信号を呈する。一方，ガドリニウム造影T1強調画像ではリング状造影効果を認める。脳膿瘍では，ガドリニウムT1強調画像でのリング状造影効果の内部が拡散強調画像においては高信号を示すことが特徴である。

症による障害部位を同定することができる。

1）一般検査

血算，生化学検査，尿検査，各種培養検査などで，全身の炎症状態を把握し，細菌感染を疑う場合はCT・MRI・エコーなどを用いた全身画像検索（副鼻腔，肺，心腔内など）を行う。疑われる病原体についてはその特異抗体を検査する。

2）脳波

脳炎の場合は痙攣など局所症状となる巣症状を伴うこともあり，脳波所見では限局的異常をみることが多い。痙攣の際にはてんかん波形をみる。また脳症との鑑別に有用でもあり，脳症の場合は全誘導での脳波の低活動や徐波を認める。しかしヘルペス脳炎の場合は初期には徐波を認めることもあり，経過をみながら追跡していくことも必要である。

3）脳脊髄液検査

脳脊髄液検査は画像所見と同様に必須であり，診断後の治療開始および治療中に行うことによって効果判定となる重要な情報源となる。脳脊髄液検査の手技としては腰椎穿刺が用いられることが多い。施行の際に注意すべきことは，必ず施行前に診察所見や画像所見より脳内圧亢進を否定することである（**表5**）。

脳脊髄液検査を行う場合は，i）脳脊髄液糖の値と血糖値を比較するため必ず血液検査を同時に行うこと，ii）後日に抗体検査など追加検査をすることがあるため余分に採取しておくこと，iii）初回検査では診断がつかないことも少なくなく，繰り返し検査を行うこと，iv）点滴に糖分が含まれる場合，血糖値に影響するため検査前に点滴を行っている場合は糖分の入っていない輸液製剤へ変更しておくことをお勧めする。

脳脊髄液検査における確認すべき検索項目は①脳脊髄液圧，②外観および性状，③細胞数およびその組成，④蛋白や糖などの

表5　脳脊髄液検査の際の注意事項

- 脳脊髄液圧の測定は重要である
- 採取した脳脊髄液は迅速に検査を行うこと
- 脳脊髄液/血糖比や蛋白定量を行うこと
- 単純・水痘帯状疱疹ヘルペス，結核菌感染を疑った場合はPCR検査を行う
- 抗体検査も行う
- 以下の場合は行わない
  ①脳内圧亢進状態　②痙攣重積状態
  ③全身痙攣直後
  ④血液凝固異常や血小板減少

(Chaudhuri Aら：Postgrad Med J, 78 : 575-583, 2002を改変して引用)

生化学成分，⑤その他，抗体価などの免疫学的検査やPCR法を用いたDNA検査などがある。脳脊髄液検査の結果，白血球数増加がない場合は，感染症以外の原因を考える。

①脳脊髄液圧

一般的に髄膜炎や脳炎では圧は上昇するが，緊張や疼痛でも圧が上昇し，誤診を招くことがあるため，安定した状態での測定が必要である。結核性髄膜炎は，癒着性くも膜炎を合併することがあり，Queckenstedt試験による髄液還流障害の有無の確認は診断に有用である。

②外観と性状

正常は水様透明であるが，出血を伴う場合はキサントクロミーを伴う。出血がみられる重症の単純ヘルペス脳炎で，この所見がみられる。白血球数が増えると混濁や日光微塵がみられる。

③細胞数およびその組成

正常は5/mm^{3}以下である。中枢神経炎症では，急性化膿性髄膜炎，脳膿瘍などの細菌感染で著明な細胞数増多と好中球優位のパターンをとる。しかしウイルス感染急性期や真菌感染，結核感染でも好中球優位のパターンをとることがあるが，細菌性に比べ細胞数が少なめであり，培養検査などと組み合わせて，治療経過で追跡していくと鑑別できることが多い。

④生化学成分

蛋白；結核性髄膜炎で，癒着性くも膜炎を認める場合は，脳脊髄液還流の障害が生じるため高値となる。0.5g/dl以上の場合，採取後に脳脊髄液が凝固するFroin徴候がみられることがある。

糖；脳脊髄液中の糖は血糖由来で，血糖値の約60％程度が正常下限となる。中枢神経炎症の場合は低下し，細菌，真菌，結核菌感染の場合はウイルス感染性の場合より低値となる。また炎症により産生されるIgGやサイトカイン（IL-1, IL-6, TNF-α，IFN-γ）も上昇する。

B 感染性中枢神経炎症

【髄膜炎・脳炎（表6）】

診断にはまずは病歴聴取が重要となる。一般的に症状は頭痛のみがほとんどで，MRI・CTなどの画像検査では明らかな異常所見は認められない。頭痛以外に意識障害や痙攣発作，片麻痺などを生じ，診察所見でこれらを確認した場合は，脳炎と診断する。髄膜炎のエピソードに伴い脳炎の経過をとった場合は髄膜脳炎と診断する。

原因の多くは感染性であり，病原体別に細菌性，ウイルス性，真菌性，結核性が代表である（**表6**）。特に細菌性，ウイルス性に関しては先行する感冒症状の存在を確認し，血液検査とともに脳脊髄液検査におけ

表6 感染性脳炎の病原体

1）ウイルス性
DNAウイルス感染症：ヘルペスウイルス（単純ヘルペスウイルス1型・2型，水痘帯状疱疹ウイルス，Epstein-Barrウイルス，サイトメガロウイルス，ヒトヘルペスウイルス6型，7型など），アデノウイルス（1，6，7，12，32型）
RNAウイルス感染症：インフルエンザウイルス（A型），エンテロウイルス（9，71型），ポリオウイルス，麻疹ウイルス，風疹ウイルス，ムンプスウイルス，狂犬病ウイルス，アルボウイルス（日本脳炎ウイルス，ラクロスウイルス，セントルイス脳炎ウイルス，西ナイル脳炎ウイルス，西部・東部・ベネズエラ馬脳炎ウイルス），レオウイルス（コロラドダニ熱ウイルス），レトロウイルス（HIVウイルス）

2）細菌性感染症
ブドウ球菌，肺炎球菌，（細菌性髄膜炎の原因菌）
結核菌，マイコプラズマ，リステリア菌，ボレリア（ライム病），Tropheryma whipplii（Whipple病），梅毒トレポネーマなど

3）リケッチア感染症
（つつが虫病，ロッキー山猩紅熱，Q熱など）

4）真菌感染症
クリプトコッカス症，アスペルギルス症，カンジダ症，コクシディオ症，ヒストプラズマ症など

5）寄生虫感染症
アフリカトリパノソーマ症，トキソプラズマ症，エキノコッカス症など

（Chaudhuri Aら：Postgrad Med J, 78 : 575-583, 2002を改変して引用）

る白血球分画が多核球優位なのか単核球優位なのかで区別することで，おおむねの診断が可能となる。ただしウイルス感染の急性期では多核球が優位となることもあり，脳脊髄液の色調，脳脊髄液中の糖の血糖値に対する比（髄液糖/血糖）や臨床症状，血液検査における炎症反応を含めて判断が必要となる。

一般的には細菌性髄膜炎での脳脊髄液中の白血球数は1000/mm^{3}を超えることが多く比較的鑑別できるが，単に脳脊髄液所見のみでの判断をせず，全身を含めた診察所見や神経診察所見，培養などを含めた血液検査所見などの情報を迅速に収集することに努めることが，適切な治療方針の決定につながることを改めて強調したい。

1．細菌性感染症[2)]

細菌性中枢神経感染症は，急性髄膜炎，亜急性および慢性髄膜炎・脳炎，脳膿瘍があり，重症化しやすく緊急的対応が必要となるため，早期診断・早期加療が望まれる。

細菌性急性髄膜炎は，発熱・頭痛・嘔吐，髄膜刺激徴候を認める。発熱する場合は高熱であり，頭痛や検査結果で認められる炎症反応もウイルス性と比べ高度なものとなる。脳脊髄液検査では多核白血球優位の著明な白血球数増加と髄液糖低値が特徴である。副鼻腔炎，中耳炎，虫歯からの炎症波及で生じることもあるため，病歴とともに注意深い診察が重要である。原因菌検索の手段として，咽頭粘液や喀痰，尿，血液などの各種培養を行っておくことも非常に重要である。脳膿瘍を形成した場合は，脳圧亢進状態となり，下記にある抗生物質による治療に加え，脳圧降下剤による治療や外科治療などを考慮する[3)]。

細菌性髄膜炎の治療に関しては，日本神経治療学会が作成したガイドラインがあり参考となる[4)]。髄液所見から本症が疑われた場合は，細菌培養における同定結果を待たずに治療を開始することが重要である。起因菌同定前は，髄液移行性のよい抗生物質を選択するのがよい。成人では第3世代セフェム系抗生物質であるcefotaxime，cefotriaxoneが第一選択となる。これらでは腸球菌をカバーできないため，一般的にampicillinが併用される。しかし近年penicillin耐性ブドウ球菌（PRSP）を主体とする耐性菌の検出頻度が増加しており，髄液移行性や有効性

の点から，カルバペネム系抗生物質であるpanipenem/betamipronやmeropenemが有効とされる。vancomycinもMRSAを考慮して使用されることもあるが，vancomycin耐性菌の発生が危惧されるため，中止の必要性がある場合は速やかに中止する。細菌性髄膜炎の中枢神経症状については，炎症性サイトカイン（IL-1，TNF-αなど）が関与していると考えられており，これらは発症後数時間以内に発生することから，早期のステロイド剤の使用が有効と考えられている。特にdexamethasoneを抗生物質投与開始10〜20分前に2〜4日間投与することで，炎症性サイトカイン抑制効果や脳浮腫・脳圧軽減効果が期待でき，転帰が良好となるとされている。実際の使用には慎重な判断が必要であり，①敗血症を伴っている場合，②すでに抗生物質が開始されている場合，③適切な抗生物質が投与されていない場合は，十分な効果が得られず予後を悪くする可能性があるため，このような場合にはステロイド剤は使用しない。

2．ウイルス性感染症[5,6)]

髄膜炎の原因の中で遭遇する機会が最多である。臨床症状は頭痛，嘔吐，発熱であるが，細菌性髄膜炎に比べて軽微であるのも特徴である。脳脊髄液検査ではリンパ球優位の軽度〜中等度の白血球数増加を認める。後述の結核性髄膜炎との鑑別が重要であり，脳脊髄液中の糖の値や脳脊髄液白血球数がその際の参考所見ともなる。異型リンパ球はEBウイルスやサイトメガロウイルス，単純ヘルペスウイルス感染の際にみられることがある。脳脊髄液のPCR検査は感度，特異度とも高く診断に有用であるが，抗ウイルス薬開始後は1週間ほどで陰性化することがあり，治療開始前の検体を保存しておくことが重要である。抗体価は発症後10日で上昇し，1ヵ月ほどでピークに達するため，抗体価測定はPCRよりも治療開始後の指標として有用である。特に単純ヘルペスウイルスでは重篤な脳炎をきたし，治療経過も長くなるため，早期診断ツールとしてPCRが，治療効果の判定には抗体価の測定がそれぞれ有用となる。治療方針としては，発熱，痙攣，脳圧亢進などに対して，対症療法が中心となる。抗ウイルス薬としては，ヘルペスウイルスに対しては，aciclovir，ara-Aが，サイトメガロウイルスに対してganciclovirが用いられ，他に免疫グロブリンやステロイドが用いられることもある。また二次感染予防にpenicillin系やcefem系抗生物質が併用されることも多い。

3．結核性感染症[7)]

脳炎の合併である髄膜脳炎の形態をとることが多い。臨床症状は発熱，頭痛に加えて意識障害を伴うことがある。頭痛は慢性の経過をとることもあるため，問診で頭痛が長期間自覚されていたことを確認した場合は本疾患も疑うことが重要である。脳脊髄液検査では500/mm^{3}以上の髄液中白血球数の高値（リンパ球優位）と髄液糖/血糖比の著しい低下やキサントクロミーの存在が特徴である。脳画像検査では造影MRI・CT検査で，橋脳底部に多くみられる髄膜増強効果や結核腫の確認が診断の有力な情報となることもある。疑った場合は脳脊髄液中の結核菌の証明のため，抗酸菌染色やPCR

検査を行う。特にnested-PCR法は通常のPCR法と比べ，感度が1000倍程度とされるため推奨されている。治療は抗結核薬（isoniazid：INH，rifampicin：RFP，ethanbutol：EB，streptomycin：SM，pyrazinamide：PZA）が用いられる。従来はINH，RFP，SMまたはEBの3剤併用が基本であったが，PZAを加えた4剤併用が行われるようになっている。

4．真菌性感染症[8)]

中枢神経感染症における真菌感染の頻度は他の病原体と比較して少ないが，HIV感染など免疫不全状態などで発症するため，近年増加傾向ともいわれ，初回診察時には必ず念頭に置いておいたほうがよい。臨床症状は，結核性と同じく頭痛は慢性の経過をとることがある。原因としてはクリプトコッカス，カンジダ，アスペルギルスの3種がほとんどである。それぞれの臨床像は，クリプトコッカスは髄膜脳炎，カンジダは髄膜炎，脳膿瘍，出血性梗塞，アスペルギルスは脳膿瘍，肉芽腫，血管炎などの血管障害の形態をとる。診断には脳脊髄液や中枢神経組織内の菌体証明であり，鏡検・培養，抗原測定やPCR検査に頼らざるをえない。染色法としては墨汁染色が有名であるが診断率は50～60％とされ十分ではない。墨汁染色でなくともサムソン染色でも検出可能である。βDグルカンは多くの真菌感染症で陽性となるため特異度が低く，各種PCR検査や抗原測定法が必要となる。治療は，従来よりamphotericin B（AMPH-B）と5-flucytosine（5-FC）の併用がgolden standardとされているが，AMPH-Bは腎障害をはじめとした重篤な副作用が強いため，腎障害などで，AMPH-Bが使用しにくい場合は，副作用も比較的少なく，長期的投与も可能で，髄液移行性のよいfluconazole（FLCZ）が第一選択となる場合が多い。AMPH-Bは副作用が多いイメージが強いが，副作用を軽減する目的でlyposome化したAMPH-B製剤がすでに国内発売されており，真菌性髄膜炎に対する治療効果が期待される。

C　非感染性中枢神経炎症および脳症（表7）

従来，中枢神経炎症を伴わず，全体的な脳機能障害をきたす病態（**表8**）を指すものを脳症と称していたが，症状が意識障害のみである場合や，橋本脳症のように自己免疫機序が関与した病態にも脳症という疾患名が用いられているため，用語については混乱が生じやすいのが現状である。まずは

表7　脳症，自己免疫性脳炎・脳症の原因

1）低酸素状態
2）代謝異常（甲状腺クリーゼなど）
3）栄養欠乏状態
4）中毒
5）全身感染症
6）疾患重篤状態
7）悪性高血圧
8）ミトコンドリア病（Rye症候群，MELAS）
9）橋本脳症
10）傍腫瘍症候群
11）悪性症候群
12）外傷による脳損傷
13）非痙攣状態のてんかん
14）自己免疫疾患・非感染性炎症性疾患
　（SLE, サルコイドーシス，ベーチェット病など）

（Chaudhuri Aら：Postgrad Med J, 78 : 575-583, 2002を改変して引用）

表8　脳症を疑うポイント

1）発熱，頭痛など髄膜刺激症状を欠く
2）精神状態において退行を認める
3）神経学的診察にて明らかな巣症状を欠く（低血糖による脳症を除く）
4）血液検査や尿検査において，原因と考えられる明らかな異常所見を認める
5）血液検査で白血球数の上昇がない
6）脳脊髄液検査で異常所見がない
7）脳波において全般性徐波を認める
8）MRI で異常所見を認めない
9）何らかの基礎疾患を有する

（Chaudhuri A ら：Postgrad Med J, 78 : 575-583, 2002 を改変して引用）

感染症由来でなく，脳脊髄液検査で細胞数増多を欠き，画像や脳波で巣病変が確認できない場合を脳症と称するのがよいと考えられる。

脳症の原因は多いため，本稿では以下の3項目に絞って述べる。

1．亜急性または慢性髄膜炎・脳炎[9)]

亜急性または慢性髄膜炎の経過をとるものが多く，結核性，真菌性中枢神経感染症との鑑別が重要となる。サルコイドーシス，ベーチェット病，Vogt-小柳-原田病，全身性エリテマトーデスなどの血管炎を生じる膠原病，髄膜癌腫症，Mollaret髄膜炎などが原因として挙げられ，各疾患に特異的な検査を行う必要がある。各疾患の詳細については成書を参考とされたい。最終的に確定診断に至らず，髄膜や脳の生検が必要となる場合もある。

2．急性散在性脳脊髄炎[10)]

自己免疫機序により生じる疾患として，多発性硬化症と急性散在性脳脊髄炎がある。前者については別項を参照されたい。急性散在性脳脊髄炎は，発症数日～数週間前の先行感染またはワクチン接種を契機に，運動麻痺・感覚障害・構音障害などさまざまな神経症状をきたし，その病巣は脳，脊髄，神経根にまで及ぶ中枢神経疾患である。MRIでは多発性硬化症などと同様に，MRIで脳・脊髄に病変を認めるため鑑別が重要となる。脳脊髄液検査で細胞数と蛋白の増加の所見が鑑別として有用となることがある。水痘帯状疱疹ウイルス，Epstein-Barrウイルス，マイコプラズマ感染が先行することがあり，原因検索の一環として，鑑別となる基礎疾患の存在の確認とともにこれら病原体の感染の有無を検索することも重要となる。急性期治療としては，methylpredonisoloneによるステロイドパルス療法が選択される。

3．自己免疫性脳炎・脳症[11)]

近年，多発性硬化症や急性散在性脳脊髄炎の他に，脳炎や脳症の中に自己免疫機序が関与していること明らかとなってきた疾患があり，自己免疫性脳炎・脳症と称されるようになった疾患群がある。とりわけ非ヘルペス性辺縁系脳炎という疾患概念が注目され，辺縁系の障害をきたすことから，単純ヘルペス脳炎との比較がされるが，感染性ではなく各種の自己抗体の関与が指摘されている。特に卵巣奇形腫などの腫瘍より産生される抗神経抗体の証明が診断の決め手となることがあるため，非感染性脳炎の場合は悪性腫瘍や膠原病などの全身検索が必要となる。橋本脳症においても近年，原因としてN-末端α-enolase抗体が特異的に陽性となることが判明し，単にホルモンの影響ではなく，自己免疫性脳炎の範疇であるものと考えられている[12)]。

文　献

1) Chaudhuri A & Kennedy PGE：Diagnosis and treatment of viral encephalitis. Postgrad Med J, 78：575-583, 2002.

2) 和田健二，中島健二：細菌性髄膜炎．Clinical Neuroscience, 23：752-755, 2005.

3) 島津智一，荒木信夫：脳膿瘍．Clinical Neuroscience, 23：756-759, 2005.

4) 糸山泰人，亀井　聡，細矢光亮，ほか：細菌性髄膜炎の診療ガイドライン．神経治療学, 24：69-132, 2007.

5) 水谷智彦：ウイルス性髄膜炎．Clinical Neuroscience, 23：773-776, 2005.

6) 森島恒雄：ヘルペス脳炎の髄液診断．Modern Physician, 19：1371-1374, 1999.

7) 穂積昭則，伊藤雅史，平田幸一：結核性髄膜炎．Clinical Neuroscience, 23：767-769, 2005.

8) 藤木直人，田代邦雄：真菌性中枢神経感染症のトピックス．Modern Physician, 19：1367-1370, 1999.

9) 林　健：注意すべき亜急性髄膜炎．Modern Physician, 19：1392-1394, 1999.

10) 吉良龍太郎：急性散在性脳脊髄炎．Modern Physician, 24：1869-1871, 2004.

11) 亀井　聡：非ヘルペス性辺縁系脳炎．Clinical Neuroscience, 23：812-815, 2005.

12) 栗山　勝，藤井明弘，米田　誠：橋本脳症の臨床病態．Annual Review 神経2005：221-229, 2005.

疾患編

8. パーキンソン病

順天堂大学医学部附属順天堂医院 脳神経内科　深江治郎・波田野琢・服部信孝

Key words　黒質神経細胞脱落，安静時振戦，固縮，無動，姿勢反射障害

要　点
①パーキンソン病はもっとも多い神経変性疾患の一つである。病理学的所見では中脳の黒質神経細胞の脱落およびレビー小体の出現がみられる。
②パーキンソン病の主な症状としては振戦，固縮，無動，姿勢反射障害がみられ，これらの症状は徐々に進行していくことが多い。
③パーキンソン病の治療は薬物療法が中心となるが，最近では外科的療法も組み合わせて加療していくことが可能となった。

重要ポイント
①パーキンソン病（PD）では振戦，固縮，無動，姿勢反射の障害の評価を行う。
②頭部MRI，頭部CTで二次性パーキンソニズムの除外をする。また，MIBG心筋シンチの取り込みの低下はPDの診断の一助となる。
③PDの治療は薬物療法と外科的療法があり，症状に合わせて組み合わせる。

パーキンソン病（Parkinson's disease：PD）はアルツハイマー病に次いで多い神経変性疾患であり，主な症状としては安静時振戦，無動，固縮，姿勢反射障害が認められる。本邦においてもPDの有病率が上昇しており[1]，今後も高齢化社会を迎えることよりPD患者数の増加が予想されている。そのため，日常診療で接する機会も多くなると考えられる。本稿ではPDの症状，診断法，治療などについて解説する。

A 病理

PDの病理学的所見としては，中脳の黒質神経細胞の脱落とレビー小体の出現である[2]。黒質神経細胞はメラニンを含有しており，肉眼的に黒色を呈している（**図1-A**）。PDではメラニン含有細胞が脱落するために黒質の脱色素がみられる（**図1-B, D**）。PDではその他に青斑核，迷走神経背側核やMeynert基底核が脱落することが知られている。レビー小体は神経細胞内に形成される封入体である（**図1-E**）。家族性PDの原因

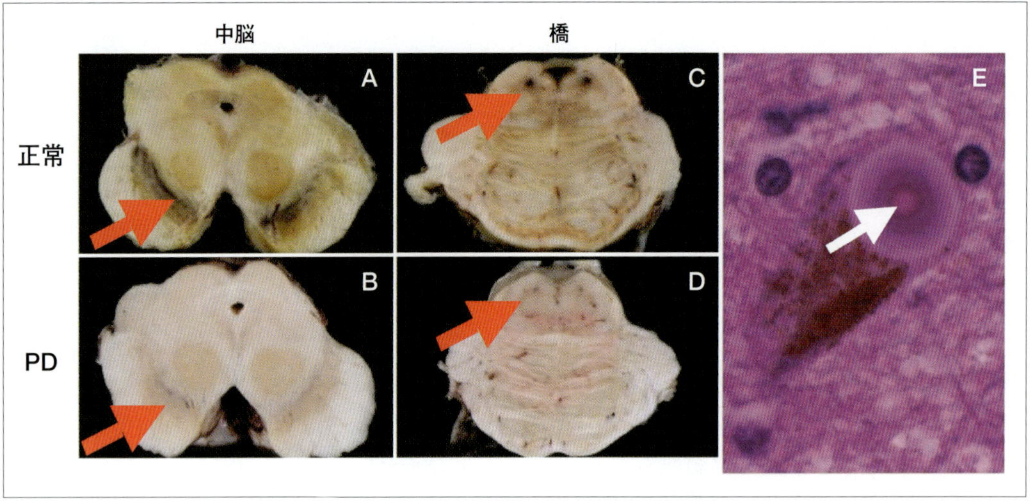

図1 正常例（A, C）と比較すると PD（B, D）の黒質および青斑核の脱色素がみられる（矢印）。レビー小体は好酸性コア（core）（矢印）とその周囲のハロー（halo）からなる（E）。

遺伝子の一つに α-synuclein があるがレビー小体の主要な構成成分であることが確認され，孤発性PDの発症にも α-synuclein が関与していると考えられている。

従来，PDの神経変性は黒質から始まると考えられていた。しかし，Braakらは多数のPDの剖検例に α-synuclein の免疫染色を行い，どの部位から神経変性が始まるかを検討した[3]。その結果，PDの神経変性は迷走神経背側核や嗅球より始まるということが提唱された。それから，脳幹部の延髄から中脳に変性が上行し大脳皮質に広がっていくと可能性を示唆した。

B 症状

1．振戦

振戦は律動的な不随運動であり，PDでは安静時振戦，動作時振戦，企図振戦などのいろいろな振戦が出現する。もっとも PDの初発症状として多いものは一側性の安静時振戦（4～6Hz前後）とされている（**図2**）[5]。特に親指と示指および中指と擦り合せるような振戦を‘pill-rolling movement（丸薬まるめ運動）’と呼び，典型的なPDでよくみられる。

PD原因遺伝子

約5％前後のPD患者に家族歴があり，いくつかのPD原因遺伝子が同定されている[4]。α-synuclein は最初に同定された遺伝子であり，α-synuclein 蛋白の異常凝集がPDの発症と関連していると考えられている。その他のPD遺伝子産物（parkin, PINK1, DJ-1, LRRK2）などの機能解明がPDの発症機序につながるとされ研究が進められている。

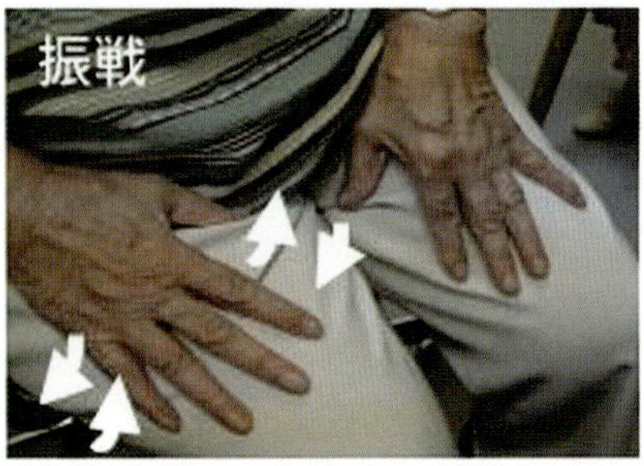

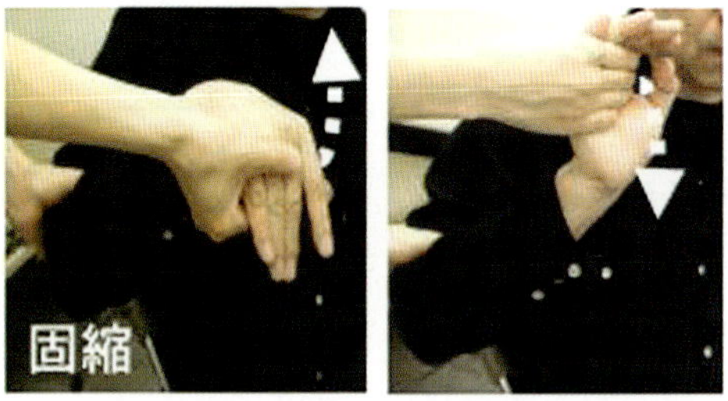

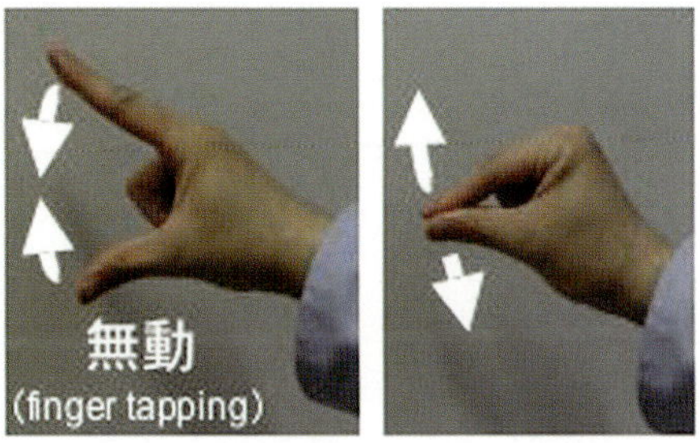

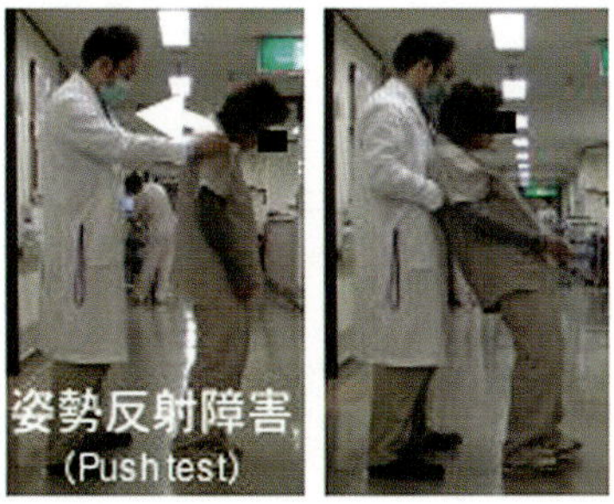

振戦：患者をリラックスして座らせた状態で10秒の間観察し,最大の振幅を記載する。 (四肢) 0: **正常** 振戦なし 1: **ごく軽度** 1cm以下 2: **軽度** 1cm以上～3cm以下 3: **中等度** 3cm以上～10cm以下 4: **高度** 10cm以上 (顎および口) 0: **正常** 振戦なし 1: **ごく軽度** 1cm以下 2: **軽度** 1cm以上～2cm以下 3: **中等度** 2cm以上～3cm以下 4: **高度** 3cm以上	Score 頸部 □ 右上肢 □ 左上肢 □ 右下肢 □ 左下肢 □
固縮：患者がリラックスした状態で四肢および頸部の関節を受動的に動かす。 0: **正常** 固縮なし 1: **ごく軽度** 他の部位の随意運動でのみ誘発される固縮 2: **軽度** 誘発なしで固縮があるが,関節の全可動域は容易に動かせる 3: **中等度** 誘発なしで固縮があり,関節を全可動域動かすには努力を伴う 4: **高度** 誘発なしで固縮あり,全可動域は動かせない	Score 頸部 □ 右上肢 □ 左上肢 □ 右下肢 □ 左下肢 □
無動(Finger Tapping)：親指と人差し指を10回タッピングさせて評価する。 0: **正常** 特に問題なし 1: **ごく軽度** a) 1～2回のリズムのみだれ b) わずかに遅い c) 最後になると振幅がせまくなる a) b) c) のいずれかをきたす 2: **軽度** a) 3～5回の中断 b) 軽度に遅い c) 5回目以降で振幅がせまくなる a) b) c) のいずれかをきたす 3: **中等度** a) 5回以上の中断もしくは長いすくみ b) 中等度に遅い c) 1回目から振幅がせまくなる a) b) c) のいずれかをきたす 4: **高度** ほとんどタッピングできない	Score 右上肢 □ 左上肢 □
姿勢反射障害(Push test) 0: **正常** 2歩以内で立ち直れる 1: **ごく軽度** 3～5歩以内に介助なしで立ち直れる 2: **軽度** 5歩以上かかるが、介助なしで立ち直れる 3: **中等度** 立位は安定 介助なしでは後方に倒れる 4: **高度** 立位は不安定 肩を弱く引っ張っても倒れる	Score □

図2 PDの診察およびMDS-Unified Parkinson's disease Rating scale(MDS-UPDRS)(抜粋要約)

安静時振戦は患者がリラックスした時に出現する振戦である（**図2**）。わずかな緊張や随意的な力ですぐに減弱し消失してしまう。その際は数字を指折りしながら数えると意識が逸れ，振戦が再び出現してくるので試みるとよい。動作時振戦は運動時におこる振戦である。動作時振戦は手のひらを下にしたまま両上肢を前方に挙上させ，振戦の有無を観察する。企図振戦は目標に近づくほど著明になる振戦である。その評価には指鼻試験を行い，手や鼻に近づく際に振戦が強くならないかをみる。

2．固縮

固縮は筋緊張が亢進した状態を指し，錐体外路障害の一つである。固縮を診察する際，検者は患者をリラックスさせ患者の手首を回転させたり（**図2**），肘関節の屈伸運動を受動的に行い筋肉の抵抗を調べる。固縮が認められない場合は反対側の手にて数かぞえなどの随意運動を行わせ，固縮が出現しないかを確認する（手首固化現象）。固縮には，終始一様に強い抵抗を感じる鉛管様固縮（lead-pipe rigidity）と歯車のようにガクガクと不連続な抵抗を感じる歯車様固縮（cogwheel rigidity）がある。PDの際の診察では，頸部を含めすべての四肢の関節で評価を行うことが大事である。

3．無動

動作の開始に時間がかかり，動作全体がゆっくりで運動量が低下した状態である。無動はPDのいろいろな症状として出現する。例えば，顔の表情が乏しくなることを‘仮面様顔貌’，声が小さくなることを‘小声’，字が小さくなることを‘小字症’と呼ぶ。また，立ち上がり動作が緩慢となり，歩行時の手の振りの減少などがみられる。無動が著しくなると動き出しにくくなる‘すくみ現象’が認められる。特に歩行の開始時に足が床に膠着したような状態となり‘すくみ足歩行’と呼ばれる。

無動を簡便に評価する方法として，finger tappingがある。親指と人差し指をタッピングさせる方法である（**図2**）。それぞれの手において，できるだけ大きく早く10回タッピングを行わせ，その速さ，振幅，すくみ現象に注意して診察する。

4．姿勢反射障害

PDが進行すると立ち上がりなどの姿勢変換時に拙劣が目立つようになり，立ち直り反射の障害が認められるようになる。

姿勢反射障害を評価する方法としてPush testがある（**図2**）。この検査を施行するときは十分に広いところで行う。最初に患者に両肩を後ろに引っ張ることを伝え‘後ろに足を出してもかまわないので転ばないように努めてください’と説明する。患者の足を肩幅ぐらいに開いて立たせ，両肩をすばやく，強く引っぱる。その際に患者が何歩で立ち直れるかを観察する。患者が転倒しそうになった場合はしっかりと支える。

C 画像

1．頭部MRI

頭部MRIではPDに特異的な所見はない（**図3-A～C**）。そのため，PDの診断における頭部MRIの役割としては，脳血管パーキンソニズム，進行性核上性麻痺，皮質基底

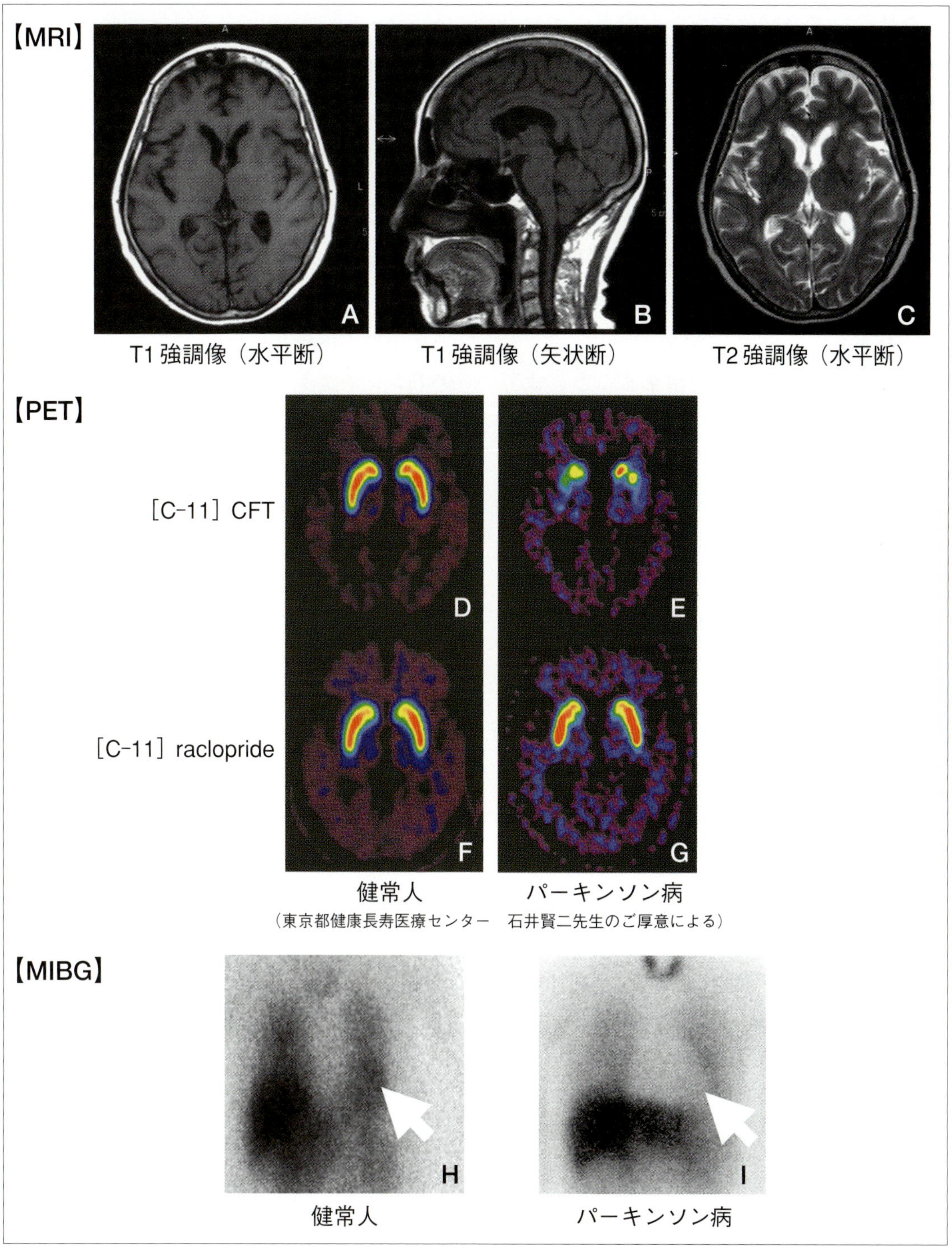

図3　頭部MRI（A～C）：T1 強調像（A：水平断、B: 矢状断）。T2 強調像（C：水平断）。PDは異常所見がない。これらの画像で脳梗塞の有無、脳萎縮の有無，異常信号などがないことを確認する。PET（D～G）：PDでは節前線維の機能低下（［C-11］CFT）がみられ（D,E），［C-11］raclopride による節後線維機能は正常である（F, G）。MIBG 心筋シンチ（H, I）：PDではMIBG 心筋シンチの取り込みの低下がみられる。

核変性症，多系統萎縮症などのパーキンソン類縁疾患を除外するために施行する。具体的にはT1強調像では脳幹部，小脳萎縮の有無，前～側頭葉の萎縮や脳室の拡大を確認する。T2強調像では基底核の異常信号や多発性梗塞の有無を確認するとよいと思われる。また，脳梗塞の有無を確認するためにFLAIR像も有用である。

2. PET

特殊なトレーサーを使用することにより黒質線条体系のドパミン神経細胞機能の評価をPETにて施行することができる。線条体の節前線維機能には[F-18]dopaや[C-11]CFT，節後線維機能には[C-11]raclopride や[C-11] N-methylspiperone (NMSP) を使用し評価する。PDでは節前線維の低下をきたし節後線維は正常もしくは増加がみられる(**図3-D～G**)。PDにおける節前線維変性によりドパミン放出が少なくなるため，その代償として節後線維におけるドパミン受容体の結合能が増加すると考えられている。

3. MIBG 心筋シンチグラフィー

MIBGは交感神経の終末で摂取，貯蔵，放出され，ノルアドレナリンと同じ動態をとる物質である。近年，PDやレビー小体型認知症（Dementia with Lewy bodies：DLB）の早期から心臓交感神経の脱神経が起こると考えられている。そのため，MIBG心筋シンチグラフィーの取り込みの低下がPDとDLBに認められることが報告されている(**図3-H，I**)。PDとパーキンソン類縁疾患との鑑別に役立つと考えられている[6]。

D 診断

本邦におけるPDの診断基準は厚生省特定疾患神経変性疾患調査研究班によって1995年に定められている（**表1**）[7]。特に診断の際に注意する点とすればPDは症状が非対称性であり，進行性であることが挙げられる。またその他の疾患と迷う症例においてはMIBG心筋シンチグラフィーが診断の一助となる[6]。

その次にPDと診断した後には重症度を決定する必要がある。一番，簡要に使用されているものはHoehn & Yahrの重症度分類である（**表2**）[7]。PDの中には，振戦が強いタイプの患者や無動が強いタイプなどいろいろな患者がいる。そのため，治療効果や疾患の進行を判断するためには，細かくPDの評価を行う必要がある。最近では，その評価判定としてMDS-UPDRSが用いられる[8]。

E 治療

1. 薬物療法

パーキンソン病の治療の中心は薬物療法となる。現在，抗パーキンソン病薬は多種多様な薬があり，症状に合わせて薬を組み合わせて処方する（**図4-A, B**）。

i）L-dopa製剤：L-dopaは血液脳関門を通過し，脳内に移行する。その後，L-dopaはドパミンに変換される。脳内のドパミンを補充する薬。

ii）ドパミンアゴニスト：ドパミン受容体に直接結合することで作用を発揮する。

iii）COMT阻害剤：L-dopaの分解を抑制

表1　厚生省特定疾患神経変性疾患研究班パーキンソン病診断基準（1995）[7]

Ⅰ. 自覚症状 （1）安静時のふるえ（四肢または顎） （2）動作がのろく拙劣 （3）歩行がのろく拙劣 Ⅱ. 神経所見 （1）毎秒4～6回の安静時振戦 （2）無動 寡動：仮面様顔貌, 低く単調な話し声，突進現象, 小刻み歩行，立ち直り反射障害 Ⅲ. 臨床検査所見 （1）一般検査に特異的な異常なし （2）画像に明らかな異常はなし Ⅳ. 鑑別疾患 （1）脳血管障害のもの （2）薬剤性なもの （3）その他の脳変性疾患	【診断の判定】次の①～⑤をきたすものをパーキンソン病と診断する ①経過が進行性である ②自覚症状でいずれか1つ以上がみられる ③神経症状でいずれか1つ以上がみられる ④抗パーキンソン病薬による治療で，自覚症状神経所見に明らかな改善がみられる ⑤鑑別診断で，上記のいずれかでもない 【参考事項】診断上，次の事項が参考となる ①パーキンソン病では神経症状に左右差を認めることが多い ②深部腱反射の著しい亢進，Babinski徴候陽性，初期からの高度な認知症，急激な発症パーキンソン病らしくない所見である ③脳画像所見で，著明な脳室拡大，著明な大脳萎縮，広範囲な白質病変はパーキンソン病に否定的な所見である

表2　Hoehn & Yahr 修正重症度分類[7]

0	パーキンソニズムなし
1	一側性パーキンソニズム
1.5	一側性パーキンソニズム ＋体幹障害（neck rigidityなど）
2	両側性パーキンソニズムだが平衡障害なし
2.5	軽度両側性パーキンソニズム ＋後方突進があるが自分で立ち直れる
3	軽～中等度両側性パーキンソニズム ＋平衡障害，介助不要
4	高度パーキンソニズム ＋平衡障害，歩行は介助なしでどうにか可能
5	介助なしでは，車椅子またはベットで寝たきりで 介助でも歩行困難

し，L-dopaの血中濃度を維持する。Wearing-off現象に有用。

iv）MAO-B阻害剤：ドパミンの分解を抑制する。Wearing-off現象に有用。

v）アマンタジン：神経細胞からドパミンの放出を促進する。ジスキネジアに有用。

vi）抗コリン剤：ドパミンの減少で相対的に高くなったアセチルコリン系の神経細胞を遮断する。振戦に有用。

vii）L-threo-DOPS：減少したノルアドレナリンを補充する。すくみ足や起立性低血圧に有用。

viii）ゾニサミド：振戦およびoff時間の短縮に有効。

初期のパーキンソン病の場合は認知症もしくは70歳以上のパーキンソン病の患者に対してはL-dopaで治療を開始する。逆に70歳以下の患者ではドパミン受容体刺激剤で開始することが推奨されている（**図4-B**）。これは，ドパミン受容体刺激剤はL-dopaと比較するとWearing-off現象，ジスキネジアなど副作用を生じることが少なく，抗パーキンソン病薬を長期に内服する可能性が高い70歳以下の患者にはドパミンアゴニストを中心とした治療を行う（**図4-B**）[9]。

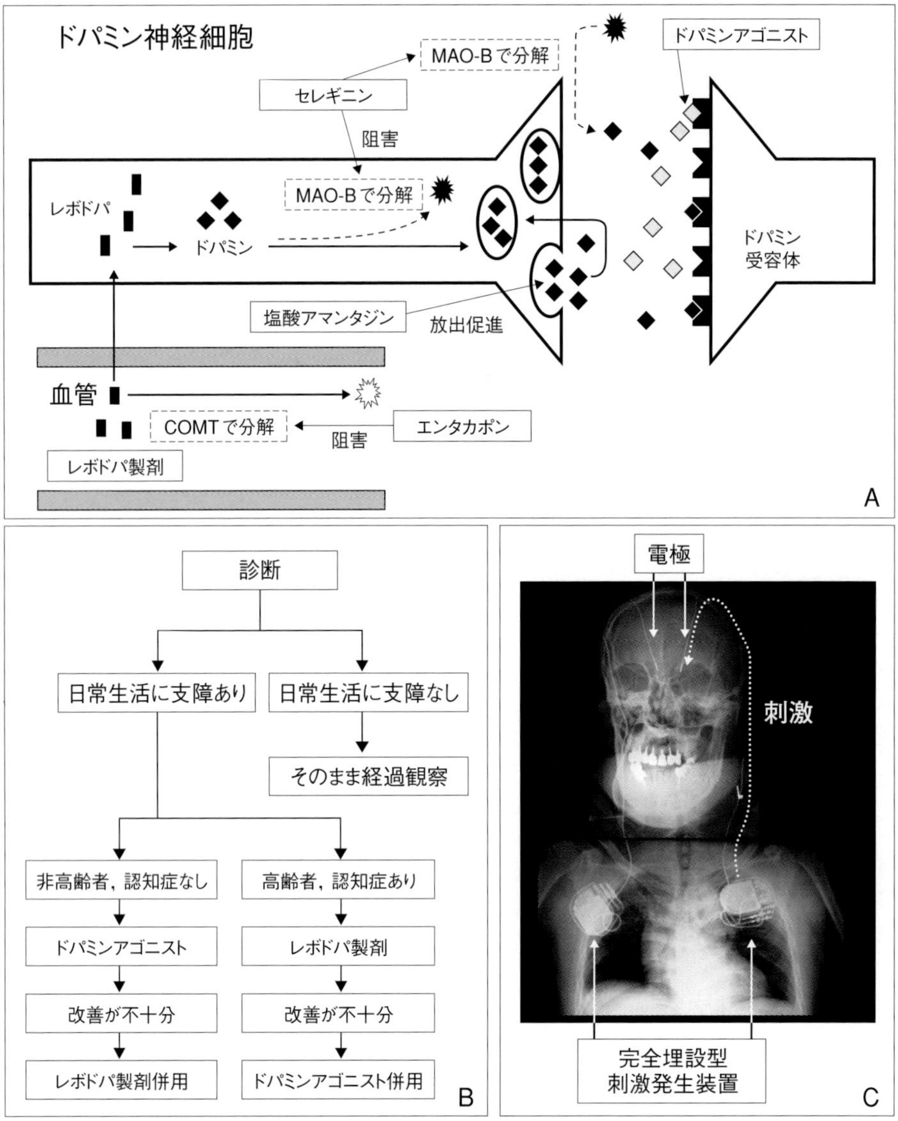

図4　抗PD薬の作用機序(A)，および脳深部刺激療法(B)，PDのアルゴリズム (C)

Wearing-off現象／ドパミン調整異常症候群

- Wearing-off現象：L-dopaの薬効時間が短くなって，症状に日内変動が出ることをいう。また，これと類似したものにon-off現象がある。これはL-dopaの内服時間とは関係なく急に症状が悪くなったり良くなったりする。
- ドパミン調整異常症候群：薬物療法を行っている患者において，運動機能障害の改善に必要な量よりも過度のドパミン製剤を脅迫的に内服してしまうことをドパミン調整異常症候群（Dopamine dysregulation syndrome ： DDS）と呼ぶ[10]。

2. 外科的手術

脳深部刺激術（Deep Brain Stimulation：DBS）とは視床下核などの脳深部に細い電極を留置し，その電極を完全埋設型刺激発生装置に接続して持続的に刺激を行い，PDの症状の改善をはかる方法である（**図4-C**）。PDでは黒質-線条体の神経細胞の減少に伴って視床下核からの興奮性出力が亢進することが知られているが，DBSはそれを抑制することで症状の改善につながると考えられている。DBSは従来の破壊術と比較すると低浸襲性で脳組織の破壊が小さく，刺激条件を変更できるなどの利点がある。視床下核DBSは運動機能の改善，Wearing-off現象，ジスキネジア，投与薬の抑制に有益であるという報告がある[11]。視床下核DBSでは幻覚，せん妄，認知機能低下もしくは異常行動がおこる可能性が指摘されており，65歳以上の患者に施行する際には細心な評価が必要とされる。

F まとめ

PDの4大症状，診断基準，治療法などを中心に簡単に解説した。4大症状以外にも多様な非運動症状が出現することが知られており，これらが患者の日常生活の支障となることがある。例えば，便秘，起立性低血圧などの自律神経障害やうつ症状，認知機能障害などが出現する可能性がありPDの患者のQOL（quality of life）を高めるためにはこれら非運動症状の理解とそれに対する治療も必要となる。

文　献

1) 田代邦雄：本邦におけるParkinson病の疫学調査—総論—．神経内科, 57：467-470, 2002.
2) Greenfield JG & Bosanquet FD：The brain-stem lesions in Parkinsonism. J Neurol Neurosurg Psychiatry, 16：213-226, 1953.
3) Braak H, Rub U, Gai WP, et al.：Staging of brain pathology related to sporadic Parkinson's disease. Neurobio. Aging, 24：197-211, 2003.
4) Lesage S & Brice A：Parkinson's disease；from monogenic forms to genetic susceptibility factors. Hum Mol Genet, 18：48-59, 2009.
5) Sato K, Hatano T, Yamashiro K, et al.：Prognosis of Parkinson's disease；time to stage Ⅲ, Ⅳ, Ⅴ, and to motor fluctuations. Mov Disord, 21：1384-1395, 2006.
6) Orimo S, Ozawa E, Nakade S, et al.：(123) I-metaiodobenzylguanidine myocardial scintigraphy in Parkinson's disease. J Neurol Neurosurg Psychiatry, 67：189-194, 1999.
7) 厚生省特定疾患神経変性疾患調査研究班（班長/柳澤信夫）：1995年度研究報告書, p22, 1996.
8) Goetz CG, Tilley BC, Shaftman SR, et al.：Movement Disorder Society-sponsored revision of the Unified Parkinson's Disease Rating Scale (MDS-UPDRS)：scale presentation and clinimetric testing results. Mov Disord, 23：2129-2170, 2008.
9) 水野美邦，大熊泰之，菊池誠志，ほか：Parkinson病ガイドライン2002．臨床神経, 42：430-494, 2002.
10) Lawrence AD, Evans AH & Lees AJ：Compulsive use of dopamine replacement therapy in Parkinson's disease；reward systems gone awry? Lancet Neurol, 2：595-604, 2003.
11) Krack P, Baztir A, Van Blercom N, et al.：Five-year follow-up of bilateral stimulation of the subthalamic nucleus in advanced Parkinson's disease. N Engl J Med, 349：1925-1935, 2003.

疾　患　編

9．パーキンソン症候群（SND，PSP，CBD）

京都大学 医学部 神経内科　伊東秀文・高橋良輔

Key words　線条体黒質変性症，進行性核上性麻痺，大脳皮質基底核変性症

要　点

①パーキンソン症候群とは，パーキンソン症候を主症状とする疾患群のうち，特発性・遺伝性パーキンソン病を除いたものの総称である。
②まず，薬剤性・脳血管障害性・代謝性など，原因の明らかなものを病歴・診察・検査により除外した後，変性疾患性パーキンソン症候群の鑑別を行う。
③SND（MSA-P）は多系統萎縮症の一型である。病初期はパーキンソン病との鑑別は困難だが，慎重に経過観察を行い，特に，自律神経症状，小脳・錐体路徴候，頭部MRI異常の出現に注意する。
④PSPの定型例では，早期から体軸に強い強剛，易転倒性，精神症状がみられ，さらに核上性眼球運動障害や頸部後屈がみられるが，パーキンソン病と類似した症候を呈する症例や，歩行障害と体軸の強剛・無動のみを呈する症例，失行や失語を主症状とする症例など，多彩な亜型がある。
⑤CBDの定型例では強剛・無動の著明な左右差と失行が特徴であり，画像検査では大脳萎縮の著明な左右差が認められるが，類縁疾患とされるPSPと同様，臨床症候は多彩で，人格・行動変化，進行性失語症，記憶障害などで発症する亜型がある。

重要ポイント

①SND・PSP・CBDの臨床診断は，典型的な症候を呈する定型例の場合は困難ではないが，他疾患と鑑別不能な症状を呈し，事実上臨床診断が不可能な非定型例が存在することを認識しておかなければならない。
②正しい診断を得るには，初診時につけられた仮診断にとらわれることなく，他疾患を示唆する徴候が出現していないか，注意深い臨床経過観察を怠らない心がけが重要である。

安静時振戦，強剛（固縮），無動，姿勢反射障害のうち2つ以上を主要症候として呈する疾患群で，特発性・遺伝性のパーキンソン病（Parkinson's disease：PD）を除いたものをパーキンソン症候群と総称する。

パーキンソン症候群が疑われる患者では，

まずパーキンソン症候の確認が必要である。強剛と前頭葉障害によるGegenhalten，無動とうつ病などによる活動性低下など，他疾患による紛らわしい症候を慎重に鑑別する。

2つ以上のパーキンソン症候があると判断した場合，薬剤性・脳血管障害性パーキンソン症候群，および代謝性・中毒性など稀な原因による症候性パーキンソン症候群の可能性を除外する。これらの疾患は，病歴・診察・検査等によりある程度鑑別が可能であるが，変性疾患性パーキンソン症候群の鑑別はしばしば困難を伴う。特に，線条体黒質変性症（striatonigral degeneration：SND），進行性核上性麻痺（progressive supranuclear palsy：PSP），大脳皮質基底核変性症（corticobasal degeneration：CBD）とPDとの鑑別が重要である。これら4疾患は，αシヌクレインが異常蓄積するPD・SNDと，タウ蛋白が異常蓄積するPSP・CBDに大別される。前者はαシヌクレイノパチー，後者はタウオパチーと総称される。PDではαシヌクレインが神経細胞の細胞質に蓄積してレビー小体が形成されるのに対して，SNDでは主としてグリア細胞の細胞質に蓄積してglial cytoplasmic inclusion（GCI）が形成される。PSPとCBDでは神経細胞にもグリア細胞にもタウ蛋白が蓄積する。これら以外にも，アルツハイマー病（AD）やハンチントン病，レビー小体型認知症など，経過中にパーキンソン症候を呈してくる疾患は多数あるが，主要症候が異なるためPDとの鑑別が問題となることは少ない。

A 線条体黒質変性症（striatonigral degeneration：SND）

SNDは，パーキンソン症候を主症状とし，黒質および被殻に変性を認める疾患である。現在SNDは多系統萎縮症（multiple system atrophy：MSA）の一型に位置づけられ，最近ではMSA-Pと呼称されている。

1．臨床症候

MSA-Pは中年期以後に歩行障害あるいは動作緩慢で発症することが多く，進行性の経過をとる。強剛，無動，振戦もみられるが，症状の左右差は明らかでなく，典型的な安静時振戦は少ない。構語障害や嚥下障害が強く，首下がり・腰曲がりや顔面のジストニアが出現する頻度が高い。ドパミン受容体を有する被殻の神経細胞も脱落するため，抗PD薬は無効ないし効果不十分である。しかし症例によっては，一側上肢の安静時振戦で発症したり，強剛や無動に明らかな左右差がみられることもある。また，被殻変性が軽い病初期には65％の症例で抗PD薬が有効であるという。画像検査も初期には正常のことが多く，MSA-Pの病初期はPDとの鑑別が極めて困難である。

しかし進行するにつれ，起立性低血圧や神経因性膀胱などの自律神経症状が目立つようになり，診察にて小脳症状や錐体路徴候がとらえられるようになる。自律神経症状はPDでも認められるが，本症では比較的早期から出現し，程度も強い。

また，本症ではレム睡眠関連行動異常症（RBD）がしばしば認められる。嗅覚障害もみられるが，PDより頻度は低く程度も軽い。PSPやCBD，脳血管障害性パーキンソン症候群では嗅覚障害はみられない。

MSAに特徴的な症状に声帯外転麻痺（Gerhardt症候群）がある。後輪状披裂筋の麻痺によるもので，声帯内転には障害がないため，発声・嚥下に支障はない。睡眠中の吸気時に特徴的な喘鳴を生じ，声門閉鎖によって突然死することがあるので，家族に説明しておくとともに，必要であれば気管切開を施行する。

抗PD薬の効果は徐々に認められなくなり，発症後7～10年で死亡する。しかし35％の症例では末期まで抗PD薬がある程度有効で，剖検にてはじめてMSA-Pと診断される症例も稀ではない。

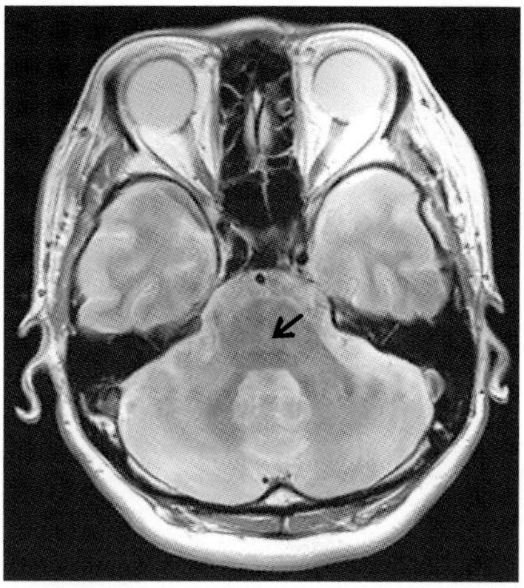

図1　MSA患者の頭部MRIプロトン密度強調画像（PDWI）

脳幹・小脳に明らかな萎縮はなく、T1/T2強調画像では異常はみられなかったが、PDWIでは橋に淡い十字サイン（矢印）が認められた。

2. 診断

Gilmanら[1]によりMSAの診断基準が提唱されている。MSA-Pでは，パーキンソン症候に加えて小脳症状・錐体路徴候・高度の自律神経症状が認められたり，PDに比べて急速な進行や，抗PD薬による運動症状改善を伴わないジスキネジアの出現などが手がかりとなる。さらに，頭部MRIで被殻・小脳・橋・中小脳脚の萎縮，橋の十字サイン，被殻背外側のスリット状信号変化を確認することが重要である。橋十字サインはプロトン密度強調画像（PDWI，**図1**），被殻背外側の信号変化は磁化率強調画像（SWI）が感度が高く，小脳・脳幹萎縮が明らかでない時期に認められた場合は，診断的価値が高い。SPECTやPETにおける小脳・大脳基底核の血流・代謝低下も参考になる。MIBG心筋シンチグラフィーは低下しないが，糖尿病や心疾患，セレギリンなどの薬剤により低下することがあるので注意する。アルギニン負荷による成長ホルモンの反応は，PDでは正常であるのに対し，MSA-Pでは低反応となるため，鑑別の一助となる。

3. 治療

パーキンソン症候に対しては，抗PD薬がある程度有効な場合があるため，PDに準じた治療を行う。進行とともに小脳症状や自律神経症状が出現するため，それぞれに応じた治療を行う。

B 進行性核上性麻痺（progressive supranuclear palsy：PSP）

PSPは，パーキンソン症候に加えて核上性眼球運動障害，仮性球麻痺，頸部後屈，認知症などを特徴とする疾患である。病理学的には黒質・淡蒼球・視床下核など広範な神経細胞脱落に加えて，4リピートタウ蛋白が主として脳幹の神経細胞と星状膠細胞の細胞質にそれぞれ球状および房状に異常蓄積し，'globose' neurofibrillary tanglesとtufted astrocyteを呈する。

1．臨床症候

詳細な臨床病理学的検討により，PSPの臨床像は多彩であることが明らかとなってきた。

古典的PSP（Richardson症候群）は初老期に歩行障害や精神症状で発症し，進行性の経過をとる。

歩行は"drunken sailor"あるいは"dancing bear"とも表されるよろめき歩行で，突然後方に転倒する傾向が強い（易転倒性）。強剛は四肢よりも頸部や体幹に強く（体軸性強剛），鉛管様で左右差は少ない。無動も生じるが，安静時振戦は通常みられない。発語は遅く不明瞭となり，嚥下困難も比較的早期から出現する。抗PD薬は当初から無効のことが多い。

このようなパーキンソン症候に加えて，抑うつや被害妄想などの精神症状や，思考の緩慢化や失念を特徴とする皮質下性認知症が早期からみられる。人格の変化もしばしばみられ，易怒的・自己中心的になって「人が変わった」という印象を持たれる。

発症数年後から眼球運動障害，頸部後屈が徐々に明らかとなる。まず上下方向の衝動性眼球運動の速度が低下し，その後下方視制限が出現する。患者は階段を降りるのが怖いと訴える。診察で追視運動に下転制限があれば，最大下転位に眼球位置を保ったまま頸部を後屈させる。眼球がさらに下転すれば核上性注視麻痺と診断できる。進行期には，頸部を後屈し瞬目が乏しく上方を注視した姿勢をとるようになるが，眼瞼痙攣や開眼失行のため閉眼傾向が強い症例もある。経過中，小脳失調や錐体路徴候が目立つ症例もある。末期には無動無言となり，発症後6～10年で誤嚥性肺炎や肺塞栓症で死亡する。

以上のような古典的PSPと基本的な神経病理は共通でありながら異なった臨床像を呈する亜型として，PSP-parkinsonism（PSP-P），PSP-pure akinesia with gait freezing（PSP-PAGF），PSP-corticobasal syndrome（PSP-CBS），PSP-progressive non-fluent aphasia（PSP-PNFA）が提唱されている[2)]。タウ蛋白の蓄積部位や程度，蓄積速度の相違によると考えられている。

PSP-Pは，体軸より四肢に優位な左右差のある無動・強剛で発症し，ときに一側肢に典型的な安静時振戦を呈することもある。これらは抗PD薬にある程度反応する。発症初期からの易転倒性や精神症状も目立たず，PDとの鑑別は極めて困難である。病理学的にPSPと診断された患者の32％がPSP-Pであったとの報告がある。PSP-PAGFは歩行・姿勢反射障害で発症し，体軸には強剛・無動を認めるが，四肢には強剛や振戦はみられず認知症や眼球運動障害も明らかではない。抗PD薬は無効である。PSP-CBSはCBDと類似の臨床徴候を呈するもので，稀である。発症後少なくとも1年は易転倒性や体軸性強剛，構語障害はみられない。PSP-PNFAは進行性非流暢性失語を主症状とす

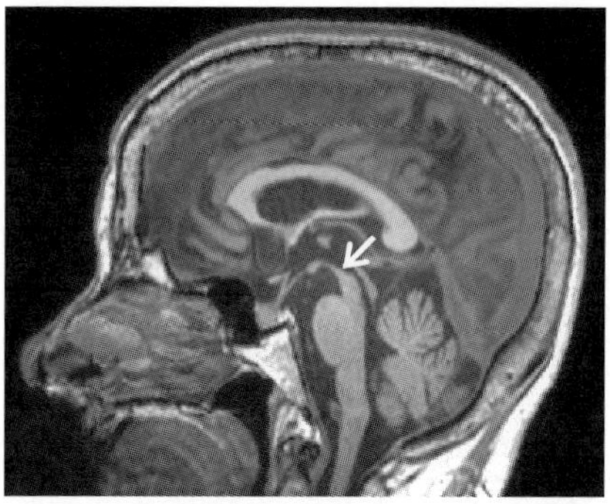

図2　PSP患者の頭部MRI T1強調画像
正中矢状断で中脳にハミングバードサイン（矢印）を認める。

るもので，発語量は減少し言語を発するのに多大な努力を要する。発語障害には失行の要素が関与しているという。

2．診断

臨床的にはThe National Institute of Neurological Disorders and Stroke（NINDS）PSP clinical diagnostic criteria[3] がRichardson症候群の診断に有用である。

画像検査では，典型的なPSPでは頭部MRIで中脳被蓋の萎縮と第三脳室の拡大，および矢状断における中脳のハミングバードサイン（**図2**）という特徴的な所見が認められる。SPECTやPETによる検討では，前部帯状回を含む前頭葉内側や大脳基底核での血流・代謝の低下が指摘されている。

3．治療

PSP-Pでは抗PD薬が有効であるが，他の臨床型では効果は乏しい。アミトリプチリン，デシプラミン，トラゾドン，タンドスピロンなどが試みられるが，有効性を支持する十分なエビデンスはない。ストレッチ運動とバランス訓練を主体としたリハビリテーションが行われる。

C　大脳皮質基底核変性症（corticobasal degeneration：CBD）

CBDは，一側優位の大脳中心溝近傍を中心とした大脳皮質萎縮と，淡蒼球・黒質の変性を特徴とする。大脳皮質にはballooned neuronが認められ，神経細胞とグリア細胞に広範に，PSPと同じ4リピートタウが蓄積する。星状膠細胞にタウが蓄積した所見はastrocytic plaqueとよばれ，CBDに特徴的で，tufted astrocyteと同一症例には出現しないため，現在のところPSPとCBDはそれぞれ独立した疾患単位と考えられている。しかし両者には臨床・病理学的に多くの類似点があり，極めて近縁の疾患と考えられる。

1．臨床症候

CBDの臨床像も多彩であることが知られている。定型例では大脳皮質の萎縮は中心溝近傍から始まるが，やや前方，あるいはやや下方から萎縮が始まる症例が非定型例となる。

定型例は一側上肢，ときに下肢の運動障害から始まる。症状の左右差が非常に強いことが特筆すべき点である。患者はまず，こわばりなどの感覚異常を伴った一側手の「使いにくさ」を訴える。診察では患肢には強剛・無動と皮質性感覚障害がみられ，進行に伴って屈曲拘縮位をとって廃用状態になっても，対肢はほぼ正常ということもある。ときにジストニアやミオクローヌスが出現するが，振戦の頻度は低い。これらの運動・感覚障害は中心前回と中心後回の変性によるが，病変がさらに広がることにより失行を中心とした認知症が出現する。頭頂葉病変による観念運動失行，構成失行が多い。他人の手徴候（alien hand sign）は有名であるが出現頻度は高くない。意欲低下や易怒性もみられるが，人格変化は比較的軽く，前頭葉変性の程度が比較的軽いことを反映している。さらに進行すると姿勢反射・歩行障害や錐体路徴候が出現し，核上性注視麻痺がみられることもある。構語・嚥下障害も生じ，寝たきりから無動無言となる。

一方，中心溝よりも前部の前頭葉から変性が始まると，人格・行動変化で発症し，徐々に発語量減少，記憶障害，失行が現れる。中心溝より下方の上側頭回・弁蓋部から変性が始まると，進行性失語症で発症し，徐々に人格・行動変化や脱抑制を呈する。いずれの場合もパーキンソン症候は末期まで現れない。

その他に，海馬・側頭葉内側部から始まって記憶障害が前景にたつ症例や，パーキンソン症候が目立ち，認知症が軽い症例もある。

2. 診断

定型例の診断に有用な臨床診断基準[4]は作成されているが，非定型例の臨床診断は極めて困難である。逆に，臨床的にCBDと診断された症例の病理診断は，AD，PSP，Pick病，MSA，Creutzfeldt-Jakob病など多岐にわたる。

頭部MRIやSPECT，PETにて中心溝近傍の大脳皮質や大脳基底核に萎縮や血流・代謝の顕著な左右差を認めることが重要である。

3. 治療

パーキンソン症候に対し，抗PD薬を試みてもよいが効果はほとんどみられない。他動的関節可動域訓練や筋力強化訓練などのリハビリテーションを進めていく。手すりの設置や歩行補助具の使用など，日常生活上の指導が重要である。

文　献

1) Gilman S, Wenning GK, Low PA, et al.：Second consensus statement on the diagnosis of multiple system atrophy. Neurology, 71：670-676, 2008.
2) Williams DR & Lees AJ：Progressive supranuclear palsy；clinicopathological concepts and diagnostic challenges. Lancet Neurol, 8：270-279, 2009.
3) Litvan I, Agid Y, Calne D, et al.：Clinical research criteria for the diagnosis of progressive supranuclear palsy（Steele-Richardson-Olszewski syndrome）；report of the NINDS-SPSP international workshop. Neurology, 47：1-9, 1996.
4) Boeve BF, Lang AE & Litvan I：Corticobasal degeneration and its relationship to progressive supranuclear palsy and frontotemporal dementia. Ann Neurol, 54（Suppl 5）：S15-19, 2003.

疾 患 編

10. 脊髄小脳変性症と多系統萎縮症

新潟大学脳研究所 臨床神経科学部門 神経内科学　西澤正豊

Key words　脊髄小脳変性症，多系統萎縮症，皮質性小脳萎縮症，SCA（脊髄小脳失調症）

要　点

①脊髄小脳変性症（SCD）は，小脳とその連絡線維の変性により運動失調症を呈する疾患の総称である。
②多系統萎縮症（MSA）はオリーブ橋小脳萎縮症，線条体黒質変性症，Shy-Drager症候群を包括する概念で，リン酸化α-synucleinが蓄積している。
③MSAはGilman分類では，臨床的に小脳症状を主徴とするMSA-Cとパーキンソニズムを主徴とするMSA-Pに分けられる。
④優性遺伝性SCDの多くはCAGリピートの異常伸長によるポリグルタミン病である。
⑤わが国では欧米型のFriedreich運動失調症は存在せず，代わって眼球運動失行と低アルブミン血症を伴うアプラタキシン欠損症が多い。

重要ポイント

①診断にあたっては，小脳性運動失調症に加えて，パーキンソン症状，自律神経症状，錐体路症状，認知症などの有無とその程度をよく確かめることが重要である。
②小脳性運動失調症を呈する疾患は多数あり，変性疾患と結論するためにはこれらの疾患をよく鑑別する必要がある。
③脊髄小脳変性症の分類と特定疾患認定における分類は一致していない。現在は，多系統萎縮症は「多系統萎縮症」，皮質性小脳萎縮症と遺伝性脊髄小脳変性症は「脊髄小脳変性症」として申請する。

A 脊髄小脳変性症の概念と分類

脊髄小脳変性症（spinocerebellar degeneration：SCD）は，小脳あるいはその連絡線維の変性により，運動失調症を呈する疾患の総称で，わが国の患者数は約2万人と推定される。

SCDの現行の分類では，SCDを孤発性と遺伝性に大別する。遺伝性群は全体の約3割を占める。孤発性群は，変性が小脳に限局する皮質性小脳萎縮症と，変性が大脳基底核系や自律神経系，錐体路に拡がる多系統萎縮症に分けられ，MSAが3分の2を占める。遺伝性群は優性遺伝と劣性遺伝に2分され，前者が約9割を占める。

B 多系統萎縮症（Multiple system atrophy：MSA）

1．概念と病態

従来，小脳系，大脳基底核系，自律神経系の変性を主徴とする病型はそれぞれ，オリーブ橋小脳萎縮症（olivopontoserebellar atrophy：OPCA），線条体黒質変性症（striatonigral degeneration：SND），Shy-Drager症候群（SDS）と呼ばれてきた。しかし，これら3疾患に共通して，脳幹のグリア細胞質内に疾患特異的な封入体（glial cytoplasmic inclusion：GCI）が見出された結果，多系統萎縮症MSAとして包括された。GCIの主要な構成成分はリン酸化α-synucleinである。

MSAの診断には，Gilmanらの基準（1999）が広く用いられ，診断の確かさからdefinite，probable，possibleに分けられる。さらに

表1　GilmanらによるMSA診断基準の改訂版[1)]

従来通り，definite, probable, possibleに分類し，さらにMSA-PとMSA-Cに分類する。
1. Definite MSA
病理学的に，中枢神経に広範に，多数のα-synuclein陽性glial cytoplasmic inclusion（GCI）を認め，線条体黒質系もしくはオリーブ橋小脳系の変性所見を伴う。
2. Probable MSA
孤発性で進行性の成人発症（30歳以降）の変性疾患で，自律神経障害（尿失禁（膀胱からの尿排出をコントロールできない，男性では勃起機能障害），もしくは，起立後3分以内に少なくとも収縮期血圧が30mmHg，拡張期血圧が15mmHg低下する起立性低血圧）に加え，レボドパ反応性の乏しいパーキンソニズム（動作緩慢に，筋強剛，振戦，もしくは姿勢反射障害を伴う），または小脳症候群（歩行失調に，小脳性構音障害，四肢失調，もしくは小脳性眼球運動障害を伴う）を呈する。
3. Possible MSA
孤発性で進行性の成人発症（30歳以降）の変性疾患で，パーキンソニズム，もしくは小脳症候群を呈し，加えて自律神経障害を示唆する所見（他の原因では説明できない尿意促迫，頻尿，残尿，男性では勃起不全，もしくはprobable MSAの基準を満たさないレベルの起立性低血圧）を少なくとも一つ認め，さらに以下の表で少なくとも一つの所見を満たすもの。 （1）Possible MSA-P もしくはMSA-C 　腱反射亢進を伴うBabinski徴候陽性，喘鳴 （2）Possible MSA-P 　急速進行性のパーキンソニズム，レボドパ反応性が乏しいこと，運動症状出現3年以内の姿勢反射障害，歩行失調・小脳性構音障害・四肢失調・もしくは小脳性眼球運動障害，運動症状出現5年以内の嚥下障害，MRIにおける被殻・中小脳脚・橋・あるいは小脳の萎縮，FDG-PETにおける被殻・脳幹・あるいは小脳の低代謝 （3）Possible MSA-C 　パーキンソニズム（動作緩慢と筋強剛），MRIにおける被殻・中小脳脚・あるいは橋の萎縮，FDG-PETにおける被殻の低代謝，SPECTもしくはPETにおける黒質線条体ドパミン作動性ニューロンの節前性脱神経
※MSAの診断を支持するred flag所見
口部顔面ジストニア，頸部前屈，カンプトコルミア（脊柱の高度の前屈）and/or Pisa症候群（脊柱の高度の側屈），手または足の拘縮，吸気時のため息，高度の発声困難，高度の構音障害，いびきの出現または増悪，手足の冷感，病的笑いまたは病的泣き，jerkyなミオクローヌス様の姿勢または動作性振戦
※MSAの診断を支持しない所見
典型的丸薬丸め様の安静時振戦，臨床的に有意な末梢神経障害，薬剤誘発性でない幻覚，75歳以上の発症，失調症やパーキンソニズムの家族歴，認知症（DSM-Ⅳによる），多発性硬化症を示唆する大脳白質病変

OPCAもSNDもいずれは自律神経症状を合併することからSDSを除き，MSAは小脳症状と自律神経症状を呈するMSA-Cと，パーキンソン症状と自律神経症状を呈するMSA-Pに2分された。2008年の改訂版を**表1**に示す[1]。しかし，小脳系あるいは大脳基底核系の変性から始まるMSA病型が存在する理由は不明である。

2．症候

MSA-Cは40～60歳に，多くは小脳性運動失調から発症し，次第に自律神経症状やパーキンソン症状，錐体路症状を伴う。一方，MSA-Pの多くはパーキンソン症状から発症し，次第に自律神経症状を伴う。小脳性運動失調はパーキンソン症状にマスクされやすく，MSA-Cはおおむねパーキンソン症状を伴うが，MSA-Pが小脳性運動失調を伴うのは半数にとどまる。MSA-PはParkinson病に比べて進行が早く，レボドパの効果が乏しい。

MSAの全経過は約9年で，誤嚥性肺炎や気道感染症などが死因となるが，夜間の突然死も注目される[2]。高調の喉頭喘鳴は，声帯外転麻痺を示す症候として重要である。

3．診断

MSAの診断にはMRIがもっとも有用であり，MSA-Cでは小脳，中小脳脚，脳幹の進行性萎縮，橋底部に十字型の高信号（hot cross bun sign：橋十字サイン）を認める（**図1-A**）。またMSA-Pでは，被殻後外側部に進行性萎縮とグリオーシスによる線状高信号（putaminal rim）を認める（**図1-B**）。MIBG心筋シンチグラフィーでは，MSA-Pの初期には取り込みの低下を認めない。

4．治療

運動失調症に対しては唯一，TRH（thyrotropin releasing hormone）の点滴とその誘導体タルチレリンの経口投与が認可されている。効果は限定的ではあるが，小脳性体幹失調の改善に有効な場合がある。パーキンソン症状にはParkinson病に準じてレボドパの補充療法が行われる。起立性低血圧に

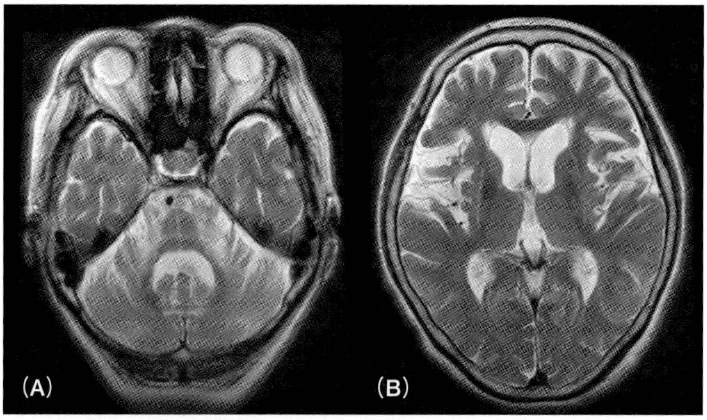

図1 MSAの画像所見
（A）MSA-Cにおける橋十字サイン
（B）MSA-Pにおける被殻後外側の線状高信号（putaminal rim）

対しては，弾性ストッキングを使用し，塩分摂取を増やし，塩酸フロリネフを併用する場合もある。

小脳の機能維持を目的としたリハビリテーションについては，バランス訓練などが広く行われているが，どの時期に，どのようなリハビリを行うべきかには世界的にエビデンスがない。運動学習の首座とされる小脳に変性が起きても，繰り返し学習による可塑性が獲得されるかも明らかでない。

SCDとMSAは特定疾患治療研究事業の対象であり，介護保健法における「特定疾病」にも指定されている。当事者の生活を地域で支えるために，医療者は現行の支援制度をよく理解しておく必要がある。

C 皮質性小脳萎縮症（Cortical cerebellar atrophy：CCA）

1．概念と病態

SCDの中ではもっとも高齢で発症し，小脳性運動失調のみを呈し，進行も緩やかである孤発性の一群をCCAと呼んでいる。CCAには小脳変性を特徴とする複数の疾患が含まれる。

2．症候

中年期以降に，小脳性の体幹運動失調と構音障害が進行するが，経過は緩やかで，進行しても独立歩行が保たれる場合もある。

3．診断

画像検査では，小脳に進行性の萎縮を認める。病初期には虫部前葉から萎縮が始まり，次第に小脳半球に波及する。しかし，甲状腺機能低下症，ビタミンE・B1欠乏症，Wilson病，慢性アルコール中毒，フェニトイン，臭化バレリル尿素，トルエン，有機水銀などの中毒，傍腫瘍性小脳変性症，グルテン失調症，神経Behcet病，多発性硬化症，小脳血管障害，小脳腫瘍など，多くの疾患を除外する必要がある。

4．治療

根治的な治療法は確立されていない。リハビリの効果に関してはMSAの項目を参照。

D 優性遺伝性SCD（Autosomal dominant SCD：ADSCD）

1．概念と病態

原因遺伝子座が同定されたADSCDは，SCA（spinocerebellar ataxia）の何番と機械的に病名が決められる。The Human Genome Organizationには現在SCA29まで登録されており，このうちSCA4，SCA9，SCA16は欠番である。一方，DRPLA（dentato-rubro-pallido-luysian atrophy：歯状核赤核淡蒼球ルイ体萎縮症）や第16染色体長腕に連鎖する優性遺伝性純粋小脳型失調症（16q-ADCA）はSCAとして登録されていない。

わが国ではMachado-Joseph病（MJD：別名SCA3型）の頻度がもっとも高く，全体の約4分の1を占める。SCA6，DRPLA，16q-ADCAがこれに次ぎ，他の病型は稀である。

SCA1，SCA2，MJD，SCA6，SCA7，SCA17はいずれも翻訳領域に存在するCAGリピートの異常伸長があり，蛋白質レベルではポリグルタミン鎖が正常の2～3倍に伸長している。CAGリピート病では世代を経る毎に発症年齢が若年化し，重症化する表

表2 わが国で認められる稀な優性遺伝性SCD病型

病型	原因遺伝子変異	特　徴
SCA1	ataxin1遺伝子のCAGリピート伸長	小脳性運動失調に球麻痺，視神経萎縮などを合併
SCA2	ataxin2遺伝子のCAGリピート伸長	末梢神経障害，認知機能障害，パーキンソニズムを合併 Saccadeの速度が著しく低下する緩徐眼球運動が特徴
SCA7	ataxin7遺伝子のCAGリピート伸長	網膜cone-rod dystrophyやmacular degenerationによる進行性視力障害
SCA8	ataxin8遺伝子3'側のCTGリピート伸長	純粋小脳型 この変異は精神疾患や健常人でも認められる
SCA14	Protein kinase Cγの点変異	小脳性運動失調に振戦様不随意運動を伴う
SCA15	ITPR1*遺伝子の大欠失と点変異	純粋小脳型
SCA17	TBP**遺伝子のCAGリピート伸長	認知症，精神症状，不随意運動，錐体路症状，痙攣発作など，多彩な症状

* inositol triphosphate receptor 1型：Purkinje細胞に多量に発現している，** TATA binding protein
（融　衆太，水澤英洋：脊髄小脳変性症の新しい病型と病態．Annual Review 2007 神経，pp183-193，中外医学社，2007[3] より）

現促進現象が認められ，発症年齢とリピート数には負の相関がある。CAGリピートは父方から伝搬する場合に著明に伸長しやすい。

2. 各論

MJD（SCA3）は，若年発症で錐体路症状と錐体外路症状が目立つ1型，成年発症で痙性失調症と眼振を呈する2型，高齢発症で筋萎縮や末梢神経障害などを伴う3型，パーキンソニズムを伴う稀な4型に分けられている。Ataxin3遺伝子に存在するCAGリピートの伸長は1型でもっとも長く，3型では短い。顔面筋の線維束性収縮やびっくり眼などは特徴的な所見である。

SCA6は純粋小脳型で，P/Q型電位依存性Caチャネルα1サブユニット遺伝子のC末端に位置するCAGリピートのわずかな伸長による。

DRPLAはわが国に多い病型で，atrophin1遺伝子に存在するCAGリピートが長い若年発症例は，進行性ミオクローヌスてんかんを示す。一方，リピート伸長の程度が軽い成人発症例は，認知機能障害や不随意運動などを呈する。小脳歯状核とその遠心路，淡蒼球視床下核系に変性を認め，大脳白質にも広範な変性が認められる。

16q-ADCAも純粋小脳型で，60歳前後とADSCDではもっとも高齢で発症する。第16染色体長腕に位置するpuratrophin遺伝子の5'側に1塩基置換が同定されたが，この変異のある症例とない症例が混在する家系が複数見出され，原因遺伝子は未確定である。

わが国でみられる稀なADSCDは**表2**に一括した[3]。

E 劣性遺伝性SCD（Autosomal recessive SCD：ARSCD）

1. 概念と病態

緩徐進行性の小脳性運動失調を呈し，両親がいとこ婚である場合，あるいは同胞にも発症者を認める場合にはARSCDが疑われる。ARSCDでは純粋小脳型は少なく，多彩な症候を伴う場合が多い。

2. 各論

Friedreich ataxia（FA）は欧米でもっとも頻度が高い遺伝性SCDで，90％以上は原因遺伝子frataxinのイントロンに存在するGAAリピートが著明に伸長したホモ接合体である。欧米のFAには強い創始者効果が認められるため，わが国には欧米型のFAは存在しないと考えられる。

わが国ではFAに代わって，眼球運動失行と低アルブミン血症という特異な症候を伴い，FAに類似した臨床像を呈する早発性失調症（early onset ataxia with ocular motor apraxia and hypoalbuminemia/ataxia-ocular motor apraxia type 1：EAOH/AOA1，aprataxin欠損症）が見出され，原因遺伝子aprataxinが同定されている。本症はわが国のARSCDの約3分の2を占め，わが国でFAとして報告されてきたのは本症と考えられる。aprataxinは核小体に局在し，1本鎖DNAの損傷修復機構に関与している。

これに次いでわが国では，autosomal recessive spastic ataxia of Charlevoix-Saguenay（ARSACS，sacsin欠損症）が多い。ARSACSはカナダのケベック州で見出された疾患で，網膜有髄線維の増加を伴う痙性失調症を特徴とするが，わが国では網膜有髄線維を欠く，あるいは痙性を欠く非典型例もある。

α-tocopherol transfer proteinの欠損によるビタミンE欠乏症では，進行性の小脳性運動失調が認められ，しばしば網膜色素変性を伴う。ビタミンEの投与により症状の改善が期待できる。

文　献

1) Gilman S, Wenning G, Low P, et al.：Second consensus statement on the diagnosis of multiple system atrophy. Neurology, 71：670-676, 2008.
2) 西澤正豊，下畑享良：多系統萎縮症の臨床．臨床神経，2009，印刷中．
3) 融　衆太，水澤英洋：脊髄小脳変性症の新しい病型と病態．Annual Review 2007 神経，pp183-193，中外医学社，2007.

 JCOPY 88002-700

疾 患 編

11. 筋萎縮性側索硬化症と運動ニューロン疾患

岡山大学大学院 医歯薬学総合研究科 脳神経内科学 阿部康二

Key words 筋萎縮性側索硬化症，運動ニューロン疾患，人工呼吸器

要 点

①運動ニューロン病とは神経組織のなかでも特に運動神経を比較的選択的に障害する疾患群であり，ALSを中心疾患としてさまざまな病型がある。
②診察ポイントは，筋脱力と筋萎縮，腱反射，陰性4徴候などである。
③臨床検査は血液生化学，筋電図，髄液，筋生検，遺伝子診断などが有用である。
④ALSは急性進行性なので，各進行段階で患者自身と家族が余裕をもって意思決定できるような患者指導プランを立てることが重要である。
⑤運動ニューロン病は原因病態がほぼ解明されつつあり，フリーラジカルスカベンジャーや神経栄養因子などの神経保護治療や幹細胞移植による再生医療が行われつつある。

重要ポイント

①運動ニューロン：大脳の運動神経中枢から脊髄を下降して（上位），脊髄前角内で運動神経に乗り換えて筋肉までいく（下位）長い随意運動指示経路。コンピューターでいうとoutput経路に相当する。
②球麻痺：延髄（球）障害によって起こる構音障害や嚥下障害。コミュニケーション能力が低下し，誤嚥による肺炎や窒息の危険性がある重大な症状。

A 運動ニューロン病とは

運動ニューロン病とは神経組織のなかでも特に運動神経を比較的選択的に障害する疾患群の総称であって，**図1**に示すように上位および下位運動ニューロンがともに障害される筋萎縮性側索硬化症（amyotrophic lateral sclerosis：ALS）を中心として，上位運動ニューロンのみに障害限局する原発性側索硬化症（primary lateral sclerosis：PLS）および下位運動ニューロンのみに障害限局する脊髄性進行性筋萎縮症（spinal progressive muscular atrophy：SPMA）が両極端例として知られている。

このうちPLSは，痙性四肢麻痺の症状のみに終始することは稀であるため，今日で

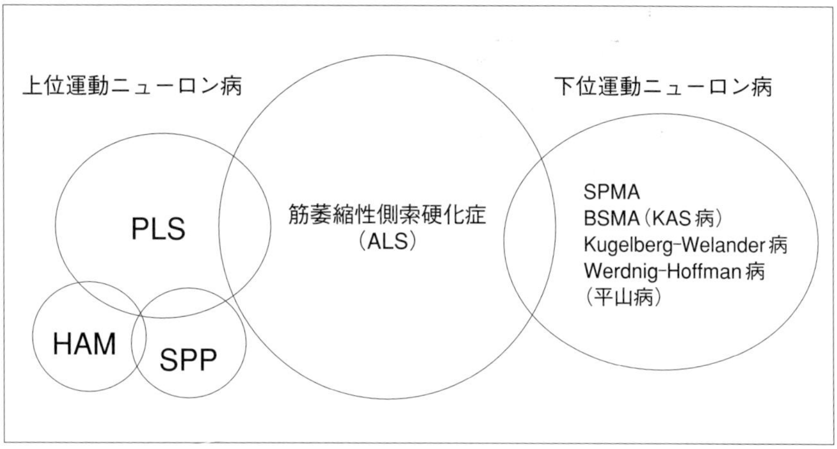

図1　運動ニューロン病と関連疾患の分類

はALSの症候の一部と考えられている。同じく主として上位運動ニューロンを障害する痙性対麻痺（spastic paraparesis：SSP）は，痙性麻痺に加えて構音障害や四肢協調運動障害などの小脳症状を伴うこともあるため通常は脊髄小脳変性症に分類され，脊髄後索症状や下肢感覚障害を伴うHTLV-1関連脊髄症（HAM）は免疫性神経疾患に分類される。また下位運動ニューロン病については，成人発症で良性の球麻痺と四肢麻痺をきたす伴性劣性遺伝性の球脊髄性筋萎縮症（Kennedy-Alter-Sung病，bulbospinal muscular atrophy：BSMA）や，思春期あるいは新生児期発症で常染色体劣性のKugelberg-Welander（K-W）病とWerdnig-Hoffmann（W-H）病が知られている。若年男子に多い一側上肢遠位部筋萎縮を示す平山病は鑑別を要するが原因が頸椎にあるため通常運動ニューロン病には分類されない。

B 運動ニューロン病の診察ポイント

一般的に運動ニューロン病は一般的に四肢遠位から筋脱力および筋萎縮が始まることが多い（**図2-a**）。具体的には，上肢では握力低下やペットボトルが開けづらいといった症状，下肢ではつま先立ちができない（腓腹筋力低下）あるいは踵立ちができない（前脛筋力低下）といった症状を訴えることが多いので，この点に着目して診察するとよい。ときに近位筋の脱力萎縮から症状が始まる例もみられ，この場合には上肢では万歳ができない，洗濯物が干せない，蒲団を押入れに上げ入れにくいといった症状を訴え，下肢ではトイレでしゃがんだ後，立てずにつかまり立ちをする（Gowers徴候陽性）といった症状を訴えるので，この点も重要な着目ポイントとなる。また構音障害や嚥下困難などの球症状から始まることもある（原発性球麻痺）。

表1に示すように，筋脱力のある筋では下

表1 運動麻痺の診かた

障害部位	臨床所見	鑑別ポイント	疾患例
上位運動ニューロン	筋萎縮（－） 痙性麻痺 腱反射亢進 病的反射出現 （錘体路徴候）	Hoffmann 反射 （Troemner 反射） （Wartenberg 反射） Babinski 反射 Chaddock 反射	筋萎縮性側索硬化症（ALS） 原発性側索硬化症（PLS） 痙性対麻痺（SPP） 脳卒中後遺症，変形性頸椎症 後縦靭帯骨化症（OPLL） 痙性対麻痺，HTLV-1 関連脊髄症
下位運動ニューロン	筋萎縮（＋） 弛緩性麻痺 腱反射消失	筋線維束収縮 （fasciculation）	筋萎縮性側索硬化症（ALS） 脊髄性進行性筋萎縮症（SPMA） 球脊髄性筋萎縮症（BSMA，KAS 病） Kugelberg-Welander 病 Werdnig-Hoffman 病 （平山病） 糖尿病性ニューロパチー Guillain-Barre 症候群

位運動ニューロンが障害されていれば，筋萎縮を伴っており，麻痺は弛緩性で腱反射は低下消失するのが通例である。ALSでは軽度の萎縮筋において筋線維のピクツキ（線維束性収縮，fasciculation）が観察される。一方，上位運動ニューロンが障害されている場合は，麻痺は痙性で，腱反射は亢進し，上肢でのHoffmann反射や下肢でのBabinski反射，Chaddock反射といった病的反射が出現してくる（錘体路徴候）。**表1**中の注目点としてはALSのみが上位下位ともに障害することである。ただ下位運動ニューロンが強い場合は，筋萎縮が進行しているために錘体路徴候がマスクされて目立たないこともあるので注意を要する。

運動ニューロン病のなかでもALSでは，一般に眼球運動障害や，膀胱直腸障害，感覚障害，褥瘡はみられず「陰性4徴候」と呼ばれて，本症の診断上重要である。また球麻痺としては，KAS病では舌の萎縮とfasciculationが著明な割には誤嚥や構音障害などの症状が比較的軽度で良性であるのに対して，ALSの場合は逆に舌の萎縮とfasciculationが軽度な割に誤嚥や構音障害などの症状が高度であることが多く，重要な診察ポイントとなる。

C 筋萎縮性側索硬化症（ALS）

ALSは一般に孤発性であるが約5％は家族性である。通常中年以降に発症し，進行性の筋力低下と筋萎縮を呈し，好発年齢は50～60歳代が多いが近年は70～80歳代発症の患者も増えている。下位運動ニューロン障害があると，全身の筋力低下と筋萎縮が出現し線維束性収縮が認められる。母指球筋の萎縮・脱力のために母指の対立ができず，猿手（ape hand，**図2-a**）を呈し，上肢近位筋力低下で腕が懸垂状態になる（hanging arm）。舌は萎縮して（**図2-b**）線維束性収縮がみられ，舌咽喉筋力低下のため構音障害が出現する。また，咀嚼・嚥下機能が障害され，誤嚥性肺炎や気道閉塞を生じやすい。上位運動ニューロン徴候として四肢の

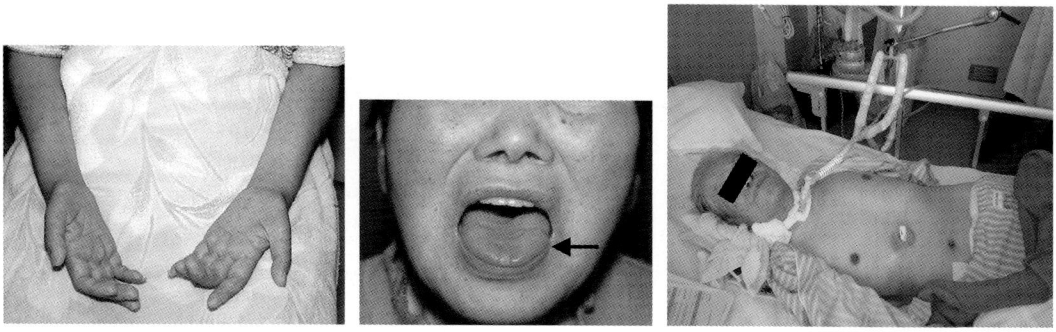

図2 ALS患者の臨床所見
(a) 前腕と手の筋肉の著明な萎縮，(b) 筋線維束性収縮を伴う舌萎縮（矢印），(c) 人工呼吸器を装着し，胃瘻による栄養管理を行っている患者。

痙直，深部腱反射亢進がみられるが，Babinski徴候は20～50％で認められるのみである。

ALSでは症状の進行とともに球麻痺によるコミュニケーション障害も進行するため，コミュニケーションエイドやパソコンを用いて意思伝達を円滑にすることが重要である。最近では携帯電話を活用して良好なコミュニケーションを確保しているケースもある。同じ球麻痺による摂食・嚥下障害については，栄養補給と誤嚥性肺炎防止の目的で胃瘻を造設するケースが増えており，経鼻チューブによる栄養にくらべて格段に管理がしやすくなっている（**図2-c**）。

呼吸筋障害については，外来通院中に定期的な肺活量測定が必要で，肺活量が70％を割り始めたら定期的な血液ガス測定も併用しつつ，肺活量が50％以下に低下すると急性呼吸不全への準備が必要となってくる。肺活量が低下し始めたら非侵襲的・侵襲的を問わず補助呼吸や人工呼吸，気管切開に関する意思決定について患者および家族を交えて十分な時間をかけてよく相談をしながら診療を進めておく（informed choice）。

D 脊髄性進行性筋萎縮症（SPMA）

30～50歳の男性に多く，進行性の四肢筋脱力・萎縮を呈するが，上位運動ニューロン徴候を欠き，症状経過が緩徐であるのが特徴である。SPMAの臨床分類的位置づけについては議論もあり，ALSの一つのタイプとも考えられているが，通常のALSと比較して明らかに良性の経過を示す予後良好な症例が確かに存在する。腱反射は低下あるいは消失し，病的反射もみられない。後述するKAS病や変形性頸椎症との鑑別が重要となる。

E 球脊髄性筋萎縮症（BSMA，KAS病）

球脊髄性筋萎縮症は成人期に発症する伴性劣性遺伝性疾患であり，緩徐進行性の四肢筋力低下と球麻痺を主症状とする。KAS病では女性化乳房，女性様のすべすべした皮膚（skin ferminization），性腺機能不全などのアンドロゲンに対する感受性低下の症候がしばしばみられ，アンドロゲン受容体遺伝子の第1エクソン上にあるCAGリピートは正常11～33程度であるが，KAS病患者では40～62程度に増大している。

KAS病の初発症状は20～30歳代での手指振戦のことが多く，20歳代後半から40歳代にかけて筋力低下を自覚しつつ，平均罹病期間は約27年とされている。病初期より線維束性収縮が顔面や舌などに目立ち，舌はブドウ房状で，四肢は少し力をいれるだけで容易に線維束性収縮がみられる（contraction fasciculation）。筋萎縮と筋力低下は近位筋優位のことが多い。球麻痺症状は病初期より必発だが，高度にはならないのが特徴である。腱反射は低下あるいは消失していることが多い。

F Kugelberg-Welander(K-W)病とWerdnig-Hoffmann(W-H)病

新生児期から思春期発症の遺伝性下位運動ニューロン疾患は，type 1（乳児期発症重症型，W-H病），type 2（3～18ヵ月発症の中症型，中間型），type 3（2歳～思春期発症の軽症型，K-W病）に分類される。この3型はいずれも常染色体劣性遺伝形式をとり，第5染色体長腕の同一遺伝子座にあるSMN（survival motor neuron）遺伝子の部分欠損が原因である。

W-H病患児は全身の筋トーヌスが低下しており，ぐにゃぐにゃ乳児（floppy infant）で，体幹・四肢近位筋優位の筋力低下が著明で，哺乳啼泣力・呼吸筋力が弱い。K-W病は初発年齢は2～10歳が多いが，中年以降の発症例もある。下肢帯の筋力低下から始まり，動揺歩行，登はん性起立（Gowers徴候陽性）が認められ，次第に上肢近位筋にも波及するが顔面筋や外眼筋は保たれる。腱反射は低下消失し，関節拘縮や脊柱側彎が著明となる。患者は30歳頃までに歩行不能となるが，生命予後は良い。

G 運動ニューロン病の臨床検査所見

ALSでは血清クレアチンキナーゼ（CK）値の上昇や髄液タンパクの増加がみられることがあり，髄液でのMCP-1（monocyte chemotactic protein-1）/VEGF（vascular endothelial growth factor）蛋白比の上昇が認められる（**図3**）。針筋電図では神経原性変化が広範に観察される。末梢の運動神経伝導速度は通常保たれるが，脊髄中の錐体路の伝導速度は低下している。T2強調MRIで，内包後脚の後方に限局性高信号域が認められることがある。筋生検では群集萎縮などの神経原性変化がみられる。病理像としては，脊髄前根の萎縮が目立ち，脊髄の割面では，錐体側索と前索の変性が認められる。

KAS病ではほぼ全例で血清CKの軽度～中等度の上昇がみられる。血中テストステロン値は正常範囲である。筋生検所見は神経原性変化が主体であるが，中心核の存在など筋原性変化もみられる。確定診断には，

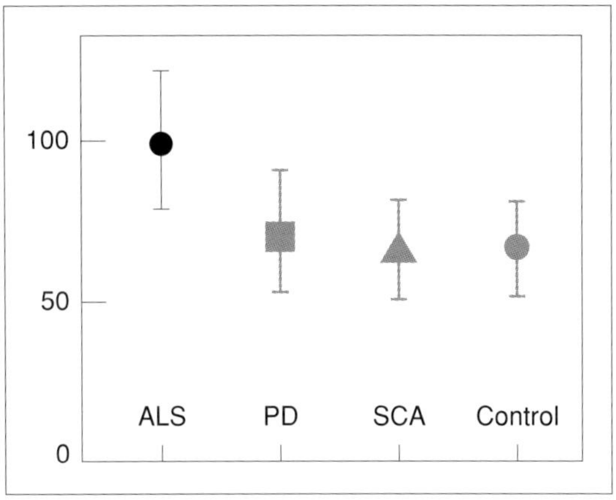

図3　MCP-1/VEGF 比
脊髄液中のMCP-1/VEGF比の比較。ALS患者はパーキンソン病患者（PD），脊髄小脳変性症（SCA），コントロールと比較して有意に高い。

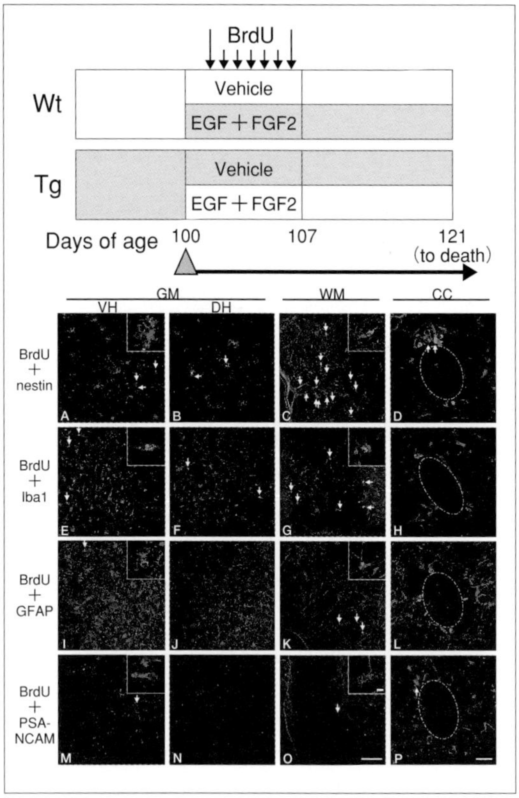

図4　ALSに対する内在性幹細胞活性化
神経栄養因子EGF＋FGF2の持続髄腔内投与によるマウス脊髄内神経幹細胞活性化を観察し，上：変異SOD1遺伝子を導入した（Tg）マウスと導入しない（Wt）マウスに薬物投与する。下：EGF＋FGF2投与したマウス脊髄内で観察される神経系幹細胞の活性化。（GM；gray matter, WM；white matter, CC；central canal, VH；ventral horn, DH；dorsal horn）

アンドロゲン受容体遺伝子のCAGリピート延長を証明する。K-W病やW-H病では，半数で血清CKの軽〜中等度の上昇がみられる。筋電図では神経原性変化がみられ，筋生検では神経原性変化と筋原性変化が混在している。確定診断にはSMN遺伝子の部分欠損を証明する。

H　ALSと運動ニューロン病治療の現状

ALSに対して現在は興奮性神経伝達物質グルタミン酸拮抗剤リルゾールにより軽度の延命効果が知られている。また筆者らが岡山大学で行った神経栄養因子療法として，IGF-1（insulin-like growth factor）の持続髄腔内投与療法では症状進行の遅延化が認められた[1)]。さらに日本で開発された酸化ストレス軽減薬・エダラボンを用いた臨床第Ⅲ相試験の結果ではALSに対する有効性が示唆されたので今後の臨床応用が期待されている[2, 3)]。リハビリテーションは，急速に進行する筋脱力と萎縮に対して筋力アップや恒常的維持には直結しづらいが，それでも軽運動はADL保持上有効と考えられている。

また最新の研究では，神経栄養因子GDNF遺伝子をアデノウイルスに組み込んで罹患筋肉注射をすることによる症状進行抑制効果を確かめられており[4)]，IGF-1遺伝子をAAVウイルスに組み込んだ遺伝子治療も有効性が報告されている[5)]。最近筆者らのグループはエイズウイルスのTATドメインに抗アポトーシス蛋白Bcl-Xを融合させた蛋白の髄液注入でも実験的な臨床効果を認め[6)]，漆谷らの細胞外変異SOD1駆逐免疫療法[7)]とともにヒトALS患者への臨床応用への発展が期待されている。再生医療の展望としては，すでに筆者らのグループはALSモデルマウスを用いた神経栄養因子EGF（epidermal growth factor）＋FGF 2（fibroblast growth factor 2）の持続髄腔内投与によって脊髄内神経幹細胞活性化を認めており（**図4**），これも将来的な臨床応用が期待されている[8)]。一方，外来性幹細胞の移植療法については2006年頃から報告が急増しており，実際にMSC細胞（mesenchymal stromal cells）のALS患者脊髄への注入療法はイタリアで行われ，9名中4名で症状進行が軽度抑制されたとされる[9)]。また米国ではヒト脊髄から確立した幹細胞によるALSモデルラットに対する幹細胞移植は発症遅延と進行抑制効果があり，米国厚生省NIHにヒトALS患者での移植治療が申請中である[10)]。

文献

1) Nagano I, Shiote M, Murakami T, et al.：Beneficial effects of intrathecal IGF-1 administration in patients with amyotrophic lateral sclerosis. Neurol Res, 27：768-772, 2005.

2) Abe K, Yuki S & Kogure K：A strong attenuation of ischemic and postischemic brain edema by a novel free radical scavenger. Stroke, 19：480-485, 1988.

3) Yoshino H & Kimura A：Investigation of the therapeutic effects of edaravone, a free radical scavenger, on amyotrophic lateral sclerosis (Phase II study). ALS, 7：241-245, 2006.

4) Manabe Y, Nagano I, Gazi MS, et al.：Adenovirus-mediated gene transfer of glial cell line-derived neurotrophic factor prevents motor neuron loss of transgenic model mice for ALS. Apoptosis, 7：329-334, 2002.

5) Kaspar BK, Llado J, Sherkat N, et al.：Retrograde viral delivery of IGF-1 prolongs survival in a mouse ALS model. Science, 301：839-842, 2003.

6) Ohta Y, Kamiya T, Nagai M, et al.：Therapeutic benefits of intrathecal protein therapy in a mouse model of ALS. J Neurosci Res, 86：3028-3037, 2008.

7) Urushitani M, Ezzi SA & Julien JP：Therapeutic effects of immunization with mutant superoxide dismutase in mice models of ALS. Proc Natl Acad Sci, 104：2495-2500, 2007.

8) Ohta Y, Nagai M, Nagata T, et al.：Intrathecal injection of EGF and FGF2 promotes proliferation of neural precursor cells in the spinal cords of mice with mutant human SOD1 gene. J Neurosci Res, 84：980-982, 2006.

9) Mazzini L, Mareschi K, Ferrero I, et al.：Stem cell treatment in ALS. J Neurol Sci, 265：78-83, 2008.

10) Xu L, Ryugo DK, Pongstaporn T, et al.：Human neural stem cell grafts in the spinal cord of SOD1 transgenic rats；differentiation and structural integration into the segmental motor circuitry. J Comp Neurol, 514：297-309, 2009.

疾 患 編

12. 重症筋無力症

横浜市立大学附属市民総合医療センター 神経内科　**西山毅彦**
横浜市立大学大学院 医学研究科 神経内科学・脳卒中医学　**黒岩義之**

Key words　全身型重症筋無力症，眼筋型重症筋無力症

要　点

①重症筋無力症は神経筋接合部を標的とした自己免疫疾患である。
②症状の特徴は易疲労性と日内変動，日差変動である。
③臨床症状は眼瞼下垂，複視，四肢筋力低下，嚥下障害，呼吸筋障害などである。
④主として抗 AChR 抗体，抗 MuSK 抗体が関与する。
⑤治療は，ステロイド，アセチルコリンエステラーゼ阻害薬，免疫抑制薬，胸腺摘除術である。

重要ポイント

①重症筋無力症は，易疲労性・日内変動がみられることが特徴であり，問診をしっかりと行うことが，診断の際には大切である。
②治療として，ステロイド投与を行うことが多いが，長期間にわたることもあり，ステロイドに伴う合併症に十分注意することが大切である。

重症筋無力症（myasthenia gravis：以下MG）は筋の易疲労性を特徴とする神経筋接合部に対する自己免疫疾患である。主に，アセチルコリンレセプター受容体に対する抗体（抗AChR抗体）が原因で，治療としてはアセチルコリンエステラーゼ阻害薬，ステロイド，免疫抑制薬の投与や胸腺摘除術などが行われる。特に，胸腺摘除術についてはその有効性を再検証するための研究が現在実施されており結果が待たれている。ここでは，主として臨床的側面を中心に解説する。

A 疫学

2006年に実施された全国臨床疫学調査の結果から患者数は15,100人（男性5,600人，女性9,500人）で，人口10万人あたりの有病率は11.8人である[1)]。

B 分類

症状の分布から，眼瞼下垂や複視などの眼症状のみを生じる眼筋型，眼症状以外に四肢筋力低下，嚥下障害，呼吸障害など全身に症状が現れる全身型に分けられる。年齢から小児重症筋無力症と成人型重症筋無力症に分けられ，原因となる抗体の種類からは抗AChR抗体と筋特異的チロシンキナーゼ（muscle-specific tyrosine kinase：以下MuSK）に対する抗体，さらに両方の抗体がないdouble seronegativeのタイプに分けられる。そのほか，症状の分布と重症度から分類されるMGAF clinical Classificationもある[2)]。

C 臨床的特徴と診断

臨床症状の特徴は，運動を繰り返すことで骨格筋の筋力が低下すること（易疲労性），夕方に筋無力症状は悪化し，休息により改善するように，症状に日内変動を認めること（日内変動），日により症状が変動すること（日差変動）である。症状として眼瞼下垂，複視，四肢筋力低下，構音障害，嚥下障害，呼吸障害などを認める。

診断に際しては，易疲労性，日内変動の有無の病歴聴取，診察所見として眼瞼下垂，眼球運動障害，全身の筋の疲労現象をとらえることが肝要で，検査で抗AChR抗体の検出，エドロホニウム試験陽性，電気生理学的検査による神経筋伝達障害が証明されれば診断は確実となる。抗AChR抗体が陰性の場合は抗MuSK抗体の有無をチェックすることが望ましい。抗AChR抗体，抗MuSK抗体ともに陰性のことがある（double seronegative）が，他の検査，臨床症状からMGと診断されることもある。眼症状，筋力低下をきたす多数の疾患が鑑別対象となる（**表1**）。

表1　MGと鑑別診断となる疾患

- Lambert-Eaton 症候群
- 筋ジストロフィー（眼咽頭型筋ジストロフィーなど）
- 多発性筋炎
- 周期性四肢麻痺
- 甲状腺機能亢進症
- ミトコンドリアミオパチー
- 進行性外眼筋麻痺
- Guillain-Barré 症候群
- 多発性神経炎
- 動眼神経麻痺
- Tolosa-Hunt 症候群
- 脳幹部腫瘍・血管障害
- 脳幹脳炎
- 単純ヘルペス脳炎
- ウイルス性脳炎
- 脳底部髄膜炎
- 側頭動脈炎
- Wernicke 脳症
- Leigh 脳症
- 糖尿病性外眼筋麻痺
- 血管炎
- 神経ベーチェット病
- サルコイドーシス
- 多発性硬化症
- 急性散在性脱髄性脳脊髄炎
- Fischer 症候群
- 先天性筋無力症候群
- 先天性ミオパチー
- ミオトニー
- 眼瞼痙攣
- 開眼失行
- マグネシウム中毒
- ボツリヌス中毒
- 先天性外眼筋線維症

MGは感染などを契機に筋無力症状が急激に悪化し，呼吸障害が生じ人工呼吸管理になることがあり筋無力症クリーゼと呼ばれる。抗コリン薬を大量に摂取し，流涎などのコリン作用が強くでることで全身状態が悪化するコリン作動性クリーゼもあるが近年は抗コリン薬を大量に使わなくなってきており減少傾向にある。

ステロイドを投与するとMG症状が一時的に悪化する現象が知られており，初期増悪と呼ばれている。ステロイド投与する際には漸増するなどの注意が必要である。

D 機序

MG発症の詳細な機序は不明であるが，MG患者の60～70％に過形成胸腺を認め，過形成胸腺ではリンパ節のような胚中心があり，そこにはB細胞が存在すること，さらにAChRを表出している筋様細胞も存在していることから，胸腺がMG発症に関与していることが推察されている。

抗AChR陽性MGにおける筋無力症状の出現は，抗AChR抗体と補体の働きによるシナプス後膜の破壊，それに伴いシナプス後膜上のAChRの数が減少するため，神経筋接合部における刺激伝達が障害されることが主な機序と考えられる。

E 検査

1. エドロホニウム試験（テンシロンテスト）

この試験は，アセチルコリンの分解酵素であるアセチルコリンエステラーゼの働きを阻害する塩化エドロホニウムを投与することで，シナプス間隙でのアセチルコリンのクリアランスを遅くし，局所のアセチルコリン濃度を維持し筋力が回復するかを検査する試験である。感度は眼筋型で60～95％，全身型で71～95％であり，特異度は97％でありMGの診断基準に含まれている。エドロホニウム試験の陽性率は抗AChR抗体陽性MGで97％，抗MuSK抗体陽性MGでは50～70％，double negative MGでは84％と報告されている。MG以外でエドロホニウムテスト陽性となる疾患はLambert-Eaton筋無力症症候群，運動ニューロン疾患，ギラン・バレー症候群などがある[3]。

2. 反復刺激試験

臨床的に疲労現象や脱力のある筋に対して反復刺激を行う。通常は3Hzの頻度で10回の刺激を行い，10％以上の振幅の減衰（waning）を認めた場合に異常と認める。眼筋型では反復刺激検査の陽性率は高くなく20～30％程度である。全身型では僧帽筋，三角筋の検査も行う。Waningの機序は刺激を反復するとシナプス間隙に放出されるアセチルコリンの分子が減少するが，MG患者ではAChRが減少しているために興奮できない筋線維が増加することによる。

3. 免疫学的検査

抗AChR抗体の測定は必須であり，陰性で全身型の場合は抗MuSK抗体を測定する。その他MG患者では，抗titin抗体，抗RyR抗体，などが検出される。

1）抗AChR抗体

ニコチン性アセチルコリン受容体に対する自己抗体で，疾患特異性が高くMG患者の

80～90％に認められる。胸腺腫を伴うMG患者のほうが胸腺腫を伴わないMGより抗体陽性率が高い。また，抗体価と臨床症状の重症度とはあまり相関しないが，これは測定される抗体のなかに病因に直接関与しない抗体も含まれているためと考えられている。IgGのサブクラスはIgG1であり，補体結合性反応を生じる。

2）抗MuSK抗体

筋特異的チロシンキナーゼに対する抗体で陽性頻度は5～10％とされている。IgGのサブクラスはIgG4であり，補体と結合しない。このことが，抗MuSK抗体陽性MGで補体が病態発現に関与しない理由と考えられている[4]。

F 成人眼筋型重症筋無力症

MG患者のおよそ50％は眼筋型で発症するが2年以内に全身型に移行するため，発症から2年以上経過しても眼症状のみ呈する患者はMG全体の約20％である。抗AChR抗体の陽性率は50％程度で，抗MuSK抗体は検出されない。治療は抗コリンエステラーゼ阻害薬の内服，少量～中等量ステロイドの内服が行われることが多い[5]。

眼筋型は自然治癒例の報告があることから，抗コリンエステラーゼ阻害薬単独で治療するという考え方と，全身型に移行することも多くステロイドや免疫抑制薬を使うことを薦める論文もある[6]。抗AChR抗体陽性であるということ自体が，全身型MGに移行するリスク要因とされており，少なくとも眼筋型MGで抗AChR抗体が検出された場合はステロイド内服などの治療を行うことを考慮したほうがよいと思われる[6]。

G 成人全身型重症筋無力症

胸腺腫合併の場合は胸腺摘除術を行う必要がある。非胸腺腫MG患者に対する胸腺摘出に関するランダム化された比較研究試験はなく明確なエビデンスはない。しかし，臨床的には胸腺摘除はMGの寛解導入，改善の可能性を高める方法であるとされている。現在のところ成人全身型重症筋無力症において胸腺摘出術は原則的に行われる。ただ，60歳以上の患者においては，手術侵襲や胸腺摘出術が経験的にあまり効果的でないことから，手術をしないことを推奨している。しかし，胸腺摘除後の予後は若年発症とかわりがないとの報告や手術も安全で効果的であるとの報告もあり[7]，症状，合併症など個々の状況に応じて治療は選択されると考えられる。拡大胸腺摘除術の前にステロイドを投与することについては，現在のところ施設によって分かれるが，基本的にステロイドを投与する必要はないと考えられている。MG症状が不安定であれば血漿交換やγグロブリン大量投与などを行い状態を改善してから手術を行うようにする。胸腺摘除の効果が現れるのには少なくとも数ヵ月は必要で，それまでの間免疫抑制を行う必要があり，手術後にステロイドの投与を行い徐々に減量するのが一般的と考えられる。ステロイド投与でMG症状が改善しない場合は，免疫抑制薬の併用も考慮する。MG症状は安定しているが，ステロイドを減量するとMGが再燃しステロイドを十分減量できない場合にも，ステロイドの長期投与に伴う合併症のリスクも考慮して免疫抑制薬を併用するのが効果的と考えられる。

H 抗MuSK抗体陽性重症筋無力症

我が国においては，MG全体の中で5～10％程度の抗MuSK抗体陽性MG患者がいると考えられている。抗AChR抗体陽性MGよりも女性の頻度が多く，外眼筋が障害されることが多い。眼筋型は非常に稀であり，構音障害や嚥下障害などの症状を伴う症例が多い。また，顔面筋の萎縮や舌の萎縮を伴う症例が比較的多く認められる。胸腺腫は合併することはなく，胸腺異常を認めないことが抗AChR抗体陽性MGと異なる。病理学的には病変部位の補体の沈着を認めないところも抗AChR抗体陽性MGと異なる点である。実際には臨床症状のみで抗AChR抗体陽性MGと区別することは困難であり，抗AChR抗体陰性であれば抗MuSK抗体を測定することが望ましい。治療はステロイド投与が中心となり，胸腺摘除術はその有効性に乏しく，第一選択にはならない。ステロイドだけでMG症状の寛解が得られない場合には免疫抑制薬を併用する[8]。単純血漿交換は有効であり重症例では行われることが多い。抗AChR抗体陽性MGと異なり，トリプトファンカラムを用いた免疫吸着療法に対する反応は限定的である。γグロブリン大量投与は有効であるとの報告はあり，通常の治療がうまくいかない症例では用いてもよいと考えられる。抗コリンエステラーゼ阻害薬は著効せず，できる限り少量にとどめたほうがよい。

I 小児重症筋無力症

5歳以下の発症が多く，誘因はないか，上気道感染症に引き続いて起こることも少なくない。初発症状は一側優位の眼瞼下垂が多く，その後全身のMG症状が出現する。3歳以下では眼瞼下垂が強いと弱視を起こすことが知られており注意が必要である。抗AChR抗体，抗MuSK抗体は陰性のことが多い。全身型の場合，胸腺摘除術は慎重であるべきであり，ステロイドの内服が第一選択となる。適切にステロイドを使用し，慎重に減量することで再発予防ができる可能

タクロリムス・シクロスポリン

古くから移植患者に用いられてきた免疫抑制薬で，比較的最近，重症筋無力症にも使用できるようになってきた。両者の作用点は異なるが，リンパ球のIL-2産生を抑制してその効果を発揮する。長期間ステロイドを使用している患者ではステロイドに対する抵抗性が生じていることがあり，これらの免疫抑制薬はステロイド抵抗性を改善する作用もあるため，内服開始後に，症状が急速に改善することもある。副作用は易感染性のほかに腎機能障害などがあるが，そのほか，個々に特徴的な副作用や薬に対する反応性が患者によっては異なることもあり，状況に応じて使い分けるとよいと考えられる。

性はある。胸腺摘除については，11歳以前の初発では胸腺摘除しても寛解に関係がないとされ，12歳以上の初発でステロイド治療に抵抗性であれば胸腺摘除を奨めるとされている。成人に比べると予後は比較的良好である[5)]。

文　献

1) 村井弘之，越智博文，吉良潤一，ほか：2006年重症筋無力症全国臨床疫学調査中間報告．免疫性神経疾患に関する調査研究・平成19年度研究報告書，pp139-143, 2008.
2) Jaretzki A 3rd, Barohn RJ, Ernstoff RM, et al.：Myasthenia gravis：recommendations for clinical research standards. Task Force of the Medical Scientific Advisory Board of the Myasthenia Gravis Foundation of America. Neurology, 55：16-23, 2000.
3) Pascuzzi RM：The edrophonium tests. Semin Neurol, 23：83-88, 2003.
4) McConville J, Farrugia ME, Beeson D, et al.：Detection and characterization of MuSK antibodys in seronegative myasthenia gravis. Ann neurol, 55：580-584, 2004.
5) 日本神経治療学会・日本神経免疫学会合同神経免疫疾患治療ガイドライン委員会：神経免疫疾患治療ガイドライン．pp1-78，協和企画，2004.
6) Kupersmith MJ, Latkany R & Homel P：Development of generalized disease at 2 years in patients with ocular myasthenia gravis. Arch Neurol, 60：243-248, 2003.
7) Tsuchida M, Yamato Y, Shibata K, et al.：Efficacy and safety of extend thymectomy for elderly patients with myasthenia gravis. Ann Thorac Surg, 67：1563-1567, 1999.
8) 村井弘之，吉良潤一，藤井義敬：シクロスポリンMEPCによる全身型重症筋無力症治療のガイドライン提案．神経内科，66：393-399, 2007.

推奨文献

1) Vincent A：Autoimmune disorders of the neuromuscular junction. Neurol India, 56：305-313, 2008.

疾患編

13．多発性硬化症，NMO

九州大学大学院 医学研究院 神経内科学　磯部紀子・吉良潤一

Key words　多発性硬化症（MS），neuromyelitis optica（NMO），抗アクアポリン4（AQP4）抗体

要　点

①多発性硬化症（multiple sclerosis：MS）は，中枢神経症候が再発と寛解を繰り返す，炎症性脱髄疾患である。
②抗AQP4抗体の有無により，多発性硬化症と病態が異なる可能性があるが，抗体の存在意義は十分に解明されていない。
③診断には，臨床症状とMRI所見が重要である。
④治療の基本は，急性期（症状増悪期）の短縮，再発の防止，進行の抑制の3点である。
⑤さまざまな免疫調整治療が試みられている。

重要ポイント

①多発性硬化症（multiple sclerosis：MS）は，中枢神経症候が再発と寛解を繰り返す，炎症性脱髄疾患である。
②抗AQP4抗体の有無により，多発性硬化症と病態が異なる可能性があるが，抗体の存在意義は未だ不明である。

多発性硬化症（multiple sclerosis：MS）は，中枢神経症候が再発と寛解を繰り返す，炎症性脱髄疾患で，環境因子と遺伝的因子が発症に関与する，多因子疾患である。我が国での有病率は人口10万人当たり7.7人で[1]，増加傾向にある。近年，抗AQP4抗体（キーワード解説参照）の発見により，視神経脊髄炎を中核症状とする疾患群であるneuromyelitis optica（NMO）の疾患概念が注目され，多発性硬化症に対する位置付けについて議論がなされている。

A 診断

MSの診断には，中枢神経症候の時間的・空間的多発性を臨床的に証明することがもっとも重要であるが，MRIでの画像変化の情報も早期診断に重要である。多発性硬化症の世界的な診断基準にMcDonaldの診断基準があり，2005年に一部が改訂されている[2]

(**表1～3**)。「増悪」とは，炎症性脱髄性の機序が想定される神経学的障害が24時間以上続いていることが，自覚的（ただし，客観的所見も伴う）あるいは他覚的に確認されるもの，とされる[2)]。多発性硬化症の病型には，臨床経過により，再発寛解型MS（Relapsing-remitting MS：RRMS），一次進行型MS（Primary progressive MS：PPMS），RRMSが再発寛解を繰り返す過程で進行型へ移行する二次進行型MS（Secondary progressive MS：SPMS）があり，稀に初期から進行型で時に急性の再発をきたす進行性再発型MS（Progressive relapsing MS：PRMS）の報告もみられる[3)]。RRMSにおいて，病変分布の特徴により，大脳，小脳，脳幹を含む中枢神経系全般を広範に病変をきたす通常型MS（Conventional MS：CMS）と，視神経，脊髄に比較的選択的に病変をきたす視神経脊髄型MS（Opticospinal MS：OSMS）と従来より分類している。この

表1 改訂McDonaldのMS診断基準

臨床像	追加して診断に必要な項目
2回以上の増悪があって2ヵ所以上の病変を証明する客観的所見あり	なし
2回以上の増悪があって病変を証明する客観的所見が1ヵ所のみ	空間的多発性の証明 ● MRI（**表2**） または ● 髄液OB陽性またはIgG indexの上昇とMSに矛盾しない2個以上のMRI病変 または ● 他の病変に由来する増悪
1回の増悪と2ヵ所以上の病変を証明する客観的な所見あり	時間的多発性の証明 ● MRI（**表3**） または ● 2回目の増悪
1回の増悪と病変を証明する客観的な所見が1ヵ所のみ （clinically isolated syndrome: CIS）	空間的多発性の証明 ● MRI（**表2**） または ● 髄液OB陽性またはIgG indexの上昇とMSに矛盾しない2個以上のMRI病変 かつ 時間的多発性の証明 ● MRI（**表3**） または ● 2回目の増悪
MSを示唆する慢性の増悪 （一次性慢性進行型）	1年以上にわたる進行性の増悪 かつ 以下の3項目のうち2項目を満たす 1）9個以上の脳T2病変 または VEP異常と4個以上の脳T2病変 2）2個の脊髄T2病変 3）髄液OB陽性 または IgG indexの上昇

（Polman CH et al. Ann Neurol, 58 : 840-846, 2005を改変）

表2　MRIにおける病変の空間的多発性に関する基準

- 次の4項目のうち3つを満たす
  1）ガドリニウムにより増強される1個以上の病変，もしくは9個以上のT2病変
  2）1個以上のテント下病変
  3）1個以上の傍皮質下病変
  4）3個以上の脳室周囲病変

※脊髄病変はテント下脳病変とみなしてよい。すなわち，造影増強される脊髄病変は造影増強される脳病変とみなすことが可能で，個々の脊髄病変は個々の脳病変として数えてよい。

（Polman CH et al. Ann Neurol, 58 : 840-846, 2005を改変）

表4　NMO診断基準

確定的なNMO
- ▶視神経炎
- ▶急性脊髄炎
- ▶以下の3つの補助基準のうち2つ以上を満たす
  1）3椎体以上に及ぶ連続的な脊髄MRI病変（図2）
  2）脳MRIが多発性硬化症の診断基準*を満たさない
  3）血清NMO-IgG陽性

*Patyの多発性硬化症診断基準
4個以上の白質病変
または
側脳室周囲に1個あれば合計3個以上の白質病変

（Wingerchuk DM et al. Neurology, 66 : 1485-1489, 2006を改変）

OSMSはアジア人種に多くみられ，欧米における再発寛解型のNMOとの異動が注目されてきた。

抗AQP4抗体の発見（キーワード解説参照）を受け，2006年にNMOの診断基準が改訂された（**表4**）。抗AQP4抗体陽性例は特異な病像を呈することより，MSとは異なる疾患とし，OSMSとNMOとが同一の疾患とする説もある[4]。しかし，未だ最終的な結論に至ってはいない。

表3　MRIによる時間的多発性に関する基準

- 以下のどちらかを満たせば時間的多発性を証明したこととなる
  1）最初の臨床事象の発現から3ヵ月以降に施行されたMRIでガドリニウム増強病変が存在し，それが最初の臨床事象の責任病巣ではない場合
  2）最初の臨床事象の発現から30日以降に行われたMRIと比較して，新たなT2病変の存在が認められた場合

（Polman CH et al. Ann Neurol, 58 : 840-846, 2005を改変）

B　身体診察のポイント

MSの経過中に出現する臨床症状を**表5**に示す。自覚障害の有無に関わらず視神経の観察は重要である。眼底鏡検査による視神経乳頭蒼白や視神経萎縮の有無，視野欠損の有無を確認する。2，3秒ごとにペンライトの光で患者の瞳孔を交互に照らすと，患側眼の光覚が低下しているために患側眼を照らした際に，かえって瞳孔が散大する徴候（Marcus Gunn sign）がみられうる。中心フリッカー検査も診断時および治療の効果を追う際に有用である。脳幹病変では，両側性内側縦束（medial longitudinal fasciculus：MLF）症候群や三叉神経痛がみられることがしばしば特徴的とされる。上行性の対麻痺，感覚障害，排尿障害，腱反射亢進，病的反射の出現をみた場合，脊髄に病巣をきたしている可能性が示唆される。脊髄が非対称性に侵されると，Brown-Séquard症候群を呈し，小脳や脳幹の障害により，小脳失調がみられる。また，大脳の病巣等により，記憶，注意，遂行機能能力などの認知機能が障害され，抑うつや疲労も高率に

表5 MSの経過中に認められる神経症状

精神症状	17.4
失語，失行，失認	4.1
全身痙攣	3.8
視力障害	56.1
視神経萎縮	32.3
視野障害	27.8
複視	21.3
眼振	27.1
構音障害	21.9
嚥下障害	10.4
顔面麻痺	13.3
四肢麻痺	18.4
対麻痺	43.4
片麻痺	35.5
痙縮	47.6
Babinski 反射	58.7
感覚障害	
顔面	21.2
一定のレベル以下	37.9
半側	33.7
横断性脊髄炎	27.4
再発性	15.4
四肢失調	26.3
体幹失調	30.5
排尿障害	49.6
有痛性強直性攣縮	18.1
Lhermitte 徴候	29.7 (%)

(Osoegawa M et al. Mult Scler, 15 : 159-173, 2009を改変)

みられる。その他の随伴症状として，入浴後など体温が上昇した際に神経症状が増悪することがある（Uhthoff徴候）。また，突発性に30秒～数分以内の持続で上下肢の痛みや異常感覚が先行して，手，足のつっぱり（強直）が生じることがあり，これを有痛性強直性攣縮（painful tonic spasm）という。

C 画像・臨床検査のポイント

MRI検査は，注目する臨床症状に対する責任病変を確認するためのみならず，病変の空間的多発性，時間的多発性を証明するためにも不可欠である。脱髄巣はT2強調像で高信号域，T1強調像にて等信号または低信号域として描出され，ガドリニウムにて増強される病巣は，急性期の病変を示す。MSに特徴的である側脳室周囲病変は，側脳室に接して長軸が脳室壁に垂直な卵円形の病変（ovoid lesion）で，観察には矢状断FLAIR強調画像が有用である（**図1**）。これは毛細血管が側脳室から放射上に白質に向かっており，T細胞などが毛細血管（high endothelial venule）に沿って実質内に浸潤して病巣を形成するためと考えられている。

NMO症例では，脊髄，特に胸髄に，3椎体以上の長さに及び腫脹を伴う病変がみられる（**図2**）。通常のMSにおいても脊髄病変（ときに長大）をきたすことがあり，特に抗AQP4抗体を有さないOSMS群で多くみられる。しかし，この場合は中心灰白質のみならず辺縁白質も含む領域に広がっており，中心灰白質を主として侵すNMO症例と画像上の特徴に相違が指摘されている[5]。

髄液検査では，髄液細胞は単核球優位に増加し，蛋白値も上昇する。日本人ではCMSの約6割においてoligoclonal bands（OCBs）が高率に認められ，IgG indexが上昇する。これは髄腔内へ形質細胞，B細胞が浸潤し，IgGを産生していることを反映している。一方，OSMSやNMOにおいては，OCBsの陽性率は低く，多形核球の増加がみられることもある。

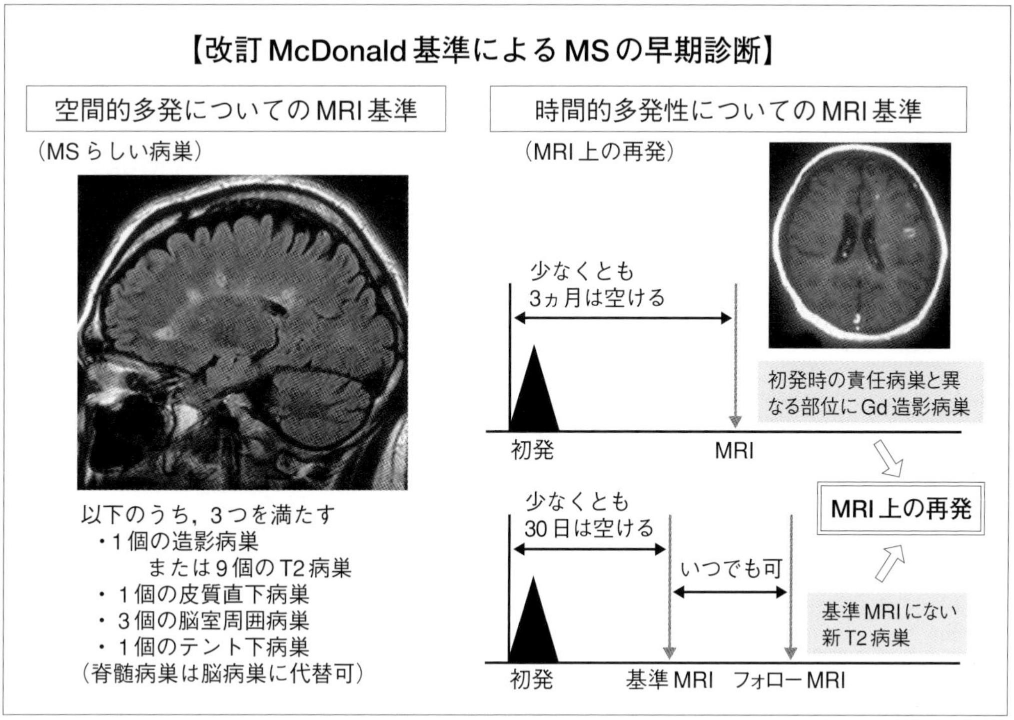

図 1　改訂 McDonald の診断基準に基づく，MRI による MS 早期診断のポイント

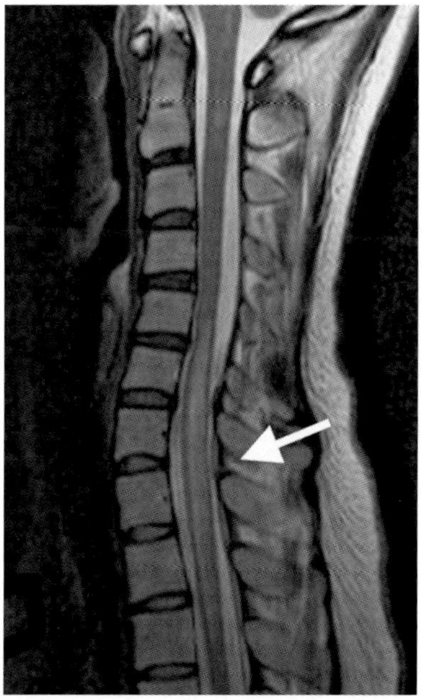

図 2　抗 AQP4 抗体陽性症例にみられた 3 椎体以上にわたる連続的な脊髄病変（MRI T2WI，矢状断）

D 見落としやすい注意点

例えば，神経症状の既往がなく，単独の視神経炎であっても，MS あるいは NMO の初発症状である可能性は否定できず，脳および脊髄の MRI 撮影を行うべきである。また，NMO の診断基準にもある，抗 AQP4 抗体の測定もこの時点で行っておくのが望ましい（なるべく未治療の血清を用いるべきである）。

E 治療

MS およびいわゆる NMO であっても，急性期治療の基本は，副腎皮質ステロイド薬の大量点滴静注療法（ステロイドパルス療法）である。急性期の神経症状の早期回復を目的とし，メチルプレドニゾロン1g点滴静注を3日間行う。その後，経口ステロイド薬をおよそ1mg/体重kg/日を目安に内服を開始する。MSでは，経口ステロイド薬の投薬を2～3週間で漸減中止とするが，NMOを中心とする，抗AQP4抗体陽性例では，経口ステロイド薬の中止により容易に再発することもあり，低用量での維持を検討する必要性が生じることがあり，ときに免疫抑制剤を併用することもある。また，急性期にステロイドパルス療法を行っても症状の改善が乏しい場合には，血漿交換療法も考慮する。

再発予防のため，我が国では，IFN-β製剤の使用が可能である。RRMSに対し，IFN-β製剤は再発頻度を30％程度減らし，MRI上の活動性病巣数を減少させ，大脳萎縮の進行を遅らせるとされ[6~8]，発症早期に開始するべきである。Clinical isolated syndrome（CIS）の段階であってもMRI上MSを示唆する病変がみられる場合には，積極的にIFN-β製剤の使用を検討することが望ましいとされている[9~11]。この場合，**図1**に示すように改訂McDonald基準に基づくMSらしい空間的多発性を有し，かつ同基準に基づくMRI所見上の再発がみられた例で，IFN-β製剤の早期導入を考えてもよい。ただし，抗AQP4抗体陽性者では，IFN-β製剤の使用により神経症状が悪化する症例があることも稀に報告されており[12]，抗体陽性者では，新たなIFN-β製剤の導入に慎重であるべきと考えられる。これを踏まえ，現在，MS治療ガイドラインの改定が進行中である[13]。抗AQP4抗体陽性症例においても血漿交換療法の有効性が報告されており，重要な治療の選択肢の一つである。

本疾患では，病巣の多発性，疾患の特徴により，多様な症状を伴いやすく，QOLをできる限りよく保つために，各症状緩和のための対症療法も不可欠である。有痛性強直性攣縮，三叉神経痛に対しては，カルバマゼピンが有効であるが，汎血球減少や皮疹など副作用が出やすいので慎重に観察する。また，痙性が強い場合にはバクロフェ

抗アクアポリン4（aquaporin-4：AQP4）抗体

抗アクアポリン4（aquaporin-4：AQP4）抗体：2004年に，Lennonら[4, 14]によりneuromyelitis optica（NMO）症例で出現する抗体としてNMO-IgGが報告され，その対応抗原がアストロサイトのフットプロセスに存在する水チャネルタンパクである，アクアポリン4（aquaporin4：AQP4）であることが明らかになった。抗AQP4抗体陽性者は，女性に多く，シェーグレン症候群などの膠原病合併例が多い。また，再発率が有意に高く，高度な視力障害をきたしやすい。ただ，抗AQP4抗体自体が病原性を有しているのか，二次的に産生され病態の修飾因子であるのか等，その存在意義についてはまだ結論が出ておらず，議論の余地がある。抗AQP4抗体は蛍光免疫染色法で検出できる。国内の数施設で実施されている。また，ELISA法の開発が進みつつある。

ン，チザニジン，ダントロレン等の抗痙縮薬の使用も検討する。過労を避けつつ，リハビリテーションを行う。

近年，MSに対する新規治療の開発が急速に進んでいる。分子標的治療薬として，natalizumab，alemtuzumab，fingolimod等があり，世界的に臨床試験が行われている。我が国においても一部の薬剤について臨床試験が進行中であり，今後，MS治療の選択肢が広がることが期待される。

文　献

1) Osoegawa M, Kira J, Fukazawa T, et al.：Temporal changes and geographical differences in multiple sclerosis phenotypes in Japanese；nationwide survey results over 30 years. Mult Scler, 15：159-173, 2009.

2) Polman CH, Reingold SC, Edan G, et al.：Diagnostic criteria for multiple sclerosis；2005 revisions to the "McDonald Criteria". Ann Neurol, 58：840-846, 2005.

3) Tullman MJ, Oshinsky RJ, Lublin FD, et al.：Clinical characteristics of progressive relapsing multiple sclerosis. Mult Scler, 10：451-454, 2004.

4) Lennon VA, Kryzer TJ, Pittock SJ, et al.：IgG marker of optic-spinal multiple sclerosis binds to the aquaporin-4 water channel. J Exp Med, 202：473-477, 2005.

5) Matsuoka T, Matsushita T, Kawano Y, et al.：Heterogeneity of aquaporin-4 autoimmunity and spinal cord lesions in multiple sclerosis. Brain, 130：1206-1223, 2007.

6) IFNB Multiple Sclerosis Study Group, University of British Clolumbia MS/MRI Analysis Group.：Interferon beta-1b in the treatment of multiple sclerosis；final outcome of the randomized controlled trial. Neurology, 45：1277-1285, 1995.

7) Jacobs LD, Cookfair DL, Rudick RA, et al.：Multiple Sclerosis Collaborative Research Group (MSCRG). Intermuscular interferon beta-1a for disease progression in relapsing multiple sclerosis. Ann Neurol, 39：285-294, 1996.

8) PRIMS (Prevention of Relapses and Disability by Interferon Beta-1a Subcutaneously in Multiple Sclerosis) Study Group：Randomised double-blind placebo-controlled study of interferon beta-1a in relapsing/remitting multiple sclerosis. Lancet, 352：1498-1504, 1998.

9) Jacobs LD, Beck RW, Simon JH, et al.:CHAMPS Study Group. Intramuscular interferon beta-1a therapy initiated during a first demyelinating event in multiple sclerosis. N Engl J Med, 343：898-904, 2000.

10) Comi G, Filippi M, Barkhof F, et al.：Effect of early interferon treatment on conversion to definite multiple sclerosis；a randomized study. Lancet, 357：1576-1582, 2001.

11) Kappos L, Polman CH, Freedman MS, et al.：Treatment with interferon beta-1b delays conversion to clinically definite and McDonald MS in patients with clinically isolated syndromes. Neurology, 67：1242-1249, 2006.

12) Warabi Y & Matsumoto Y & Hayashi H：Interferon beta-1b exacerbates multiple sclerosiswith severe optic nerve and spinal cord demyelination. J Neurol Sci, 252：57-61, 2007.

13) 吉良潤一：神経系疾患のガイドラインとその検証；免疫性神経疾患を中心に．日本内科学会雑誌, 98：8-14, 2009.

14) Lennon VA, Wingerchuk DM, Kryzer TJ, et al.：A serum autoantibody marker of neuromyelitis optica；distinction from multiple sclerosis. Lancet, 364：2106-2112, 2004.

15) Wingerchuk DM, Lennon VA, Pittoch SJ, et al.：Revised diagnostic criteria for neuromyelitis optica. Neurology, 66：1485-1489, 2006.

　JCOPY 88002-700

疾　患　編

14．不随意運動をきたす疾患，ハンチントン病

北海道大学大学院 医学研究科 神経病態学講座 神経内科　秋本幸子・佐々木秀直
苫小牧市立病院 神経内科　水戸泰紀

Key words　代謝性障害，Hungtington病，表現促進現象

要　点
①各不随意運動の定義・特徴を理解する。
②不随意運動には一次性と二次性がある。
③二次性不随意運動の原因検索には肝・腎・肺・甲状腺機能や薬剤歴のチェックが不可欠である。
④若年性ハンチントン病は固縮，痙攣，小脳失調症などが前景に立ち，成人と臨床像が異なる。
⑤不随意運動の治療には内服薬の他に，定位脳手術，ボツリヌス注射などの治療法がある。

重要ポイント
①不随意運動の原因は神経難病だけでなく，全身の代謝性障害などの鑑別も重要。
②ハンチントン病は舞踏症以外にも多彩な運動症状や精神症状をきたす。

不随意運動は，疾患の診断に欠かすことができない重要な所見である。診察中に誘発することもあるが，患者が診察室に入ってきて椅子に座るまでの間や問診中にどのような動きがみられるかを観察することが重要である。一般に不随意運動は安静や睡眠時に軽快することが多く，ストレスや過労で悪化する傾向がある。不随意運動は文章で読むばかりでなく機会をみつけて観察することが重要である。

A 振戦（tremor）

身体のある部分が不随意に，常同的かつ律動的に動揺する。主として安静時にみられる静止時振戦（resting tremor），特定の姿勢をとると誘発される姿勢時振戦（postural tremor），運動時にみられる運動時振戦（action tremor），の3種類に分けられる。

1．本態性振戦（essential tremor）

もっとも頻度の高い不随意運動の一つで，主に上肢や頸部にみられ，運動時や特定の姿勢をとらせると出現し，安静時には消失

する。箸がふるえて使いづらい，字をうまく書けないなどの訴えで受診することが多い。診察法としては両上肢を前方に水平挙上させると手指に出現する振戦として観察できる。振戦を増強させる方法として，上肢を肘で伸展，手首では屈曲させ，人差指を向かい合わせにする姿位を保持させるのがよい。従来，姿勢時振戦が主であると考えられていたが，頻度・振幅の大きさともに運動時振戦の要素のほうが大きいとの報告もある[1]。この振戦は規則的で5～10Hzのリズムをもっている。家族性にみられる場合には家族性振戦（familial tremor），老人になってみられるものを老人性振戦（senile tremor）というが本態性振戦と同一のものと考えられている。老人の場合は首を横に振る例が多い。神経学的には振戦以外には神経徴候はない。原因は不明であるが，家族性本態性振戦では関連する遺伝子座として3q13.3，2p25～22，6p23が同定されている。生理学的には視床Vim核を中継する神経機構が振戦の発現になんらかの関与をすることが推定されており，β遮断薬などの薬物療法に抵抗する本態性振戦ではVim核に対する定位脳手術が適応となることがある。定位脳手術には破壊術と脳深部刺激術（deep brain stimulation：DBS）があるが，近年ではDBSが選択されることが多い。

2．Parkinson型振戦（Parkinsonian tremor）

本態性振戦と異なり安静時に出現し動作時には軽快する。5Hz前後のやや遅いリズムで手指，上肢，口唇，下肢などで認められる。手指の振戦は丸薬を丸める動きに似ていることからpill rolling tremorと表現されることがある。筋強剛，仮面様顔貌，寡動などの典型的な症状があればパーキンソン病の診断は容易である。また基本的に本態性振戦とParkinson型振戦は異なる特徴を有するが，本態性振戦が十数年後にParkinson病へ移行する場合もある。

3．小脳性振戦（cerebellar tremor）

上下肢の小脳性失調のことであり，上肢では人差指による指鼻指試験をさせると指先がその進行方向に向かって直角に不規則に振れ，しかも目的に近づくにつれて著明となる。

下肢では踵膝試験で踵を膝に垂直に立ててから脛をすべらせていくように命ずると，その進行方向に対して左右に不規則な振れとなって現れる。

目的に近づくと著明になることから企図振戦（intention tremor）といわれることがある。

4．その他の振戦

生理的振戦，甲状腺機能亢進症，アルコール中毒者などでもみられる。8～12Hzとリズムが早くかつ細かいのが特徴である。

口蓋振戦（palatal tremor）は，通常1分間に120～140回の規則的な軟口蓋の動きで，軟口蓋以外にも眼球，咽頭，喉頭，横隔膜，体肢にも出現することがある。持続性かつ律動性であり最近振戦に分類されるようになったが，長年局在性ミオクローヌスとして扱われてきた（軟口蓋ミオクローヌス）[2]。病巣は一側または両側の小脳歯状核と，対側の赤核，下オリーブ核との間を結ぶGuillain-Mollaretの三角にあるとされている。原因として脳幹部の血管障害が多いが，その他にも腫瘍や外傷，多発性硬化症，白質ジストロフィーの一種であるAlexander病の成人型等でみられることがある[3)]。

B アテトーゼ（athetosis）

安定した姿位を保つことができないという意味であり，主として四肢遠位部にみられる緩徐な筋緊張の変動と定義される。不規則な不随意運動であるが，上肢では手指が過伸展・外転し手関節の屈曲した肢位や凹み手徴候を，下肢ではバビンスキー姿位に似た母趾の持続的背屈がみられやすい。病変部位としては線条体，特に被殻の障害が考えられており，疾患としては，脳性麻痺，脳血管障害，Wilson病，Hallervorden-Spatz病，外傷などで生じる。

アテトーゼは単独で現れるだけでなく，舞踏症やジストニアなど他の不随意運動と混在して生じることがしばしばあり，舞踏症ともアテトーゼとも判別しがたい場合には舞踏アテトーシス（choreoathetosis）と呼ばれる。発作性運動原性舞踏アテトーゼ（paroxysmal kinesigenic choreoathetosis：PKC）は，若年発症の常染色体優性遺伝疾患で，急激な運動開始によって誘発され5分以内に消失する舞踏アテトーシスやジストニアが特徴である。近年遺伝性ジストニアに分類された（DYT10）。16p11.2～12.1に原因遺伝子座があり，この近傍にイオンチャンネル遺伝子が複数存在することから，イオンチャンネルとの関係が疑われている[4)]。機序として皮質下てんかん説，錐体外路系障害説などがあるが結論は出ていない。少量のカルバマゼピンが著効する。

手の深部覚が高度に障害されると上肢を前方に挙上させた際に手指が不規則にアテトーゼ様に動く。これを偽アテトーゼ（pseudoathetosis）といい，真のアテトーゼとは病態が異なる。

C 舞踏病（chorea）

アテトーゼと同じく姿位の不安定さを呈するが，舞踏病ではその動きはより速く，不規則で，まったく予測ができない。軽症例では，不規則な手指の異常運動をいかにも覆い隠すように指先で物に触ったり，顎をなでる，髪に手をやりとかすような仕種をするので，一見ただ落ち着きがない，あるいはジェスチャーたっぷりに振舞っているかのようにみえることがある。舞踏症をきたす疾患はHuntington病が有名であるが，他にも老人性舞踏病，小児でリウマチ熱に伴うSydenham舞踏病，糖尿病性非ケトン性高血糖，経口避妊薬の内服，妊娠などでも生じる。有棘赤血球舞踏病やWilson病では舞踏病だけでなくアテトーゼやジストニアの要素が混在する。さらに，歯状核赤核淡蒼球Luys体萎縮症（dentato-rubro-pallido-luysian atrophy：DRPLA）など一部の遺伝性脊髄小脳変性症においても認められることがある。

【Huntington病】

全身の舞踏症，精神症状，認知症を主症状とする進行性疾患で常染色体優性遺伝形式をとる。典型的には成人以降にうつや性

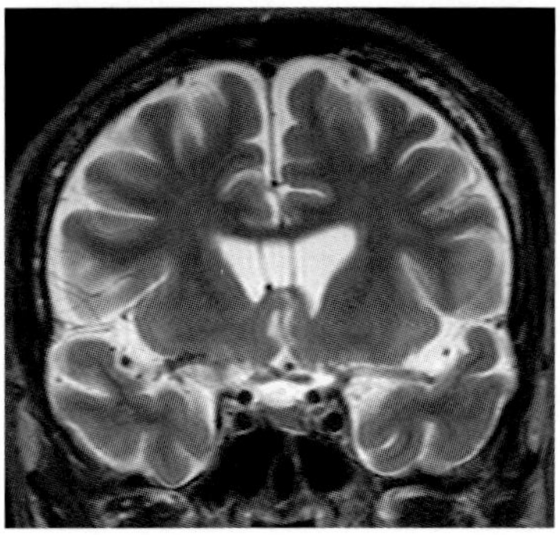

図1　Huntington患者の脳MRI冠状断

格変化などの精神症状が先行し，数年後に舞踏症を呈する。検査では脳MRIにて尾状核が萎縮するのが特徴である（**図1**）。確定診断は第4染色体短腕上のIT15遺伝子エクソン1上のCAGリピートの伸長を証明することで成される[4)]。健常者では12～30回のCAGリピートが，発症者では36回以上に増えている。根本的な治療は困難で予後不良であるが，精神症状に対する薬剤調節，舞踏症に対しドパミン受容体拮抗薬を使用するなどの対症療法が行われている。

D ジストニア（dystonia）

ジストニアとは骨格筋の持続したやや長い収縮で生じ，ジストニア姿勢（異常姿勢）とジストニア運動（異常運動）からなる。躯幹，四肢，頸部などではゆっくりとした，かつ捻転するような動きで，筋トーヌスの異常亢進がみられる。その代表的なものが捻転ジストニアで，小児にみられ，仰臥位より起立するように命じるとその特徴的なジストニア運動と躯幹を捻転させる姿位がよく観察できる。症状が進行すると四肢や躯幹が変形したままの姿位となる。病変としては大脳基底核を中心とした多彩な病変の分布がみられる。ジストニアは主にジストニアのみを症状とする一次性と，原疾患があり部分症状として生じる二次性とに分けられる。一次性ジストニアの一部は家族性に発症し，近年原因遺伝子が次々と同定されている（DYT1～17）。二次性ジストニアの原因疾患としては，抗精神薬や抗パーキンソン病薬などの薬物の副作用，頭部外傷，出産時障害，Wilson病，Machado-Joseph病，脳炎後パーキンソニズムなどがある。

ジストニアには生じる部位により，全身性，部分性，分節性，多巣性などと分類される。部分ジストニアとしては，成人で頸部にみられる痙性斜頸，書字の時のみ手にジストニアが生じる書痙，眼瞼の不随意な収縮のため開眼が困難になる眼瞼痙攣などがある。なお，眼瞼痙攣と紛らわしい症状

若年性ハンチントン病

20歳以下の若年発症者では舞踏症は目立たず固縮と痙攣を主症状とする固縮型や，失調症の目立つ特殊な経過をとる。表現促進現象のため親よりも先に子供が学童期に発症してしまうようなケースでは，症状の特殊さに加え家族歴がつかめず，しばしば診断が困難である[5)]。表現促進現象は父系からの遺伝の際に特にその傾向が強い。

として開眼失行がある。閉眼時に患者は前額に著明なしわをつくり努力して開眼しようとするが開眼できない。この時，眼瞼痙攣とは異なり眼瞼の収縮はみられない。開眼失行，眼瞼痙攣ともにパーキンソン病や進行性核上性麻痺でみられることがある。眼瞼痙攣に顎・口のジストニアを伴うものはMeige症候群と呼ばれ，顔面正中部の分節性ジストニアに分類される。一般にジストニアの治療は内服では効果が不十分なことが多く，局所ジストニアにはボツリヌス注射が有効である。最近，ジストニアにはDBSなどの外科的治療も試みられ，一部のジストニアには効果がある。

E 片側バリスム (hemiballismus)

一側上肢全体を，物を投げるように激しく動かすもので，同一の動きを繰り返すのが特徴である。しばしば手掌を不規則に開閉する動きを伴うことがある。病巣は対側の視床下核（Luys体）にあり，脳血管障害，腫瘍，外傷などによる。

F ミオクローヌス (myoclonus)

四肢・顔面・体幹などに生じる，突発性かつ瞬間的な収縮で，通常は不規則で反復性である。光，音，触覚などの刺激や，動作により誘発される場合があり，それぞれstimulus-sensitive myoclonus，action myoclonusと称することがある。

全身性のミオクローヌスは，亜急性硬化性全脳炎，Creutzfeldt-Jakob病，肝性脳症，尿毒症，無酸素脳症，Alzheimer病，リピドーシス，ミオクローヌスてんかんをはじめ多くの疾患でみられる他，薬剤の副作用でしばしば起こる。脊髄性ミオクローヌスは障害部位に限局して生じる分節性（segmental spinal myoclonus）と，髄節間を連絡する経路を通して多分節に拡がる自己固有感覚性脊髄ミオクローヌス（propriospinal myoclonus）がある。前者では0.3～1Hz前後で律動的なことが多く，後者では律動性であったり単発であったり一定しない。propriospinal myoclonusは筋収縮の持続が数百ミリ秒と通常のミオクローヌスに比べ長いのが特徴である[7]。

G アステリキシス (asterixis)

両上肢を前方に水平に肘関節で伸展し，手を手関節で背屈させた位置に保たせると，手が羽ばたくように不規則に動くことで観察できる。この羽ばたき運動は手首ばかりではなく両上肢を側方に水平挙上させると鳥が羽ばたくように大きく振ることもあり，羽ばたき振戦とも呼ばれる。表面筋電図でみると随意運動が短時間中断する現象が捉えられることから，陰性ミオクローヌスとも呼ばれる。一見，振戦やミオクローヌスと間違いやすいが，異なる病態である。Wilson病，肝性脳症，尿毒症，CO_2ナルコーシス，抗てんかん薬やジギタリスなどの薬物中毒などでみられ，原疾患の検索が急務である。

H チック（tic）

単一筋または複数の筋群に起こる短時間の，素早い，反復する，無目的にみえる常同的な運動である。小児期の男子に多くみられ，まばたき，しかめ面，口をとがらせる，肩をすくめるなどの素早い動きが突発性に繰り返される。通常は一過性で予後は良いが，徐々に進行して全身性のチックが著明になり，音声チック，汚言，反響言語も出現するとGilles de la Tourette症候群といわれる。

I その他の不随意運動

口唇や舌をもぐもぐ動かす口部ジスキネジアは，老人でよくみられる症状である。顔面の半側にピクピクする痙攣が不随意に起こるものを片側顔面痙攣といい，ボツリヌス注射が有効である。片側顔面痙攣のもっとも多い病因として顔面神経が脳幹を出る部分で血管により圧迫されて起こることが指摘されており，重症の場合には神経血管減圧術が勧められる。

文　献

1) Brennan KC, Jurewicz EC, Ford B, et al.：Is essential tremor predominantly a kinetic or a postural tremor?　A clinical electrophysiological study. Mov Disor, 17：313-316, 2002.
2) Deuschl G, Bain P & Brin M：Consensus Statement of the Movement disorder society on tremor. Ad Hoc Scientific Committee. Mov Disord, 13（S3）：2-23, 1998.
3) Pareyson D, Fancellu R, Mariotti C, et al.：Adult-onset Alexander disease；a series of eleven unrelated cases with review of the literature. Brain, 131：2321-2331, 2008.
4) Tomita H, Nagamitsu S, Wakui K, et al.：Paroxysmal kinesigenic choreoathetosis locus maps to chromsome 16p11.2-q12.1. Am J Hum Genet, 65：1688-1697, 1999.
5) Bates GP, Mangiarini L, Mahal A, et al.：Transgenic models of Huntington's disease. Hum Mol Genet, 6：1633-1637, 1997.
6) 長谷川一子：小児発症ハンチントン病の問題点. 神経変性疾患に関する調査研究班2007年度報告書，pp143-145, 2008.
7) Roze E, Bounolleau P, Ducreux D, et al.：Propriospinal myoclonus revisited；clinical, neurolophysiogic, and neuroradiologic findings. Neurology, 72：1301-1309, 2009.

疾　患　編

15. てんかん

産業医科大学医学部 神経内科学　山野光彦・赤松直樹・辻　貞俊

Key words　てんかん，脳波，抗てんかん薬

要　点
①日本のてんかんの有病率は0.6～0.8％であり，もっともcommonな神経疾患の一つである。
②診断は国際抗てんかん連盟の発作型診断，症候群診断に基づいて行う。
③検査は脳波，頭部MRI，脳機能画像（SPECT，PET）検査が有用である。
④治療は部分発作にはカルバマゼピン，全般発作にはバルプロ酸が第一選択薬である。
⑤難治性てんかんの症例に対してはてんかんの外科的治療を考慮する。

重要ポイント

①てんかんは，大脳ニューロンの過剰な放電に由来する反復性のてんかん発作を生じる慢性の脳疾患であり，国際抗てんかん連盟の発作型診断，症候群診断に従って診断する。
②抗てんかん薬は発作型に応じて選択する必要があり，部分発作にはカルバマゼピン，全般発作にはバルプロ酸が第一選択薬となるため，発作型診断は非常に重要である。
③20～30％のてんかん患者は適切な抗てんかん薬により治療されても発作が十分に抑制されない難治性てんかんとなり，その際にはてんかんの外科的治療を考慮する。

最近のてんかんの診断，治療の進歩は著しい[1,2]。日本ではてんかんの有病率は0.6～0.8％（約75～100万人）で，もっともcommonな神経疾患の一つである。したがって研修医においても，その診断，治療法の知識を持つことは非常に重要である。本稿では成人てんかんを中心に診療上必要な一般的診断，治療法について概説する。

A てんかんの診断

「日本神経学会てんかん治療ガイドライン2002」には，実践的なてんかんの問診に必要な事項から，診断，治療法，その他てんかんに関わる社会的問題まで具体的に詳しく記述されている[3]。てんかんの診断から治療までの流れを**表1**に示す。てんかんの診断において最初に重要な点は，遭遇した

「発作性エピソード」がてんかん発作であるか否かという点である。てんかん発作と鑑別が必要な疾患を**表2**に示す。さらにてんかんの診断は，国際抗てんかん連盟（International League Against Epilepsy：ILAE）によるてんかん発作型分類（1981）（**表3**）とてんかん症候群分類（1989）に基づいて行う[4]。

1．てんかんの診断に必要な検査

てんかんは脳の異常な電気的現象を基盤とする疾患であるため，診断には脳波検査が必須である。開閉眼，閃光刺激，過呼吸賦活などの通常の検査法に加え，てんかん性放電は軽睡眠時に検出されやすいことから，睡眠時脳波を記録することが必要である。また他の疾患との鑑別が必要な場合には，血算・生化学などの血液検査，胸部X線検査，安静時心電図検査，ホルター心電図検査などが必要である。さらに画像診断はてんかんの原因診断に有効であり，通常は頭部MRIが推奨される。またSPECT，PETなどの脳機能画像はてんかんの焦点診断に有益な情報を与えてくれる。

表1　てんかんの診断から治療までの流れ

- **STEP① てんかん発作か否かの診断**
  - ▶てんかん発作と非てんかん発作の鑑別
- **STEP② てんかん発作型の診断**
  - ▶発作症状（病歴）と脳波所見によるてんかん発作型分類
- **STEP③ てんかん症候群の診断**
  - ▶てんかん発作型分類，各種検査によるてんかん症候群分類
- **STEP④ 抗てんかん薬による治療**
  - ▶抗てんかん薬の選択は主にてんかん発作型の分類による
- **STEP⑤ 難治性てんかんに対する治療**
  - ▶てんかんの外科的治療，その他の治療

表2　てんかんと鑑別が必要な主な疾患

【発作性・機能性疾患】
- 失神
- 一過性脳虚血発作
- 一過性全健忘
- 片頭痛
- ナルコレプシー
- 夜間ミオクローヌス
- 入眠時ミオクローヌス

【内科的疾患】
- 低血糖発作
- 非ケトン性高血糖
- 電解質異常
- 褐色細胞腫

【その他】
- アルコール離脱発作
- 子癇発作
- 熱射病，熱中症
- 非てんかん性心因性発作（転換性障害など）

表3　てんかん発作型分類（ILAE 1981）

部分（焦点性局在関連性）発作	単純部分発作	運動徴候を呈するもの 体性感覚・特殊感覚症状を呈するもの 自律神経症状・症候を呈するもの 精神症状を呈するもの
	複雑部分発作	単純部分発作で始まるもの 最初から意識減損発作で始まるもの
	部分発作からの二次性全般化発作	
全般発作	欠神発作 ミオクロニー発作 間代発作 強直発作 強直間代発作 脱力発作	

2. てんかん発作型の診断（表3）

発作の臨床症状と脳波所見を参考にてんかん発作型診断を行う。てんかん発作型により使用する抗てんかん薬が選択されるため治療する上でも重要である。発作は部分（焦点性，局在関連性）発作と全般発作に大別される。部分発作は脳の一部分（焦点）から始まる発作，全般発作は最初から両側大脳半球で同時に始まる発作と定義される。部分発作は単純発作と複雑発作に分類される。単純発作は意識が保たれる発作，複雑発作は意識が減損する発作と定義される。発作型診断には，患者および発作の目撃者からの問診や目撃情報が重要である。患者および発作目撃者からの病歴聴取のポイントは，「てんかん治療ガイドライン」を参照されたい[3)]。

また，いわゆる「全身痙攣発作」をきたしたという病歴の場合，全般発作の強直間代発作，強直発作，間代発作のほかに，部分発作の二次性全般化発作を考慮しなければならない。すなわち，すべての症例が「全身痙攣発作」＝「全般発作」とは限らない。「全身痙攣発作」の際には，発作のはじめに部分発作の症候がないかどうかに注意する。

3. てんかん症候群の診断

病歴，発作型分類，脳波所見，頭部MRIなどの各種検査所見を総合しててんかん症候群分類を行う。しかし症候群診断は多岐にわたり，研修医の時点ではすべてを把握することは困難と想定されるため，「若年性ミオクローヌスてんかん」，「内側側頭葉てんかん」といった頻度の高い特徴的なてんかん症候群の臨床像を正確に把握し，その後に辺縁疾患について理解を深めていくのがよい。以下に2つの症候群について概説する。

1）若年性ミオクローヌスてんかん

多くは12歳～18歳の間に発症する。発作症候は，ミオクロニー発作と全般性強直間代発作である。ミオクロニー発作は，患者や家族が病的症状であるという認識を自覚せず，全般性強直間代発作をきたし初めて病院を受診する場合が多いため，詳しい病歴聴取により明らかになる場合がある。ミオクロニー発作は上肢に強く，短い両側同期性・左右対称性の筋収縮が単発あるいは群発して起こる。全般性強直間代発作はミオクロニー発作が出現した数年後に出現することが多い。検査は脳波上，全般性の多棘徐波複合を認める。頭部MRIは異常所見は認められない。治療はバルプロ酸ナトリウムが第一選択薬であり，発作は抗てんかん薬により容易に抑制されるが，休薬により発作が再発することが多く，抗てんかん薬の中止は困難である。

2）内側側頭葉てんかん[5)]

多くは5歳～10歳の間に発症する。熱性痙攣の既往が多い。発作症候は，単純部分発作と複雑部分発作である。単純部分発作は「前兆」とも呼ばれ，自律神経症状（上腹部不快感など）や精神症状（恐怖感，既視感など）が数秒から数十秒間持続する。通常前兆から複雑部分発作に移行する。複雑部分発作は運動停止・凝視で始まり，口をもぐもぐと動かす，衣服をまさぐるといった口部・上肢の自動症，発作焦点側と対側の上肢のジストニア肢位という経過をとり，2～3分間持続する。検査は脳波上，一側または両側に独立して前側頭部に棘波を認める。頭部MRIでは病理学的に海馬硬化症を反映した一側の海馬の萎縮とT2強調画像，FLAIR画像にて高信号病変を認める。治療はカルバマゼピンが第一選択薬であるが，発作は抗てんかん薬に抵抗性を示すことが多く，てんかんの外科的治療が有効である。

B てんかんの治療

てんかんの治療の基本は抗てんかん薬による薬物療法である。抗てんかん薬を開始する際は発作型に応じて治療をする。抗てんかん薬による治療の原則は，併用による副作用の増強や相互作用を避けるために，一種類の抗てんかん薬を最高耐用量まで投与する「単剤療法」である。抗てんかん薬は少量から始め，副作用の有無を確認しながら漸増していく。約70～80％のてんかん患者は，抗てんかん薬により発作は良好にコントロールされる。

1．抗てんかん薬の選択―全般発作―

全般発作に対する第一選択薬はバルプロ酸ナトリウムである。さらにミオクロニー発作にはクロナゼパム，欠神発作にはエトサクシミドが推奨される。全般発作の治療では発作予防のための日常生活指導も重要である。睡眠不足，慢性疲労，不規則な生活習慣，過量の飲酒などを避けることは発作予防に有効である。思春期，青年期の患者では特に薬物治療と併せて生活習慣に対するアドバイスが大切である。

2．抗てんかん薬の選択―部分発作―

部分発作に対する第一選択薬はカルバマゼピンである。発作が抑制できない場合には投与量を漸増し，副作用のためそれ以上増量が困難な時に2剤目の薬剤を追加する。効果のなかった最初の薬剤は徐々に減量する。2種類もしくは3種類の抗てんかん薬で治療しても発作が抑制されない場合は，外科的治療の可能性も考慮して，てんかん専門施設に紹介する。

3．抗てんかん薬の処方例

主な抗てんかん薬の処方例，副作用などを**表4**に示した。日本では2009年5月現在，クロバザム，ガバペンチン，トピラマート，ラモトリギンが，主に部分発作における他剤との併用療法として承認されている。

4．抗てんかん薬による治療が無効の場合

新規に発症したてんかんでは，70～80％が抗てんかん薬により発作が抑制される。しかし一部の患者では発作が完全に抑制されないことがある。抗てんかん薬による治療で発作が抑制されないてんかんを，「難治性てんかん intractable epilepsy（薬物治療抵抗性てんかん）」と呼ぶ。抗てんかん薬が無効な場合は**表5**に示した項目を再度確認する。中でも服薬状況の確認は特に重要である。発作が抑制されない場合は問診で確認することに加えて血中濃度を測定する。また他の病気に罹患している患者は，その診療科医師から処方された薬剤により抗てんかん薬の血中濃度が変動して発作のコントロールが悪化する場合があるため，他剤との相互作用にも留意する。

表4 主な抗てんかん薬

一般商品名（略号）	商品名	標準投与量（mg/日）	有効血中濃度（μg/ml）	半減期（hr）	主な副作用
カルバマゼピン（CBZ）	テグレトール	400〜1200	4〜12	5〜26	めまい，発疹 顆粒球減少，低Na血症
フェニトイン（PHT）	アレビアチン	100〜300	10〜20	7〜42	めまい，失調，歯肉増殖 多毛，骨粗鬆症
バルプロ酸（VPA）	デパケンR セレニカR	400〜2000	30〜120	12〜15	肥満，振戦，血小板減少 高NH_3血症
フェノバルビタール（PB）	フェノバール	30〜180	15〜40	75〜120	鎮静，失調，めまい
ゾニサミド（ZNS）	エクセグラン	100〜600	20〜50	28〜70	眠気，食欲不振 精神症状
クロバザム（CLB）	マイスタン	10〜30	—	10〜50	鎮静，失調
クロナゼパム（CZP）	リボトリール ランドセン	0.5〜4	0.02〜0.08	20〜80	眠気，鎮静
エトサクシミド（ESM）	ザロンチン	750〜2000	40〜100	30〜60	嘔気，食欲不振 めまい，精神症状

表5 抗てんかん薬が無効な場合のチェックリスト

- □ てんかんの診断の誤り
- □ 抗てんかん薬の選択の誤り（てんかん発作型に合わない薬剤選択）
- □ 抗てんかん薬の投与量不足
- □ 患者の服薬コンプライアンスの不良（怠薬）
- □ 脳腫瘍などの進行性病変の存在
- □ 併用薬や飲酒などとの関係

5．てんかんの外科的治療

前述のとおり20〜30％のてんかん患者は，適切な抗てんかん薬により治療されても十分に発作が抑制されない難治性てんかんとなる。その際にはてんかんの外科的治療を考慮する。特に海馬硬化症を原因とする内側側頭葉てんかんでは外科的治療により70〜90％の発作消失率が得られる[5]。てんかんの外科的治療の適応となるか否かは，ビデオ・脳波同時モニタリング検査をはじめ，頭部MRI，SEPCT，PETなどの脳機能画像により総合的に判断される。難治性てんかんの症例は外科的治療が可能なてんかん専門施設に紹介することが必要である。

C まとめ

てんかんについての一般的診断，治療法について概説した。てんかんに関する入門書や診療上必須である脳波判読に関する書籍も出版されており参照されたい[6,7]。てんかんは近年の診断技術の向上，新規抗てんかん薬の開発，てんかんの外科的治療の発展などアカデミックに進歩している。さらに2009年度日本神経学会では「てんかん治療ガイドライン」が全面改訂される予定であり，今後の臨床てんかん学の研修，診療に多いに役立てていただきたい[3)]。

文　献

1) 辻　貞俊，赤松直樹：てんかんの治療．臨床神経, 48：550-555, 2008.
2) 辻　貞俊，赤松直樹，山野光彦：てんかん治療の最先端．神経治療, 25：695-699, 2008.
3) 日本神経学会てんかん治療ガイドライン（http://www.neurology-jp.org/guidelinem/ neuro/tenkan/tenkan_index.html）.
4) 赤松直樹，辻　貞俊：大人のてんかん．Clin Neurosci, 26：33-35, 2008.
5) 赤松直樹，辻　貞俊：側頭葉てんかん．Clin Neurosci, 23：97-98, 2005.
6) 兼本浩祐：てんかん学ハンドブック第2版．医学書院，2006.
7) 音成龍司　辻　貞俊：よくわかる脳波判読第2版．金原出版，2008.

疾　患　編

16．末梢神経障害

近畿大学 医学部 神経内科　三井良之・楠　進

Key words　Guillain-Barré syndrome，CIDP，Charcot-Marie-Tooth 病

要　点

①GBSの診断は臨床経過，電気生理学的検査，抗糖脂質抗体測定など総合的に判断する。
②GBS治療の中心はIVIgとPEである。
③CIDPは慢性経過をとる自己免疫性末梢神経障害であり，IVIg，PE，副腎皮質ステロイドなどの免疫調整療法が有用である。
④CMTの診断・分類は遺伝子診断が可能となって大きく変化した。
⑤糖尿病性ニューロパチーは，治療可能な他の原因による末梢神経障害の鑑別が重要である。

重要ポイント

①ガンマグロブリン大量静注療法（IVIg）：ヒトガンマグロブリン製剤を大量に点滴静注する治療法。種々の免疫性疾患に用いられるが，作用機序は未だに明らかではない。神経領域では，GBSとCIDPに保険適応がある。
②末梢神経伝導検査：末梢神経伝導検査は末梢神経障害の診断の基本である。運動神経と感覚神経において検査される。障害が予測される神経を検査対象とするが，ルーチンには，上肢では，正中神経，尺骨神経，下肢では後脛骨神経，腓腹神経（感覚のみ）を検査することが多い。

A　免疫性末梢神経障害

1．Guillain-Barré syndrome（GBS）

1）概念

GBSは，急性発症，四肢筋力低下，深部腱反射消失などを特徴とする自己免疫性末梢神経障害である。2/3の症例で発症1～3週間前に，気道感染や消化管感染などの先行感染のエピソードがある。年間発症率は10万人あたり1～2人程度で，若干，男性に多い。軽症で自然回復する例から，重篤な運動機能障害をきたす例，あるいは人工呼吸器装着例や死亡例もあるので，発症早期からの適切な診断，治療が重要である。

2）病因

先行感染後に誘導される自己免疫的機序

によるもので，細胞性免疫および液性免疫の両者の関与が考えられるが，特に，近年，自己抗体について詳細な解析がなされている[1]。ミエリンを傷害する脱髄型以外にも，軸索型や感覚神経障害を合併する病型，球麻痺症状を中心に発症する病型などが知られ，一部では臨床病型と特定の抗糖脂質抗体との関連が指摘されている。例えば，外眼筋麻痺，失調症状，深部腱反射消失を3主徴とするFisher症候群では抗GQ1bIgG抗体との関連が深い[2]。感染因子は必ずしも同定できないことが多いが，サイトメガロウイルス，EBウイルス，*Mycoplasma pneumoniae*などが知られており，特に消化管感染では，*Campylobacter jejuni*が有名である。

3）臨床症状

1～2週以内で急速に進行する四肢筋力低下が中核となる症候である。筋力低下は，日単位，時間単位で進行する例もある。深部腱反射は低下，消失するが，病初期には正常に保たれていることもあり，GBSを疑った場合は，経時的な臨床症状の観察が重要であることを強調したい。脳神経領域では顔面神経麻痺の頻度が高いが，外眼筋麻痺，嚥下・構音障害などの球麻痺もみられる。呼吸筋麻痺症状は予後にも関わる重要な因子であり，重症例では人工呼吸器管理の時期を逸しないよう，呼吸状態の注意深い観察が必要である。感覚障害は，一般に軽度で四肢末梢の異常感覚程度のことが多いが，深部覚障害が強い例では失調症状が前景に立つこともある。起立性低血圧，頻脈など自律神経障害を認めることもある。

4）検査所見

末梢神経伝導検査で，伝導速度の低下，複合神経活動電位の低下，遠位潜時の延長，伝導ブロック，F波の出現頻度低下などの異常所見を示す。脱髄型と軸索型の鑑別には，Hadden[3]やHo[4]の診断基準を用いる。髄液検査は細胞蛋白解離を示すが，1週程度経過してから上昇する例が多いので，病初期に蛋白の上昇を伴わないからといって安易にGBSを否定してはならない。GBSの約60％では，血清抗糖脂質抗体が陽性となり診断に役立つ。

5）診断

上述した臨床所見と検査所見を組み合わせて診断する。GBSの診断基準は，AsburyとCornblathのものがよく知られている[5]（**表1-1**）。重症度判定には，Hughesのfunctional grade（**表1-2**）が頻用されており[6]，治療

表1-1　GBSの診断基準[5]

【必要条件】
1. 二肢以上（通常四肢）における進行性の脱力
2. 四肢深部腱反射低下
【診断を強く支持する所見】
1. 発症4週以内に症状のピークがある
2. 症状が比較的対称性である
3. 軽度の感覚障害を認める
4. 脳神経障害の存在
5. 2～4週後の症状の改善
6. 自律神経障害の存在
7. 発症時に発熱を欠く
8. 発症1週以降における髄液細胞蛋白解離
9. 末梢神経伝導検査の異常
【GBS以外の疾患を疑う所見】
1. 筋力低下の左右差が著明で持続的である
2. 発症時における，あるいは持続する排尿・胃腸症状の存在
3. 髄液細胞数は50/mm^{3}以上
4. レベルのある感覚障害

表1-2　重症度分類[6)]

Grade 0	正常
Grade 1	軽微な神経症候を認める
Grade 2	歩行器，またはそれに相当する支持なしで5mの歩行が可能
Grade 3	歩行器，または支持があれば5mの歩行が可能
Grade 4	ベッド上あるいは車いす（支持があっても5mの歩行が不可能）
Grade 5	補助換気を要する
Grade 6	死亡

効果や経過をみる上でも有用である。

6）治療

Randomized controlled trial（以下RCT）で有効性が確立しているのは，免疫グロブリン静注療法（intravenous immunoglobulin：IVIg）と血漿交換療法（plasma exchange：PE）である[7)]。IVIgは，ヒト免疫グロブリン製剤400mg/kg/日を5日間連続投与する。副作用モニターのため，特に投与初日は4～6時間かけてゆっくり点滴静注する。PEは1回につき40ml/kgで行う。感染予防の観点から新鮮凍結血漿よりもアルブミン置換が望ましい。回数は軽症例で2回，重症例では4回程度とされる。IVIgとPEの有効性に差はないが，IVIgのほうが簡便であり，体外循環によるリスクがないことから，まず選択されることが多い。副腎皮質ステロイドは，経口，静注とも有効性は否定されており，単独では用いない。しかしIVIgと組み合わせて，大量静注療法を施行するとIVIg単独より治療効果が優れる傾向が報告されている。

2．慢性炎症性脱髄性多発ニューロパチー（chronic inflammatory demyelinating polyneuropathy：CIDP）

1）概念

CIDPは慢性進行性あるいは再発性に末梢神経に脱髄が生じ，四肢筋力低下，感覚障害，深部腱反射消失などを示す自己免疫性末梢神経障害である。GBSは急性発症，単相性であるのに対し，CIDPは慢性進行性，再発性の経過を示す。ただ，初発例では鑑別困難な場合もあり，8週間以上の進行性の経過をもってCIDPと診断する。

2）病因

GBS同様，自己免疫的機序が推定されているが，十分には解明されておらず，抗糖脂質抗体の検出率も10％以下である。

3）臨床症状

四肢の運動麻痺，感覚鈍麻，異常感覚などを慢性的進行性あるいは再発性に認める。深部感覚障害が強い例では，失調症状もみられる。深部腱反射は低下，消失する。GBSと比較すると脳神経障害や呼吸筋麻痺の頻度は低い。治療介入により，症状は寛解・再発の経過を示すことが多い。

4）検査所見

末梢神経伝導検査で，伝導速度の低下，複合神経活動電位の低下，遠位潜時の延長，伝導ブロック，F波の出現頻度低下などの異常所見を示す。髄液検査では，細胞蛋白解離を示すが，GBSよりも蛋白量は高値を示し，100mg/dlを超えることも少なくない。病理診断では，腓腹神経生検が施行されることがあり，脱髄性変化や血管周囲の炎症細胞浸潤がみられる。

表2-1　臨床的診断基準[9)]

1. Inclusion criteria

（a）典型例
- 四肢すべてにおける慢性進行性，階段状もしくは再発性，対称性の近位および遠位の筋力低下および感覚障害
- 少なくとも2ヵ月以上の経過があり，脳神経障害はあってもよい
- 四肢すべてで腱反射の低下，消失を認める

（b）非典型例
以下のうち一つを満たすが，他は典型例と同様であるもの（障害されていない肢では腱反射は正常でもよい）
- 遠位優位の筋力低下（distal acquired demyelinating symmetric：DADS）
- 純粋運動型もしくは感覚型（一次感覚ニューロンの中枢側の障害をきたす慢性感覚性免疫性多発根神経障害を含む）
- 非対称性症状（multifocal acquired demyelinating sensory and motor：MADSAM，Lewis-Sumner 症候群）
- 局在性の症状（例えば，腕神経叢あるいは，一上肢の1本もしくはそれ以上の末梢神経の障害）
- 中枢神経障害の合併（典型例だけでなく他の非典型例に生じてもよい）

2. Exclusion criteria
- ジフテリア，あるいは神経障害の原因となる薬物，毒物への暴露
- 遺伝性脱髄性ニューロパチー（すでに判明している場合，あるいは家族歴，足の変形，手足の切断，色素性網膜炎，魚鱗癬，圧迫による障害をうけやすいこと，などから，その可能性が高そうな場合）
- 括約筋障害の存在
- 多巣性運動性ニューロパチー（MMN）
- MAG 抗体の存在

表2-2　電気生理学的基準[9)]

（1）definite

少なくとも下記の一つを満たす
（a）2本の神経で運動神経遠位潜時が正常上限の少なくとも50%以上の延長
（b）2本の神経で運動神経伝導速度が正常下限の少なくとも30%以上の低下
（c）2本の神経でF波潜時が正常上限の少なくとも20%以上の延長（遠位のCMAPが正常下限の80%以下ならば50%以上の延長）
（d）少なくとも遠位のCMAPが正常下限の20%以上ある場合に2本の神経でF波の消失
　および他の少なくとも1本の神経に他の脱髄所見も認めること
（e）部分的伝導ブロック：遠位の振幅が正常下限の20%以上ある場合，遠位に比較して近位で50%以上のCMAP振幅低下
　2本の神経でこれが認められるか，あるいは1本だけの場合は少なくとも1本の他の神経において他の脱髄所見を認めること
（f）少なくとも2本の神経で異常な時間的分散（遠位と近位の間に30%以上のCMAP持続時間の増加）
（g）少なくとも1本の神経で遠位CMAPの持続時間が少なくとも9ms以上かつ少なくとも他の1本の神経で他の脱髄所見を示すこと

（2）probable
- 2本の神経で遠位に比べて近位で30%以上の振幅低下
　ただし遠位のCMAPは正常の20%以上であり，後脛骨神経は除く
- 1本の神経だけの場合は少なくとも他の1本の神経において他の脱髄所見を伴うこと

（3）possible

（1）の基準を満たすのが，1本の神経のみの場合

CMAP：compound muscle action potential
上記診断のために一側の正中，尺骨，腓骨，脛骨神経の検査を行う。尺骨神経は肘の下，腓骨神経は腓骨頭部の下で刺激する。

表2-3 支持的基準[9]

1.	髄液細胞数が10/mm^{3}以下で蛋白の上昇を認める。
2.	MRIで馬尾，腰仙髄，頸髄神経根，腕神経叢，腰仙髄神経叢に肥厚や造影効果を認める。
3.	神経生検として，電顕もしくはときほぐし標本にて明確な脱髄，再生所見を認める。
4.	免疫療法にて臨床的改善を認める。

表2-4 併存疾患と関連したCIDP[9]

(a) 場合によって病因もしくは病理がCIDPと同じと考えられている疾患
糖尿病
HIV感染症
慢性活動性肝炎
IgG or IgA monoclonal gammmopathy of undetermined significance
抗MAG抗体を伴わないIgM monoclonal gammmopathy
SLEあるいは他の膠原病
サルコイドーシス
甲状腺疾患
(b) 病因もしくは病理がCIDPと異なるであろう疾患
Lyme病
抗MAG抗体を伴うIgM monoclonal gammmopathy of undetermined significance
POEMS症候群
骨硬化性骨髄腫
その他（血管炎，血液学的，非血液学的悪性腫瘍）

表2-5 診断カテゴリー[9]

【Definite CIDP】
臨床診断基準1（aあるいはb）と2 および 電気生理診断基準1を満たす
Probable CIDP＋ 少なくとも支持的基準 1項目
Possible CIDP＋ 少なくとも支持的項目 2項目
【Probable CIDP】
臨床診断基準1（aあるいはb）と2 および 電気生理診断基準2を満たす
Possible CIDP＋少なくとも支持的項目 1項目
【Possible CIDP】
臨床診断基準1（aあるいはb）と2 および 電気生理診断基準3を満たす
併存疾患のあるCIDP（definite, probable, possibleのいずれの場合でも）

5）診断

診断には，アメリカ神経学会の基準（AAN基準）[8]やヨーロッパ神経学会と末梢神経学会による診断基準（以下EFNS-PNS基準）[9]が有名である。**表2**にEFNS-PNS基準を示す。ただ，これらの診断基準を満たさない症例でも免疫調整療法などに反応することもあり，実地臨床ではCIDPを疑う場合は，診断基準にとらわれずに積極的に治療を行うこともある。

6）治療

RCT上，IVIg，PE，副腎皮質ステロイドが有効とされている。いずれも同等の有効性と考えられており，初回治療の選択は，患者側の要因（年齢，性，合併症，基礎疾患など）を加味して選択する[10]。ステロイドは，プレドニゾロン40～50mg/日程度で開始して漸減する。難治性，治療抵抗性の症例については，シクロスポリンなどの免疫抑制薬も検討するが十分なエビデンスはない。

B 遺伝性末梢神経障害

【Charcot-Marie-Tooth病（CMT）】

1）概念

CMTは下肢筋萎縮（凹足，逆シャンペンボトル様など）を特徴とする遺伝性運動・感覚ニューロパチーである。歴史的には臨床像に加え，電気生理学特徴，遺伝形式などで分類され，例えば，CMT1は常染色体優性の脱髄型，CMT2は常染色体優性遺伝の軸索型，CMTXはX染色体優性・劣性遺伝のタイプとされる。近年は，遺伝子異常が同定され，その分類法も再検討されている[11]。本稿では，もっとも頻度の高いperipheral myelin protein 22（PMP-22）遺伝子の重複によるCMT1Aを中心に解説する。

2）病因

基本的には遺伝性疾患であり，その原因遺伝子によって症状も異なる一方，同じ遺伝子異常をもつ同じ家系でも表現型が異なる場合もある。

3）臨床症状

CMT1Aは平均して10代後半に発症する。下肢の筋力低下と逆シャンペンボトル，凹足などと形容される下肢の変形が特徴である。臨床的には感覚障害は軽微であることが多い。加齢とともに症状は進行するが，比較的，ADLは保たれる。また，同じPMP-22遺伝子の異常でも，欠失例は遺伝性圧脆弱性ニューロパチー（hereditary neuropathy with liability to pressure palsy：HNPP）とされる。HNPPは，普段は目立った神経症状を呈さないが，肘管，手根管など圧迫性ニューロパチーが生じやすい部位で，容易に圧迫による運動麻痺を繰り返すことを特徴とする。

4）検査所見と診断

末梢神経伝導検査では，神経伝導速度の低下が特徴である。正中神経運動神経伝導検査が38m/sec以上であれば，軸索型，それ以下であれば脱髄型とする。CMT1Aは脱髄型なので，伝導速度の低下を著明に認めることが多い。腓腹神経生検では脱髄・再生を反映したonion-bulb形成がよく知られているが遺伝子診断の普及により，CMT診断のための生検は，以前ほどは行われない。現在では，保険適応もあるFISH法によるPMP-22遺伝子重複の確認により，確定診断することが多い。

5）治療

特異的な治療法はなく，下肢装具処方，リハビリテーションが中心である。ビタミンC療法が治験として進行中である[12]。

C 糖尿病性ニューロパチー

1）概念

糖尿病性ニューロパチー（Diabetic neuropathy：DN）はもっとも頻度の高い末梢神経障害であるが，その病態は複雑で診断法や治療法は確立していない[13]。

2）病因

高血糖による代謝異常説，血流障害説，神経再生障害説などが想定されているが，単独で説明できるものはなく，これらの因子が複合して生じていると考えられる。

3）臨床症状

一般的には足趾，足底部のしびれ感，疼痛で発症することが多い。上肢遠位部にも症状はみられるが，軸索変性は走行の長い神経に生じやすいため，上肢よりも走行の長い下肢のほうが症状が出やすい。深部腱反射の低下も最初はアキレス腱反射のみ認められるのが特徴である。進行とともに，起立性低血圧，陰萎，排尿障害など自律神経障害や筋力低下，筋萎縮などの運動神経障害が生じる。感覚障害では疼痛が問題となり，自覚症状として患者を苦しめる原因となる。また，痛覚が低下すると，傷害防御機転が機能せず，足壊疽の原因ともなる。

4）診断

まずは基礎疾患として糖尿病が存在していることが前提条件となる。末梢神経伝導検査の異常は参考とはなるがDNに特異的ではなく，他疾患との鑑別は臨床症状，経過も踏まえて慎重に判断する。近年，CIDPとDNの合併が多いことが指摘され[14]，CIDPとしての治療機会を逃さないことが重要である。

5）治療

まずは糖尿病のコントロールを改善することが基本である。DNそのものを標的とした治療は，現時点では，aldose reductase inhibitor（ARI）であるエパルレスタットしかない。疼痛に対してはNa，Caチャネル阻害作用をもつメキレシチン，カルバマゼピンなどを用いる。

文　献

1) 楠　進：Guillain-Barré症候群．臨床免疫学（下）―基礎研究の進歩と最新の臨床―（山本一彦，編）．日本臨牀, 63（suppl 5）：427-431, 2005.

2) Chiba A, Kusunoki S,Shimizu T, et al.：Serum IgG antibody to ganglioside GQ1b is a possible marker of Miller Fisher syndrome. Ann Neurol, 31：677-679, 1992.

3) Hadden RDM, Cornblath DR, Hughes RAC, et al.：Electrophysiological classification of Guillain-Barré Syndrome；Clinical Associations and Outcome. Ann Neurol, 44：780-788, 1998.

4) Ho TW, Mishu B, Li CY, et al.：Guillain-Barré syndrome in northern China-Relationship to Campylobacter jejuni infection and anti-glycolipid antibodies. Brain, 118：597-605, 1995.

5) AsburyAK & Cornblath DR：Assessment of current diagnostic criteria for Guillain-Barré syndrome. Ann Neurol, 27（suppl）：S21-S24, 1998.

6) Hughes RAC,Newsom-Davis JM, Perkin GD, et al.：Control trials of prednisolone in acute polyneuropathy. Lancet, ii：750-753, 1978.

7) 日本神経治療学会・日本神経免疫学会合同神経免疫疾患治療ガイドライン委員会：ギラン・バレー症候群（GBS）治療ガイドライン．神経治療, 20：194-200, 2003.

8) Ad Hoc Subcommittee of the American Academy of Neurology AIDS task Force：Research criteria for diagnosis of chronic inflammatory demyelinating polyneuropathy（CIDP）. Neurology, 41：617-618, 1991.

9) Joint task force of the EFNS and the PNS：European Federation of Neurological Societies/Peripheral Nerve Society Guideline on management of Chronic inflammatory demyelinating polyradiculoneuropathy. Report of a joint task force of the European Federation of Neurological Societies and the Peripheral Nerve Society. J Peripher Nerv Syst, 10：220-228, 2005.
10) 日本神経治療学会・日本神経免疫学会合同神経免疫疾患治療ガイドライン委員会：慢性炎症性脱髄性多発ニューロパチー（CIDP）治療ガイドライン．神経治療, 20：201-210, 2003.
11) 高嶋　博：Charcot-Marie-Tooth 病の遺伝子診断．神経内科, 70：354-365, 2009.
12) 中川正法，野寺裕之，服部直樹，ほか：Charcot-Marie-Tooth 病 1A に対するアスコルビン酸投与の有効性の検討．Peripheral Nerve, 18：210-212, 2007.
13) 安田　斎：糖尿病性ニューロパチーの病態と治療．臨床神経, 49：149-157, 2009.
14) Sharma KR, Cross J, Farronay O, et al.：Demyelinating neuropathy in diabetes mellitus. Arch Neurol, 59：758-765, 2002.

疾　患　編

17. 筋ジストロフィー，多発筋炎

国立精神・神経センター神経研究所 遺伝子疾患治療研究部　青木吉嗣・武田伸一

Key words　Duchenne型筋ジストロフィー，多発筋炎，皮膚筋炎

要　点

①Duchenne型筋ジストロフィー（DMD）の確定診断は，遺伝学的検査あるいは筋生検により行う。
②DMDの骨格筋および呼吸機能の改善を目的にステロイド投与を行う。
③DMDでは，心不全と呼吸障害を中心とした全身管理が重要である。
④多発筋炎・皮膚筋炎は，ステロイド，免疫抑制剤，免疫グロブリンにより加療を行う。
⑤多発筋炎・皮膚筋炎は，悪性腫瘍や間質性肺炎の合併に注意する。

重要ポイント

①筋ジストロフィーは，骨格筋の壊死・変性を主病変とし，臨床的には進行性の筋力低下をみる遺伝性の疾患である。筋ジストロフィーのうち，もっとも頻度が高く重症の経過をとるDuchenne型筋ジストロフィーを中心に，呼吸および循環管理に加えて，ステロイド，アンジオテンシン変換酵素阻害薬，交感神経β受容体遮断薬などにより筋障害の改善が試みられている。
②後天性筋疾患の代表である特発性炎症性ミオパチーは，多発筋炎，皮膚筋炎，封入体筋炎に分類される。特に多発筋炎は横紋筋のびまん性炎症性筋疾患であり，特徴的な皮疹を呈するものは皮膚筋炎という。成人に比較的多くみられ，ステロイド，免疫抑制剤，免疫グロブリンが筋力低下に奏効する場合が多いが，悪性腫瘍や間質性肺炎の合併例は予後不良である。

A Duchenne型筋ジストロフィー (Duchenne muscular dystrophy : DMD)

筋ジストロフィーは「骨格筋の壊死・変性を主病変とし，臨床的には進行性の筋力低下をみる遺伝性の疾患である」と定義される。筋ジストロフィーのうち，もっとも頻度が高く重症の経過をとるDuchenne型筋ジストロフィー（DMD）は，ジストロフィン遺伝子（Xp21.2）の変異により，骨格筋膜の安定性に重要なジストロフィンが欠損す

ることで発症する。ジストロフィンの欠損が不完全な場合はベッカー型筋ジストロフィー（Becker muscular dystrophy：BMD）の表現型をとる。DMDは，X染色体連鎖遺伝形式をとり，新生男児3,500人に1人の割合で発症する。

1．臨床像

2〜5歳前後で転びやすい，歩行が遅いなどの症状で気づかれることが多いが，高CK血症を偶発的に指摘され診断に至ることもある。特徴的な登はん性起立（Gowers徴候）を呈する。病初期には明らかな筋萎縮は認めず，腓腹部や舌などの筋肥大を示す場合が多いが，徐々に近位筋優位の筋力低下が進行して歩行は動揺性となり，12歳までに歩行不能となり車椅子生活に移行する。前後して脊柱側彎や関節拘縮の出現をみる。13歳前後で座位の保持も困難となる。呼吸筋の筋力低下のため10歳後半に呼吸不全が生じ，次第に心機能の低下も出現する。主として呼吸管理の進歩により，平均死亡年齢は過去20年で10年程度延長し，30歳前後になった。現在の死因は主に心不全および呼吸不全である。

2．検査所見

1）血液生化学検査

乳児期より著明な高CK血症（20,000〜40,000 U/L），アルドラーゼなどの筋原性酵素の上昇をみるが，筋萎縮の進行とともに低下する。AST，ALT，LDHも上昇し，肝機能障害と誤る場合がある。

2）筋電図

随意収縮時に，低振幅・短持続時間の運動単位，運動単位の早期動員（early recruitment）がみられる。

3）画像検査

骨格筋CT，MRIでは5歳頃から大殿筋の脂肪置換を認める。10歳以降では大腿四頭筋（特に大腿直筋），大内転筋と大腿二頭筋，傍脊柱筋を中心に近位筋優位に筋容積の減少や脂肪置換が顕著となるが，薄筋と縫工筋は比較的保たれる（selectivity pattern）。

4）遺伝学的検査

他の検査所見からDMD/BMDの可能性が疑われ，臨床的および遺伝医学的に有用と考えられる場合に実施を検討する。遺伝学的検査は，生涯変化しない個人の重要な遺伝学的情報を扱うため，担当医師から被験者（保護者）に対して，検査を行う意義，利点と限界，その結果が家族や親族に及ぼす影響について十分説明し，書面による同意を得た上で，遺伝子異常が診断されたときの支援まで準備して実施されるべきである。検査実施前後に遺伝カウンセラーが遺伝カウンセリングを実施することが望ましい。

最近，遺伝子変異が確立した男性のDMD/BMD患者を対象に，臨床試験/治験の実施を目的とした筋ジストロフィー患者登録サイトの運用が開始された（Remudy：registry of muscular dystrophy. http://www.remudy.jp/index.html）。登録に際しては，全例にmultiplex ligation-dependent probe amplification（MLPA）法によるスクリーニング検査を行い（保険診療），必要に応じてシークエンス解析，筋生検を実施する。

5）筋生検

筋病理では，筋の壊死・変性，再生線維の混在，筋線維の大小不同，結合織の増生がみられる。免疫組織化学染色では，DMDの筋細胞膜はジストロフィンをほぼ完全に欠損するが，BMDの細胞膜はまだら状(faint and patchy）に染色される。

3．治療方針

DMDに対するステロイド投与の有効性に関して，筋力の増強あるいは維持と呼吸機能の改善がランダム化比較対照試験により証明されている。5～15歳の症例ではプレドニゾロン（プレドニン®）0.75 mg/kg/日の連続投与が治療の第一選択である。体重増加などの副作用の面から投与量の減量が望ましい場合には，0.5 mg/kg/日に減量し，3～4ヵ月でさらに0.3 mg/kg/日へと減量する。

【心不全】

定期的に脳性ナトリウム利尿ペプチド(brain natriuretic peptide：BNP）の測定や心エコーを施行し，左室駆出率40％以下(BNP 20～60 pg/mL）で，アンジオテンシン変換酵素阻害薬（レニベース®，2.5 mg/日から開始し漸増），交感神経β受容体遮断薬(アーチスト®，1.25 mg/日から開始し漸増。上限は10 mg/日）を開始する。心筋障害が進行した際は拡張型心筋症の心不全に準じ，強心薬，利尿薬も加える。

【呼吸障害】

定期的なSpO_2，％VC，ピークカフフロー，終末呼気炭酸ガス濃度の測定が重要である。開始時期は，低酸素に基づく症状がある場合，睡眠時にSpO_2低下がある場合，VCが1L（あるいは％VCが20％）を下回る時期の前後，$PaCO_2$が55 Torr以上であれば夜間に非侵襲的陽圧換気療法（Noninvasive Positive Pressure Ventilation：NPPV）を開始する。病状，病態に応じて昼間にもNPPVを追加する。排痰障害にはカフレーター(Mechanical In-Exsufflator：MI-E）や肺内パーカッション換気療法（IPV）も有効である。

4．患者指導とリハビリテーション

早期より側彎と関節拘縮の予防に努め，必要に応じて装具，コルセットを作製する。最大強制吸気量維持のため呼吸訓練を行い，舌咽頭呼吸の習得を試みる。側彎は外科的治療も含め積極的に治療する。過度の痩せは消化管機能を低下させるため栄養指導が大切である。

5．根本的治療開発の動向

現在DMDに対して，PTC124によるリード・スルー療法，ES/iPS細胞や筋芽細胞の移植治療，ウイルスベクターによる遺伝子治療などの開発が進められている。当研究部では，これまでアンチセンス・モルフォリノを用いたエクソン・スキッピング療法の前臨床試験を行ってきた。この成果を踏まえて，DMDを対象にしたエクソン51スキッピングの臨床治験を実施する準備を進めている。

B 多発筋炎 (polymyositis：PM)，皮膚筋炎 (dermatomyositis：DM)

後天性筋疾患の代表である特発性炎症性ミオパチーは，多発筋炎，皮膚筋炎，封入体筋炎に分類される。特に多発筋炎は横紋筋のびまん性炎症性筋疾患であり，特徴的な皮疹を呈するものは皮膚筋炎という。多発筋炎・皮膚筋炎の有病率は人口10万あた

り約6人と推定される。男女比は女性が約2倍と多い。発症年齢の約半数は40～60歳である。

1．病因

発症には自己免疫機序が関与する。多発筋炎では，筋線維・間質・血管周囲にマクロファージ，CD8$^+$T細胞が浸潤し，筋線維内のカルパインなどのタンパク分解酵素を活性化する結果，筋線維は壊死する（細胞性免疫）。皮膚筋炎では，主に筋周膜の血管周囲や間質にB細胞，CD4$^+$T細胞（ヘルパーT細胞）が浸潤する（液性免疫）。筋内微小血管の内皮細胞が傷害される結果，循環障害による筋束周囲萎縮が生じる。

2．臨床像

急性ないし亜急性（数週～数ヵ月）に進行する。初発症状は，四肢近位筋・頸筋・体幹の筋力低下，筋痛，関節痛がみられることが多い。遠位筋力の低下は遅れて生ずる。進行例では筋萎縮を認めることがある。嚥下障害が生じることがあるが，構音障害を伴うことは少ない。びまん性間質性肺炎，肺線維症，心筋炎をしばしば合併する。自然寛解や増悪を繰り返しつつ徐々に進行し，5年生存率は約75％である。皮膚筋炎は多発筋炎と類似した臨床像を呈するが，ゴットロン徴候（指関節伸側で肥厚した紅斑），ヘリオトロープ疹（上眼瞼の紫紅色の浮腫性紅斑）を伴うことを特徴とする。皮膚筋炎の悪性腫瘍合併頻度は約20％であり，多発筋炎と比べて2.1～6.5倍高い。女性では，乳癌・卵巣腫瘍，男性では肺癌・消化器癌・前立腺癌が多い。女性の悪性腫瘍合併率は男性の約2倍で，50歳以上は高い。

3．検査所見

1）血液生化学検査

活動期には血清CK値は正常値の約10倍に上昇し，ミオグロビン値も上昇する。アルドラーゼ，AST，ALT，LDH，％クレアチン尿（尿中クレアチン/尿中クレアチン＋尿中クレアチニン）が上昇し，活動性の指標判定に有用である。

2）筋電図

随意収縮時には，低振幅・短持続時間の運動単位，運動単位の早期動員（early recruitment）がみられる。刺入電位は亢進していることが多い。安静時には線維性収縮電位，陽性鋭波を認める。

3）画像検査

急性期の骨格筋MRIは，STIR（Short TI Inversion Recovery）法および脂肪抑制T2強調画像では，病変は多巣性あるいはびまん性の高信号を示す。進行例は，筋萎縮およびT1強調画像で高信号を示す。

4）筋生検

筋束内の周辺・筋線維の内部・血管周囲にCD8$^+$T細胞やマクロファージの浸潤像，筋線維の変性と再生，結合織の増生を認める。特に皮膚筋炎では血管周囲の細胞浸潤が主体であり，筋束周囲萎縮が認められることが多い。

5）自己抗体

抗Jo-1抗体は肺線維症の合併のある多発筋炎の50％，皮膚筋炎の20％に認められる。抗シグナル認識粒子（SRP）抗体は筋炎と心障害を伴う急性発症の重症皮膚筋炎および多発筋炎の5％に検出される。皮膚筋炎に特異的な抗Mi-2抗体は35％で検出され，抗

p155抗体は悪性腫瘍合併例で高率とされる。その他の膠原病を合併するオーバーラップ（重複）症候群では，抗PM-1抗体（強皮症），抗Ku抗体（強皮症・全身性エリテマトーデス），抗nRNP抗体（混合性結合組織病）が陽性となることがある。

4. 診断

BohanとPeterの診断基準や皮膚筋炎・多発筋炎の改訂診断基準（厚生省特定疾患自己免疫疾患調査研究班平成4年度研究報告，pp25-28，1993）が汎用される。

5. 治療方針

多発筋炎あるいは皮膚筋炎の確定診断後は，プレドニン® 1～1.5 mg/kg/日を1～2ヵ月間連日投与する。筋力の改善，血清CK値の減少がみられれば2週間に10％の割合でプレドニン®を減量し，2～3年程度は維持療法を行う。筋症状は早期治療例ほど回復がよい。改善がないときは同量を1～2ヵ月間投与するか，ステロイドパルス療法を2～3クール行う（メチルプレドニゾロン1 g/回の3日間連続投与）。効果がない場合はメトトレキサート（メソトレキセート®，5～25 mg/週，経口あるいは筋肉内投与），アザチオプリン（イムラン®，50～100 mg/日，経口投与）などを併用する。ステロイド，免疫抑制薬の無効例では，追加療法として免疫グロブリン療法を併用する。

6. 治療のポイント

筋症状増悪時には筋炎の再燃か，ステロイドミオパチーの合併かの鑑別が重要である。血清CK値上昇，筋電図で線維性収縮電位や陽性鋭波の出現頻度が上昇した場合には再燃を疑う。ステロイドミオパチーは，プレドニン内服を4週間以上続けた場合に発症し，下肢近位筋優位の筋力低下・筋萎縮を呈するが，顔面筋および頸部伸展筋は保たれ，血清CK値は低下する。

7. 患者指導とリハビリテーション

急性期は等尺性収縮以外の運動は避ける。安定後は誤嚥性肺炎，廃用性筋萎縮，関節拘縮予防のための理学療法を早期に開始する。

謝辞：本稿の執筆にあたり貴重なご助言を頂いた国立病院機構東埼玉病院 神経内科 尾方克久先生，国立精神・神経センター病院 神経内科 大矢寧先生，同院 遺伝カウンセリング室 池上弥生遺伝カウンセラーに感謝します。

文 献

1) Moxley RT 3rd, et al.：Practice parameter：corticosteroid treatment of Duchenne dystrophy；report of the Quality Standards Subcommittee of the American Academy of Neurology and the Practice Committee of the Child Neurology Society. Neurology, 64：13-20, 2005.

2) Bohan A & Peter JB：Polymyositis and dermatomyositis. N Engl J Med, 292：344-347, 1975.

3) Dalakas MC：Therapeutic targets in patients with inflammatory myopathies；present approaches and a look to the future. Neuromuscul Disord, 16：223-236, 2006.

疾 患 編

18. 頭痛，正常圧水頭症

鳥取大学医学部医学科 脳神経医科学講座 脳神経内科分野　中島健二

Key words　Headache, migraine, triptan, normal pressure hydrocephalus

要 点
①二次性頭痛を見逃さない。
②片頭痛は，頻度の多い疾患である。
③薬物乱用頭痛に気をつける。
④正常圧水頭症は治療可能な疾患である。

重要ポイント

①国際頭痛分類第２版ICHD-2：国際頭痛学会は，頭痛の分類・診断基準を1988年に公開し，その後，新たなエビデンスなどを取り入れて第２版が2004年に出版された。
②薬物乱用頭痛：頭痛発作急性期治療薬の乱用により生じる。二次性頭痛に分類されるが，しばしば一次性頭痛に合併する。頭痛の臨床において，極めて重要である。

A 頭痛

1．診断

頭痛の原因は多岐にわたり（**表1**），片頭痛や緊張型頭痛・群発頭痛といった一次性頭痛と，頭蓋内外の器質的疾患などによる二次性頭痛の二つに大別される。頭痛診療の第一歩はその原因診断であり，まず，二次性頭痛を見逃さないことが重要である（**表2**）。頭痛の診断は，国際頭痛学会による分類・診断基準に従って行う[1~3]。

前兆のない片頭痛の診断基準を**表3**に示す。頭痛が中等度以上で，日常的な動作により頭痛が増悪し，随伴症状として悪心・嘔吐や光過敏・音過敏を伴う場合，片頭痛を疑う。前兆は片頭痛発作の頭痛が始まる直前または同時期に起こる局所神経症状の複合体である。典型的前兆には，視覚症状・感覚症状・言語症状があり，可逆性である。視覚性前兆が一般的で，閃輝暗点として現れる場合が多い。前兆に脱力が含まれる場合には，家族性片麻痺性片頭痛または孤発性片麻痺性片頭痛を疑う。

原因診断のために臨床検査も必要で，血

表1　頭痛の新国際分類：ICHD-Ⅱ

1. 一次性頭痛
   1）片頭痛
   2）緊張型頭痛
   3）群発頭痛およびその他の三叉神経・自律神経性頭痛
   4）その他の一次性頭痛
2. 二次性頭痛
   5）頭頸部外傷による頭痛
   6）頭頸部血管障害による頭痛
   7）非血管性頭蓋内疾患に伴う頭痛
   8）物質またはその離脱に伴う頭痛
   9）感染による頭痛
   10）ホメオスターシスの障害による頭痛
   11）頭蓋骨，頸，眼，耳，鼻，副鼻腔，歯，口あるいはその他の顔面・頭蓋の構成組織の障害に起因する頭痛あるいは顔面痛
   12）精神疾患による頭痛
3. 頭部神経痛，中枢性・一次性顔面痛およびその他の頭痛
   13）頭部神経痛および中枢性顔面痛
   14）その他の頭痛，頭部神経痛，中枢性あるいは原発性顔面痛

（Headache Classification Subcommittee of the International Headache Society：The International Classification of headache disorders, 2nd Edition. Cephalalgia, 24（Suppl 1）：1-160, 2004[1]，日本頭痛学会新国際頭痛学会分類普及委員会：国際頭痛分類第2版日本語版．日本頭痛学会誌31：1-188, 2004[2]より）

液検査や尿検査，頭部や頸椎，その他の部位の画像検査を適宜行う。髄液検査も必要に応じて実施する。

2．治療

1）片頭痛

ⅰ）片頭痛の急性期治療

軽症例では鎮痛薬・非ステロイド系消炎鎮痛薬（NSAIDs）が使用される[3〜5]。中等度以上の片頭痛発作においては，経口トリプタンの投与が考慮される。最近では，痛みの程度が軽度な片頭痛発作早期にトリプタンを投与することが推奨されている[5]。また，いずれかのトリプタンが無効であった場合でも，他のトリプタンが有効なことがあるので，無効例においては他のトリプタンを試みる[3,4]。一方，トリプタンは，エルゴタミン製剤や他のトリプタン製剤を投与中の患者，虚血性心疾患・脳血管障害・末梢血管障害などを有する患者では投与を避ける。家族性片麻痺性片頭痛や脳底型片頭痛は適応外である。

メトクロプラミドなどの制吐剤は，片頭

表2　放置すると致命的な頭痛診断のポイント

1. 突然の頭痛
2. 今まで経験したことがない頭痛
3. いつもと様子の異なる頭痛
4. 頻度と程度が増していく頭痛
5. 50歳以降に初発の頭痛
6. 神経脱落症状を有する頭痛
7. 癌や免疫不全の病態を有する患者の頭痛
8. 精神症状を有する患者の頭痛
9. 発熱・項部硬直・髄膜刺激症状を有する頭痛

（日本頭痛学会，編：慢性頭痛の診療ガイドライン．医学書院，p.6, 2006[3]より）

表3　前兆のない片頭痛

A. 下記のB〜Dを満たす発作が5回以上
B. 未治療の場合，頭痛発作は4〜72時間持続
C. 下記の，2項目以上を満たす
   1. 片側性
   2. 拍動性
   3. 中等度〜重度の痛み
   4. 日常的な動作（歩行や階段昇降など）により頭痛が増悪，あるいは頭痛のために日常的動作を避ける
D. 発作中，下記の1項目以上を満たす
   1. 悪心・嘔吐
   2. 光過敏と音過敏
E. 他の疾患によらない

（Headache Classification Subcommittee of the International Headache Society：The International Classification of headache disorders, 2nd Edition. Cephalalgia, 24（Suppl 1）：1-160, 2004[1]，日本頭痛学会新国際頭痛学会分類普及委員会：国際頭痛分類第2版日本語版．日本頭痛学会誌31：1-188, 2004[2]より）

痛の随伴症状である悪心・嘔吐に有効であり，片頭痛発作急性期に併用される[3~5]。

ii）片頭痛発作予防療法

予防療法は，①片頭痛発作の頻度が多い場合，②急性期治療が無効であったり，禁忌や副作用のために使用できない場合，③急性期治療薬の乱用がみられる場合，④片麻痺性片頭痛，脳底型片頭痛，遷延性前兆を伴う片頭痛，片頭痛性脳梗塞といった特殊な片頭痛の場合などに適応となる[4,6]。

保険適用を考慮すると，本邦における予防薬の第一選択はカルシウム拮抗薬である塩酸ロメリジンになる[3,4]。塩酸ロメリジンは，脳血管の収縮を抑制したり，spreading depressionに伴う脳血流低下を抑え，脳血管透過性亢進を抑制する。βブロッカー，特にプロプラノロールや，バルプロ酸，抗うつ薬なども片頭痛の発作予防に有効であると

表4 特発性正常圧水頭症診療ガイドラインによる診断基準

● Possible iNPH

【必須項目】

1. 60歳代以降に発症する
2. 歩行障害，認知障害および尿失禁の1つ以上を認める
3. 脳室の拡大（Evans index＞0.3）を認める
   Evans index：両側側脳室前角間最大幅/その部位における頭蓋内腔幅
4. 髄液圧が200mmH_2O以下で，髄液の性状が正常である
5. 他の神経学的あるいは非神経学的疾患によって上記臨床症状のすべてを説明しえない
6. 脳室拡大をきたす明らかな先行疾患（くも膜下出血，髄膜炎，頭部外傷，先天性水頭症，中脳水道狭窄症など）がないか不明である

【参考項目】

1. 歩行は歩幅が狭く，すり足，不安定で，特に方向転換時に不安定性が増す
2. 症状は緩徐進行性が多いが，一時的な進行停止や増悪など波状経過を認めることがある
3. 他の神経変性疾患（パーキンソン病，アルツハイマー病など）や脳疾患（ラクナ梗塞など）の併存はありうるが，いずれも軽症にとどまる
4. 高位円蓋部脳溝・くも膜下腔の狭小化およびシルビウス裂・脳底槽の拡大を認めることが多い
5. PVL（periventricular lucency：脳室周囲低吸収域），
   PVH（periventricular hyperintensity：脳室周囲高信号域）の有無は問わない
6. 脳血流検査は他の痴呆性疾患との鑑別に役立つ

● Probable iNPH

【必須項目】

1. Possible iNPHの必須項目を満たす
2. 以下のいずれかを認める
   a. CSFタップテスト（髄液排除試験）で症状の改善を認める
   b. CSFドレナージテスト（髄液持続排除試験）で症状の改善を認める
   c. 髄液流出抵抗値（Ro）測定やICPモニタリング（頭蓋内圧持続測定）で異常を示す

● Definite iNPH

シャント術施行後，症状の改善を認める

（日本正常圧水頭症研究会，編：特発性正常圧水頭症診療ガイドライン．メディカルレビュー社，2004より）

されている[3,4,6]が，本邦ではこれらの薬剤は片頭痛の保険適用になっていない。

2）緊張型頭痛

頭痛について十分に説明し，不安・緊張を除く。精神的ストレスや姿勢異常などが誘因となっていることもあり，これらの誘因除去に関する指導も重要である。薬物治療が必要な場合には，抗不安薬や筋弛緩剤，抗うつ薬などが用いられる。

3）群発頭痛

カフェルゴットやスマトリプタンが投与される。純酸素吸入や副腎皮質ホルモン剤が有効なこともある。

B 正常圧水頭症（NPH）

1．概要

NPHでは，精神活動の低下（認知障害），歩行障害，尿失禁の三つが主症状（三徴候）である。脳室拡大を認めるが，腰椎穿刺での脳髄液圧は正常範囲にあり，髄液短絡術で著明な神経症状の改善を認める。原因不明である特発性と，くも膜下出血や髄膜炎などの後に生じる続発性のものがある[7]。

2．診断

三徴候の複数，あるいは，いずれかを認め，頭部画像検査で脳室の拡大（Evans index：0.3以上）が確認されればNPHを疑

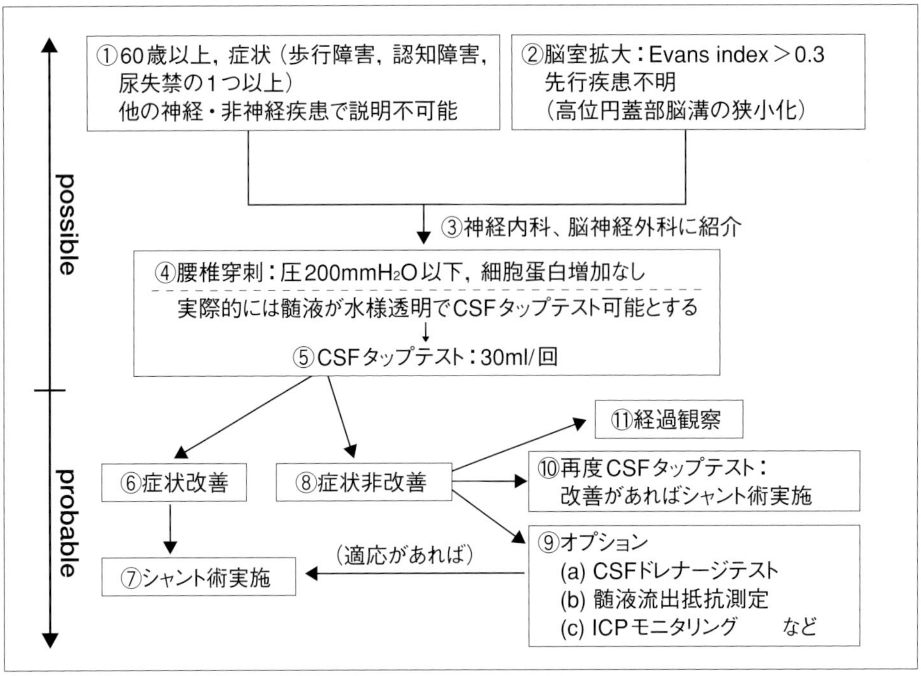

図1　特発性正常圧水頭症診療ガイドラインによる診断のためのフローチャート
CSFタップテストまたはオプションが陽性ならprobable特発性NPHとする。
（日本正常圧水頭症研究会，編：特発性正常圧水頭症診療ガイドライン．メディカルレビュー社，2004より）

う。腰椎穿刺で測定する脳脊髄液圧は200mmH_2O以下を示す。腰椎穿刺により約20～40mlの髄液を排除して歩行障害などの症状が改善するかどうかを試す，すなわち，髄液排除試験あるいは髄液タップテストを行う。髄液排除により症状が改善すれば，シャント手術による治療効果が期待される。しかし，髄液排除試験が陰性であっても，シャント手術によって症状の改善が期待される患者も存在する。このため，腰部くも膜下腔にドレナージチューブを挿入して48～72時間持続的に髄液排除を行って症状の変化を確認する髄液ドレナージ試験を行うこともある[7)]。日本正常圧水頭症特発性水頭症研究会により，診断基準（**表4**）や診断のためのフローチャート（**図1**）が示されている[7)]。

3. 治療

治療は，シャント手術である。通常，脳室腹腔シャント（V-P シャント），あるいは，腰部くも膜下腔腹腔シャント（L-P シャント）が実施される[7)]。

文 献

1) Headache Classification Subcommittee of the International Headache Society：The International Classification of headache disorders, 2nd Edition. Cephalalgia, 24（Suppl 1）：1-160, 2004.
2) 日本頭痛学会新国際頭痛学会分類普及委員会：国際頭痛分類第2版日本語版．日本頭痛学会誌, 31：1-188, 2004.
3) 日本頭痛学会，編：慢性頭痛の診療ガイドライン．pp1-227，医学書院，2006.
4) 日本神経学会治療ガイドライン慢性頭痛治療ガイドライン作成小委員会（坂井文彦委員長）：慢性頭痛治療ガイドライン2002．臨床神経, 42：330-362, 2002.
5) 平田幸一，高嶋良太郎，相場彩子，ほか：片頭痛の急性期治療；トリプタンの使い方，工夫，無効症例に対する対処．神経治療，26：135-142, 2009.
6) 浜田潤一：片頭痛の予防療法．神経治療, 26：149-157, 2009.
7) 日本正常圧水頭症研究会，編：特発性正常圧水頭症診療ガイドライン．メディカルレビュー社，2004.

疾　患　編

19. 膠原病関連神経疾患・がん関連神経疾患

大阪大学大学院 医学研究科 情報統合医学 神経内科学　中辻裕司・佐古田三郎

Key words　collagen disease, autoimmune disease, paraneoplastic neurological syndrome

要　点

①SLE，神経Behçet病，神経サルコイドーシスは比較的中枢神経症状が多い。

②PN，アレルギー性肉芽腫性血管炎，RAは比較的末梢神経症状が多い。

③病態は血管の炎症・閉塞による虚血症状であったり，神経系に発現する抗原に対する免疫反応によるものと考えることができる。

重要ポイント

①傍腫瘍性神経症候群（PNS）として発症し，遅れて癌が見つかることが多い。

②癌年齢患者（中高年）で急性から亜急性に進行する神経症状をみたらPNSを落としてはならない。

A 膠原病関連神経疾患（表1）

1．関節リウマチ (rheumatoid arthritis：RA)

RAは抗原特異的免疫反応が関節滑膜を主座としてみられる全身性炎症性疾患であるが，神経症状としては末梢神経障害が多い。末梢神経障害は神経栄養血管障害に基づく多発性単神経炎あるいは機械的圧迫による絞扼性神経障害の型をとる。多発性単神経炎は非対称的な感覚運動神経障害であり，腓骨神経や尺骨神経に多い。絞扼性神経障害としては正中神経が手関節部で絞扼されておこる手根管症候群（carpal tunnel syndrome）で手掌のしびれや拇指球の萎縮をみる。中枢神経障害としては環軸関節亜脱臼による脊髄圧迫症状，稀に肥厚性硬膜炎を伴う。

1）検査

血液検査ではCRP，リウマトイド因子(RF), matrix metalloproteinase-3 (MMP-3), 抗cyclic citrullinated peptide（CCP）抗体の測定が参考になる。抗CCP抗体は特異度が高く有用である。末梢神経障害に対しては神経伝導速度・筋電図などの神経生理検査を行う。軸索変性が主体であることを認め

表1　神経症候を呈する主な膠原病関連疾患

膠原病関連疾患	主な症状
関節リウマチ（RA）	多発性単神経炎，手根管症候群，環軸関節亜脱臼
全身性エリテマトーデス（SLE）	見当識・記憶障害，精神症状，痙攣，髄膜脳炎様症状，脳卒中様発作
結節性多発動脈炎（PN）	多発性単神経炎
アレルギー性肉芽腫性血管炎（Churg-Strauss症候群）	気管支喘息，多発性単神経炎
Sjögren症候群	涙腺・唾液腺障害，感覚性末梢神経障害
神経Behçet病	髄膜脳炎様症状，構音障害，複視，運動麻痺，精神症状
神経サルコイドーシス	髄膜脳炎様症状，脳神経障害（顔面神経麻痺），脊髄障害，多発性単神経障害

ることが多い[1)]。RAを疑った場合，手のX線以外に頸椎の前屈位側面像で環軸関節亜脱臼の確認も考慮する。

2）治療

絞扼性神経障害に対しては軽症であれば関節の安静を保ち保存的に経過観察する。中等症以上であればステロイドの局注あるいは整形外科的に圧迫の解除を考慮する。環軸関節亜脱臼についてはカラー装着等による頸運動制限や整形外科的手術が必要な場合がある。その他RAに対する治療が基本である。従来の非ステロイド性抗炎症剤（NSAID）や疾患修飾性抗リウマチ薬（disease-modifying antirheumatic drug：DMARD）に加え，近年TNFやIL-6を標的とした生物学的製剤が導入され著効している[2)]。

2．全身性エリテマトーデス（SLE）

SLEは全身に多彩な症状を呈するが，中枢神経症候として見当識・記憶障害などの高次脳機能障害，抑うつ・統合失調症様症状などの精神症状や痙攣，頭痛を呈し，中枢神経ループス（CNS lupus）あるいはneuropsychiatric SLE（NPSLE）とよばれる。痙攣は大発作の頻度が高い。髄膜脳炎様症状，脳神経麻痺，脊髄炎も呈す。その他血管炎に基づくと考えられる脳卒中様発作や多発性単神経障害もきたす。

1）検査

血液検査では抗核抗体，抗Sm抗体，抗dsDNA抗体，梅毒反応擬陽性が参考になる。血清抗リボゾームP抗体は特異性が高くループス精神病（lupus psychosis）で有意に高値を示す[3)]。脳波ではびまん性徐波等の異常がみられる。

RAとSLEの病態に関する話題

ともに代表的自己免疫疾患であり病態にT細胞が重要な役割をしている。RAでは炎症の増悪にはTNF-α，IL-6，IL-17などが重要と考えられており[5)]，実際抗TNF-α抗体，抗IL-6R抗体の効果もそれを支持している。これに対しSLEではIFN-αの関与が大きいと考えられている[6)]。

2）治療

疾患活動性に応じてステロイド，免疫抑制剤を考慮する。最近SLEの病態に重要なB細胞の表面抗原CD20に対するモノクローナル抗体リツキシマブの効果や治療抵抗性ループスに対するIVIg療法が注目されている[4]。

3．結節性多発動脈炎（polyarteritis nodosa：PN）

原発性血管炎はChapel Hill分類でなされる[7]。大血管炎には高安病，側頭動脈炎，中血管炎にはPN，川崎病，小血管炎にはWegener肉芽腫，アレルギー性肉芽腫性血管炎，顕微鏡的多発血管炎（microscopic PN：MPN），Henoch-Schönlein紫斑病，本態性クリオグロブリン血症，皮膚白血球破砕性血管炎が含まれる。血管炎全般に全身症状として発熱，体重減少，全身倦怠感を伴って発症することが多い。PNの神経症状として神経栄養血管障害に基づく多発性単神経炎を呈することがもっとも多い。つまり左右非対称な感覚運動障害である。尺骨，橈骨，腓骨神経に好発する。その他頻度は少ないが脳卒中様発作や脊髄障害もきたす。

1）検査

CRP陽性，自己抗体は通常陰性である。神経生理学的検査では神経軸索変性が認められる。筋生検では壊死性血管炎の像がみられる。

2）治療

ステロイドあるいはシクロホスファミドを併用されることも多い。末梢血管拡張薬も使用される。

4．アレルギー性肉芽腫性血管炎（allergic granulomatous angiitis：AGA，Churg-Strauss症候群：CSS）

AGA，顕微鏡的多発血管炎（MPN），Wegener肉芽腫はいずれも小血管炎を伴うが好中球細胞質抗体（anti-neutrophil cytoplasmic antibody：ANCA）陽性を示すことが多くANCA関連血管炎と総称される。ANCAが好中球の活性化を介して血管炎を惹起すると考えられている。CSSは臨床的に気管支喘息が先行していることがほとんどである。症状は多発性単神経炎を示し，痛みや異常知覚を初発とし，脱神経としての筋力低下・筋萎縮もきたす。

1）検査

白血球，血小板増加，赤沈亢進，血清IgE高値，RF陽性が参考になる。AGAではP-ANCA（MPO-ANCA）が約半数で陽性となる。神経生理学的検査ではPNと同じく神経軸索変性が認められる。

2）治療

ステロイド反応性はよいが，軸索変性の強い場合後遺症が残りやすい。

5．Sjögren症候群

外分泌腺，特に涙腺・唾液腺障害が前景であるが多彩な神経症状を伴う。遠位感覚性末梢神経障害として経験されることが多いが，自己反応性T細胞の後根神経節への浸潤によると考えられる深部感覚障害による感覚失調性神経障害が認められる。中枢神経系では頭痛，意識障害等の無菌性髄膜脳炎や脊髄炎をきたし，寛解増悪を呈することもあり多発性硬化症との鑑別に苦慮することもある。

1）検査

血液検査ではCRP陽性，高ガンマグロブリン血症がみられ，抗核抗体，抗Ro/SS-A抗体，抗La/SS-B抗体陽性が参考になる。神経生理学的検査では軸索障害型を呈する。

2）治療

活動性のあるときはステロイドや免疫抑制剤が使用される。最近TNFやB細胞に対する生物学的製剤の効果も報告されているが確立されたものはない[8]。

6．神経Behçet病

Behçet病は口腔内アフタ，結節性紅斑，外陰部潰瘍，ブドウ膜炎を4主徴とするが約1割に神経症状を伴う。神経症状は男性例に明らかに多い。脳幹，大脳基底核周辺，小脳に炎症性病変をきたしやすい。脳浸潤細胞は主にT細胞である[9]。症状は多彩だが発熱・頭痛という髄膜脳炎症状や，構音障害，複視，運動麻痺，精神症状などを呈しやすい。しばしば増悪寛解を呈するので症状，画像上も多発性硬化症と鑑別困難な場合がある。

1）検査

HLA-B51が約半数強で陽性で針反応陽性が参考になる。髄液検査では細胞・蛋白増加とIL-6が高値をとる。細胞は初期には多核球優位となることが多い。頭部MRI（**図1**）では上記好発部位に散在性にT2，FLAIR高信号域がみられることが多く，活動性病変は造影される。

2）治療

ステロイドが有効なことが多く，急性増悪時にはステロイドパルス療法あるいは経口プレドニゾロン60mg/日程度から開始し漸減する。髄液検査は治療効果を反映し有効である。最近生物学的製剤であるTNF-α阻害薬やIFN-αによる治療効果が報告されている[10]。

7．神経サルコイドーシス

非壊死性肉芽腫（サルコイド結節）がさまざまな臓器に形成される疾患である。神経症状は5～10％に認められる。中枢神経症状としては髄膜脳炎様症状や脳神経障害を呈することがある。特に両側性の顔面神経麻痺をみたときはサルコイドーシスを念頭におくことが必要である。脊髄障害も起こしうる。末梢神経では炎症の波及あるいは結節による圧迫で多発性単神経障害を起こすことがある。また筋肉内に結節が形成され多発性筋炎様症状を呈することもある。

1）検査

増悪時には発熱，CRP陽性，血清Ca高値，ACE高値などを示す。胸部X線，CTで肺門

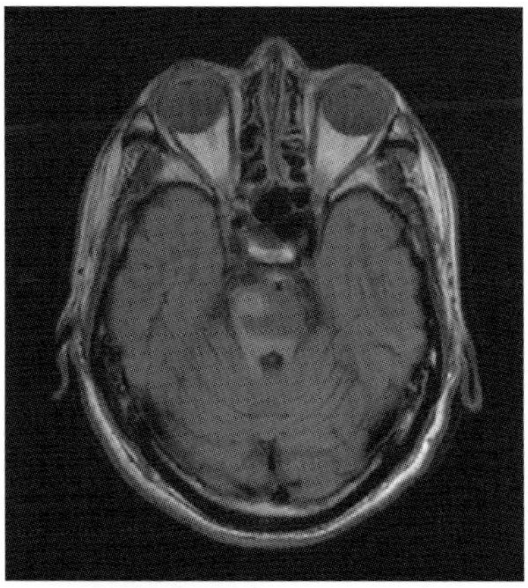

図1　頭部MRI
神経Behçet病。橋腹側右側，被蓋にFLAIR画像で高信号を認める。その他病変は中脳，小脳脚，視床，内包にもみられた。

リンパ節腫脹，肺浸潤影を調べる。脳脊髄病変はMRIにてT2，FLAIR高信号となる。確定診断は生検でサルコイド結節を証明することである。

2）治療

ステロイドが有効であることが多い。

B がん関連神経疾患（表2）

悪性腫瘍にともなう神経障害は腫瘍の直接浸潤や圧迫等による直接的障害以外に，免疫学的機序を介して障害される場合があり，後者の遠隔作用によるものを傍腫瘍性（神経）症候群（paraneoplastic neurological syndrome：PNS）とよぶ。PNSは液性免疫つまり腫瘍細胞が神経系に発現する蛋白を産生し，抗体が腫瘍のみならず神経をも傷害するものである。悪性腫瘍の1％近くがPNSに関する抗体を産生している[11]。PNSをきたしやすい腫瘍としては肺小細胞癌（SCLC），子宮癌，卵巣癌，乳癌，神経芽腫，胸腺腫，奇形腫，リンパ腫がある。また抗体では直接細胞障害性を示さず，T細胞介在性の神経障害機序によるPNSも存在するようである[12]。PNSの臨床症状の特徴は一般的に緩徐進行性の神経変性疾患と比べ急性から亜急性の早い経過をとることである。また神経症状が癌による症状に先行することが多く，PNSを常に念頭におき，疑ったときは血液腫瘍マーカー，抗神経抗体の測定，CT，MRI，超音波，FDG-PET検査も積極的に駆使すべきである。

治療はまず腫瘍がみつかれば腫瘍の治療が第一である。第二はPNSに対する免疫療法である。これにはステロイド，IVIg療法，血漿交換療法などがある。

1．傍腫瘍性小脳変性症（paraneoplastic cerebellar degeneration：PCD）

急性～亜急性に進行する小脳失調症状が主症状。つまりふらつき，歩行困難といった運動失調，構音障害，眼球運動異常など

表2　傍腫瘍性神経症候群（paraneoplastic neurological syndrome：PNS）

PNS	よくみられる随伴腫瘍	主な対応抗神経抗体
傍腫瘍性小脳変性症（PCD）	卵巣癌，子宮癌，乳癌 SCLC Hodgikin病	抗Yo抗体 抗Hu抗体，抗VGCC抗体 抗Tr抗体
傍腫瘍性脳脊髄炎（PEM）	SCLC	抗Hu抗体，抗CV2（CRMP5）抗体
傍腫瘍性辺縁系脳炎（PLE）	SCLC， 睾丸腫瘍 卵巣奇形腫	抗Hu抗体，抗CV2抗体，抗VGKC抗体 抗Ma2抗体 抗NMDAR抗体
傍腫瘍性感覚性ニューロパチー（PSN）	SCLC	抗Hu抗体，抗CV2抗体
傍腫瘍性網膜変性症（CAR）	SCLC，メラノーマ	抗recoverin抗体
オプソクローヌス・ミオクローヌス症候群	肺癌，乳癌，神経芽腫	抗Ri抗体
ランバート・イートン症候群（LEMS）	SCLC	抗VGCC抗体

PCD: paraneoplastic cerebellar degeneration, PEM: paraneoplastic encephalomyelitis, PLE: paraneoplastic limbic encephalitis, PSN: paraneoplastic sensory neuropathy, CAR: cancer-associated retinopathy, SCLC: small cell lung cancer, CRMP: collapson response mediator protein, VGCC: voltage-gated calcium channel, NMDAR: N-methyl-D-aspartate receptor

が週単位で増悪することが多い。鑑別疾患としては小脳炎，Creutzfeldt-Jacob病などがある。随伴腫瘍と対応抗体は**表2**のとおりである。頭部MRI上は異常を認めないか一過性に腫大し造影されることもあるが徐々に萎縮が進む。小脳Purkinje細胞の脱落が特徴的病理所見である。治療としてステロイド，免疫抑制剤，血漿交換が行われることがあるが多くは無効である。

2. 傍腫瘍性脳脊髄炎/感覚性ニューロパチー (paraneoplastic encephalomyelitis/sensory neuropathy：PEM/PSN)

多くはSCLCを随伴腫瘍とし，抗Hu抗体が陽性のことが多い。大脳，小脳，脳幹，脊髄，末梢神経がさまざまな程度で障害される。このうち代表的な傍腫瘍性辺縁系脳炎と傍腫瘍性感覚性ニューロパチーについて記載する。

3. 傍腫瘍性辺縁系脳炎 (paraneoplastic limbic encephalitis：PLE)

辺縁系脳炎の原因は多様であるが感染症を除いた非感染性辺縁系脳炎の多くはPLEである。またPEM/PSNのうち大脳辺縁系に主病変がある場合PLEとして分類される。多くはSCLCを随伴腫瘍とし抗Hu抗体を認める。抗Ma2抗体陽性の睾丸腫瘍に伴うPLEは，SCLCに比べより若年男性にみられやすい。記銘力障害，認知機能障害，精神症状が急性～亜急性に出現進行する。鑑別疾患としてはヘルペス脳炎，精神疾患が挙げられる。最近卵巣奇形腫に伴いグルタミン酸受容体の一つであるNMDARに対する抗体陽性のPLEが報告された[13]。若年女性に好発し精神症状，痙攣，不随意運動を示し重篤で遷延することが多いが比較的予後が良いことがわかってきた。抗VGKC抗体は非傍腫瘍性であることが多いがSCLCや胸腺腫に伴う場合もある。

頭部MRIで側頭葉内側部にT2強調/FLAIR画像で高信号域を認めることがある。

腫瘍に対する治療が第一であるが，神経症状に対してステロイド，IVIg療法，血漿交換療法などの免疫療法が有効なことがある。特に抗NMDAR抗体，抗VGKC抗体のように細胞膜抗原に対する抗体陽性の場合は有効性が高い。抗Hu抗体，抗Ma2抗体のような細胞内抗体の場合は無効のことが多い。

4. 傍腫瘍性感覚ニューロパチー (paraneoplastic sensory neuropathy：PSN)

PEM/PSNで末梢神経症状を前景とする場合にPSNと分類される。多くはSCLCを随伴腫瘍とする。症状は四肢遠位部のしびれ，痛み等の異常感覚で初発することが多い。主病変は脊髄後根神経節であり，いわゆるニューロノパチーを呈し感覚性運動失調が目立つようになる。神経生理学的検査では感覚神経活動電位（SNAP）の低下がみられる。治療は腫瘍に対する腫瘍が第一で，神経障害の程度により神経症状が改善する場合もある。

5. 傍腫瘍性網膜症 (paraneoplastic retinal degeneration, cancer-associated retinopathy：CAR)

SCLC，メラノーマ等に伴って網膜色素変性症に類似した症状，つまり光過敏症，輪状暗点，網膜動脈狭小化をきたす。免疫療法が有効なことがある。

6．傍腫瘍性オプソクローヌス・ミオクローヌス症候群（paraneoplastic opsoclonus myoclonus syndrome：POMS）

成人では肺癌，乳癌が，小児では神経芽腫に伴うことが多い。不規則で衝動性の眼球運動異常（オプソクローヌス），小脳失調症状，ミオクローヌスを特徴とする。ステロイド等免疫療法が有効なことがある。

7．ランバート・イートン症候群（LEMS）

これも多くはPNSであるが他項にゆずる。

文　献

1) 長谷公隆，千野直一：関節リウマチの検査・診断．日本臨牀, 63：379-385, 2005.
2) 亀田秀人，竹内　勤：関節リウマチ．日本内科学会雑誌, 96：2189-2195, 2007.
3) 廣畑俊成：膠原病の中枢神経病変．日本臨床免疫学会雑誌, 27：109-117, 2004.
4) D'Cruz DP, Khamashta MA & Hughes GR：Systemic lupus erythematosus. Lancet, 369：587-596, 2007.
5) Okamoto H, Hoshi D, Kiire A, et al.：Molecular targets of rheumatoid arthritis. Inflamm Allergy Drug Targets, 7：53-66, 2008.
6) 藤尾圭志：自己免疫疾患における病態形成とT細胞．医学のあゆみ, 213：64-68, 2005.
7) Jennette JC, Falk RJ, Andrassy K, et al.：Nomenclature of systemic vasculitides. Proposal of an international consensus conference. Arthritis Rheum, 37：187-192, 1994.
8) Ozgocmen S & Gur A：Treatment of central nervous system involvement associated with primary Sjögren's syndrome. Curr Pharm, 14：1270-1273, 2008.
9) Hirohata S, Arai H & Matsumoto T：Immunohistological studies in neuro-Behçet's disease. Adv Exp Med Biol, 528：385-387, 2003.
10) Calamia KT & Kaklamanis PG：Behçet's disease recent advances in early diagnosis and effective treatment. Curr Rheumatol Rep, 10：349-355, 2008.
11) Pittock SJ, Kryzer TJ & Lennon VA：Paraneoplastic antibodies coexist and predict cancer, not neurological syndrome. Ann Neurol, 56：715-719, 2004.
12) Dalmau J & Rosenfeld MR：Paraneoplastic syndromes of the CNS. Lancet Neurol, 7：327-340, 2008.
13) Dalmau J, Tüzün E, Wu HY, et al.：Paraneoplastic anti-N-methyl-D-aspartate receptor encephalitis associated with ovarian teratoma. Ann Neurol, 61：25-36, 2007.

疾患編

20．プリオン病・亜急性硬化性全脳炎

東京医科歯科大学大学院 医歯学総合研究科 脳神経病態学　大原麻耶・水澤英洋

Key words　進行性認知症，プリオン蛋白，周期性同期性放電，拡散強調画像，遅発性ウィルス感染症，麻疹ワクチン，麻疹抗体価

要点

A．プリオン病

①正常型プリオン蛋白が高次構造の変化により異常型となり病変性を獲得し，核酸の複製なしに自己増殖し神経系を侵していく疾患の総称である。

②典型例では認知症，ミオクローヌスなどの不随意運動，小脳失調などの症状が急速に進行し，数週～数ヵ月で無動性無言となり，数ヵ月～2年で死亡する。

③孤発性，遺伝性，獲得性プリオン病に大別され，病型によっては臨床像が非典型的となる。

④拡散強調MRI，脳波，髄液中14-3-3蛋白，総タウ蛋白などが診断に有用である。またSPECTや遺伝子検査なども考慮される。

B．亜急性硬化性全脳炎

①変異した麻疹ウィルスの持続感染によるもので，遅発性ウィルス感染症の代表的疾患である。

②麻疹ワクチンの普及により近年発症数は減少傾向である。

③初期症状は学童期の学力低下や性格変化などであり，早期の時点で気付くことが大事である。多くはミオクローヌスが出現した時点で診断される。

④血清および髄液中の麻疹抗体価上昇は診断的である。脳波やMRIの異常はミオクローヌスが出る頃に認められる。

⑤治療にはイノシンプラノベクスやインターフェロンαを用いる（保険適応）。

重要ポイント

①プリオン病の7～8割は古典型の孤発性CJDであるが，その他は緩徐進行性であったり特徴的症状を欠く非典型例であることに留意する。原因不明の認知症，ミオクローヌス，失調症，痙性対麻痺，精神症状，意識障害などを呈するケースに対しては，プリオン病を鑑別に考え検査を進める必要がある。

②SSPEは近年の治療により，早期治療例では症状改善や進行が遅くなる例もみられている。麻疹への罹患歴や初期の非特異的症状から疑い，早期診断・早期治療につなげることが重要である。

A プリオン病

1．概念・病因

ヒトおよび動物でみられる中枢神経系の致死性伝播性疾患で，異常型プリオン蛋白（PrP^{sc}）が主に中枢神経内に蓄積し，神経機能を傷害するものである。PrP^{sc}は正常型プリオン蛋白（PrP^{c}）と同じ253アミノ酸から構成されるが，高次構造の変化によりプロテアーゼ抵抗性となり，PrP^{sc}がPrP^{c}に作用して高次構造を変化させPrP^{sc}に変換する。蛋白自体が感染性を有する点で特徴的な疾患である。本症は第5類感染症に指定されており，届け出が必要である。

2．分類

プリオン病は，原因不明の孤発性CJD（Creutzfeldt-Jacob Disease）と，プリオン蛋白遺伝子の変異による遺伝性プリオン病，ヒトや動物のプリオン病から“感染”する獲得性プリオン病に大別される。わが国では2008年9月までに1129例がプリオン病と判定されており，うち孤発性CJDが77％，遺伝性プリオン病が16.5％，獲得性プリオン病が6.3％であった。

3．臨床症候と検査所見

1）孤発性CJD（sporadic CJD：sCJD）

明らかな感染の契機がなく，プリオン蛋白遺伝子（*PRNP*）に変異がないものを指す。*PRNP*は正常でも129番アミノ酸の多型［メチオニン（M）/バリン（V）］がみられる。孤発性CJDは，このM/V多型（MM，MV，VV）と，PrP^{sc}をプロテアーゼ処理した後の蛋白の分子量（1型：21kD，2型：19kD）により分類され，MM1，MV1がいわゆる古典型で70％を占める。それ以外については臨床像がやや異なるが，以下は古典型について述べる。

ｉ）症状：発症年齢は50歳～70歳で，若年発症もみられる。初期症状は物忘れ，行動異常，抑うつ傾向，運動失調，視覚障害などの非特異的症状（第1期）で，認知症は亜急性に進行し，意志疎通が困難となる。さらにミオクローヌス，錐体路徴候，パーキンソニズムなどが加わり（第2期），数ヵ月で無動性無言，除皮質硬直の状態（第3期）となり，数ヵ月～2年で死亡する。

ⅱ）検査所見：一般血液・尿検査では異常を認めない。髄液一般検査では正常だが神経細胞の崩壊を示す14-3-3蛋白，NSE（neuron-specific enolase）の上昇がみられる。14-3-3蛋白の感度は高いがヘルペス脳炎や脳梗塞，脳腫瘍，大脳皮質基底核変性症などの変性疾患でも上昇することがある。近年では髄液中総タウ蛋白の上昇が感度・特異度ともに高く，診断に有用と考えられている。脳波検査では，初期は基礎律動の不規則化，徐波化のみで，ミオクローヌスが出現する進行期には80％でPSD（周期性同期性放電：periodic synchronous discharge，**図1**）が認められ，末期には脳波は平坦化する。MRIでは約90％の症例で基底核や大脳皮質にT2強調画像で高信号を認め，特に拡散強調画像が初期の異常検出に有用である（**図2**）。脳萎縮は初期には目立たないが，無動性無言になる頃から急速に進行する。病理所見としては著明な脳萎縮があり，大脳皮質や基底核を中心に海綿状脳症を認める。

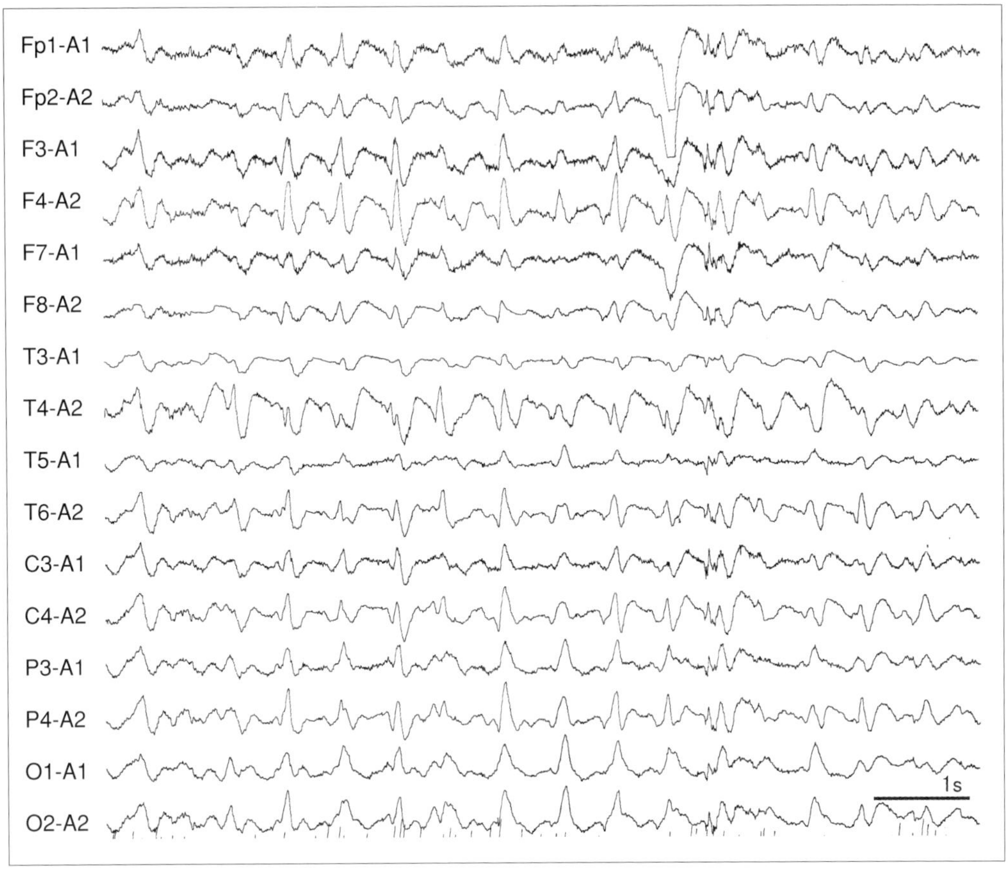

図1　CJDで認めた周期性同期性放電

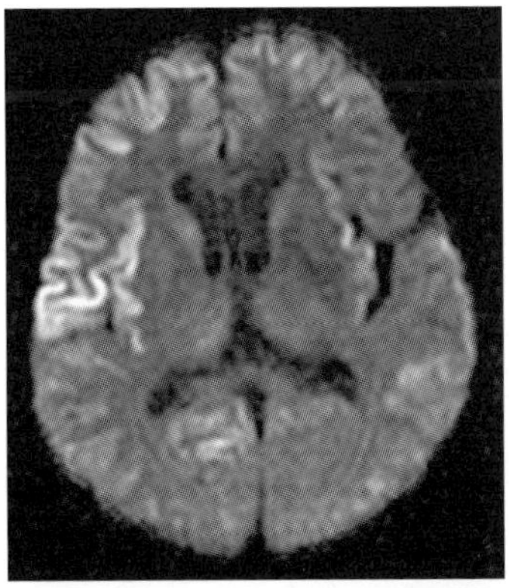

図2　孤発性CJDのMRI拡散強調像
皮質に沿って斑のある高信号を認める。
基底核と視床内側もやや高信号にみえる。

孤発性CJDの診断基準を**表1**に示す。

2）遺伝性プリオン病

プリオン病の17％を占め，プリオン蛋白遺伝子の変異により異常プリオン蛋白が作られ発症する。多くは常染色体優性遺伝性であるが，中には浸透率が低く一見孤発例にみえることもあるため，遺伝子検査が重要である。遺伝子変異は点変異が多いが，繰り返し配列の挿入もみられる。

ｉ）家族性CJD：孤発性CJDに類似の症状を呈するものが多いが，緩徐進行性であったり，PSDや髄液14-3-3蛋白の上昇を認めないものもある。わが国ではコドン180

表1 孤発性CJD診断基準

1. 確実例（definite）：脳組織においてCJDに特徴的な病理所見を証明するか，またはウェスタンブロット法や免疫組織学的検査にて脳に異常プリオン蛋白が検出されたもの。
2. ほぼ確実例（probable）：病理所見は得られないが，進行性認知症を示し，脳波上PSDを認める。さらに，ミオクローヌス，錐体路または錐体外路徴候，小脳症状（ふらつき歩行を含む）または視覚異常，無動無言状態のうち2項目以上を呈するもの。
3. 疑い例（possible）：ほぼ確実例と同様の臨床症状を呈するが，脳波上PSDを認めないもの。

（V→I）変異が多いが，孤発性として発症する。

ii）Gerstmann-Sträussler-Sheinker症候群（GSS）：進行性小脳失調や痙性歩行で発症し，認知症が遅れて出現する。数年の経過で無言無動状態となり死亡する。コドン102（P→L）変異が多い。

iii）致死性家族性不眠症（Fatal familial insomnia：FFI）：治療抵抗性の不眠や精神症状，自律神経症状を特徴とし，1～2年の経過で死亡する。視床型孤発型CJD（MM2視床型）と同様の症候を呈する。

3）獲得性プリオン病

異常型プリオン蛋白がヒトないしは動物から感染したものである。

i）Kuru：パプアニューギニアのフォーレ族の風土病であり，死者を悼んで脳を食す習慣により主に女性と子供に発症した。食人習慣の禁止により新たな発生はほとんどなくなった。

ii）医原性プリオン病：多くは硬膜移植後CJD，ヒト成長ホルモン製剤によるものである。日本では後者は存在しない。孤発性CJDよりもやや若年発症で，臨床経過は孤発性CJDとほぼ同様で急速に進行するが，約30％で緩徐に進行し，PSDも呈さない非典型群がみられる。その他過去に角膜移植，深部脳波電極，脳外科手術の器具などからの感染が報告されている。

iii）変異型CJD：ウシ海綿状脳症に罹患したウシからヒトに感染したもので，国内では2004年に英国で感染したと思われる1例の報告があった。若年発症が多く，緩徐進行性で，PSDはみられない。MRIで視床枕の高信号（視床枕サイン）がみられる。

4）その他

上記のほか，進行性の認知機能・運動機能低下を呈し，既知のプリオン病とは異なる海綿状脳症を示し，プロテアーゼ感受性の異常PrPと関連していると考えられる一群が最近報告された。しかしこの異常PrPの性質や，病原メカニズムはまだわかっていない。

4．治療

プリオン病の治療として確立されたものはない。既存の医薬品の中でキナクリン，シンバスタチンやドキシサイクリン，ペントサンポリサルフェート（PPS）脳室内持続投与，フルピルチン，ミノサイクリンなどについて効果が検討されているが，一時的な症状軽減にとどまり，著明な効果はみられていない。その他はミオクローヌスに対するクロナゼパム投与など，対症療法が主体となる。

5．感染予防

孤発性CJD，遺伝性CJDに関しては脳，脊髄，網膜で高い感染力を有するため，これらを扱う手術に関してはガイドラインに沿った感染予防策を行う必要がある。また脳脊髄液の採取に当たっては，メガネの着用，ディスポーザブルの器具を用いるなどの予防が必要である。通常の社会的接触で感染することはない。血液からの感染に関しては，変異型CJDでのみ報告がみられる。また変異型CJDでは扁桃などのリンパ組織にも感染性がある。

詳しくはプリオン病感染予防ガイドライン2008を参照されたい。

B 亜急性硬化性全脳炎（Subacute sclerosing panencephalitis：SSPE）

1．概念・病因

SSPEは幼少期の麻疹罹患の後，変異した麻疹ウイルス（SSPEウイルス）が持続感染することにより発症する進行性の疾患で，多巣性進行性白質脳症（Progressive multifocal leukoencephalopathy：PML）とともに遅発性ウイルス感染症の代表的疾患である。ウイルス潜伏中の状態や発症機序についてはまだ解明されていない。

SSPEの発症頻度は麻疹罹患患者100万人に10人程度とされる。特に1歳未満に罹患した場合や，免疫機能が低下した例などで発症することが多い。わが国では1985年までは年間10例以上みられたが，麻疹の予防接種が普及してからは年間5～10人に減少している。発症予防には麻疹ワクチン接種を徹底することが重要である。

2．臨床症候

乳幼児期に麻疹に罹患し，いったん回復した後，約2～10年（平均7年）で発症する。性格変化，学力低下などで発症し，てんかん発作やミオクローヌス，不随意運動などが加わり，末期には無動となる（**表2**）。全経過は一般には数年（6年程度）であるが，10％程度は数ヵ月の経過の亜急性型，10％は数年以上の慢性型である。

3．検査所見

血液，髄液一般所見では特に異常はみられないが，髄液IgG, IgG indexは上昇する。血清および髄液中の麻疹抗体価は上昇している。ミオクローヌスが出現する時期（Jabbour Ⅱ期）には，脳波上7～8秒に1回で繰り返す周期性同期性高振幅徐波結合が認められる。頭部MRIは初期には正常で，進行とともに白質病変（頭頂葉や後頭葉から認めることが多い）や脳萎縮を認める。

4．治療

現時点で確定的な治療法はないが，以下の2剤は臨床的に有効性が認められ本症に保険適応がある。診断が確定次第治療を開始すべきである。

1）イノシンプラノベクス（イソプリノシン®）

抗ウイルス作用と免疫不活作用をもち，症状の進行を抑制し生存期間を延長するとされる。50～100mg/kg/日分3～4で経口投与する。

2）インターフェロン-α

ウイルス増殖阻害作用をもち，イノシンプラノベクスと併用で効果があるとの報告

表2　SSPEの病期分類（Jabbour）

第Ⅰ期	大脳の機能低下による症状で、軽度の知的障害、性格変化、意欲低下、周囲への無関心などが緩徐に進行する。
第Ⅱ期	運動およびけいれん徴候で、運動機能の低下、四肢体幹のミオクローヌスが出現し、知的障害が進行する。不随意運動や強調運動障害なども出現、歩行不能となる。この期間は数週〜数年で症例ごとに異なる。
第Ⅲ期	昏睡に至る意識障害の進行である。知的障害、運動障害が進行し歩行は不可能、ミオクローヌスも強くなる。経口摂取は困難になる。体温の不規則な上昇、唾液分泌亢進、発汗異常などの自律神経症状も出現する。
第Ⅳ期	意識は消失し、不随意運動・自発運動ともみられなくなる。除脳硬直、除皮質硬直がみられる。

がある。100〜300万単位を週1〜3回脳室内投与する。副作用として一過性に発熱がみられる。

そのほか研究的治療法として，抗ウイルス薬であるリバビリンの脳室内投与も行われている。JabbourⅡ期程度の早期の症例に対しては，臨床症状の改善を認める例が多いが，進行期になると効果は不十分である。本治療法は倫理委員会の承認を得て行う必要がある。

文　献

1) 厚生労働省遅発性ウィルス感染調査研究班：クロイツフェルト・ヤコブ病診療マニュアル〔改訂版〕. pp17-42, 2002.
2) 黒岩義之，ほか（プリオン病および遅発性ウィルス感染症に関する調査研究班）：プリオン病感染予防ガイドライン2008. pp19-38, 2008.
3) 厚生労働科学研究費補助金難治性疾患克服研究事業：プリオン病および遅発性ウイルス感染症に関する調査研究，平成20年度 総括・分担研究報告書. pp85-93, 2009.
4) 逆瀬川祐二，堂裏克美：プリオン病の診断支援，治療への試み. 日本臨牀, 65：1417-1422, 2007.
5) Satoh K, et al.：14-3-3 protein, total tau and phosphorylated tau in cerebrospinal fluid of patients with Creutzfeldt-Jacob disease and neurodegenerative in Japan. Cell Mol Neurobiol, 26：45-52, 2006.
6) P Gambetti, et al.：A novel human disease with abnormal prion protein sensitive to protease. Ann Neurol, 63：697-708, 2009.
7) プリオン病および遅発性ウィルス感染症に関する調査研究班：SSPE診療ガイドライン. 2007.
8) 細矢光亮：亜急性硬化性全脳炎（SSPE）の治療・予後. 日本臨牀, 65：1483-1486, 2007.
9) Jabbour JT, et al.：SSPE：Clinical staging, course, and frequency. Arch Neurol, 32：493-494, 1975.

英文索引

数字

^{123}I-MIBG (meta-iodobenzylguanidine) 心筋シンチグラフィー……27, 165
14-3-3蛋白……266
16q-ADCA……205, **206**
3D-SSP (three-dimensional stereotactic surfacc projections)……19, 25, 26, 161

A

AAN基準……244
ACE……261
Alberta Stroke Program Early CT Score (ASPECT)……138
Alexander病……230
allergic granulomatous angiitis……260
ALS……109, 112, 208
ANCA……260
apneusis……113
aprataxin欠損症……207
asterixis……232
astrocytic plaque……200
athetosis……230
ATPase染色……44
α-synuclein (αシヌクレイン)……165, 188, 197
α-synucleinopathy (αシヌクレイノパチー)……165, 197

B

βブロッカー……255
Babinski徴候……8
ballooned neuron……200
Becker muscular dystrophy (BMD)……**249**
Behavioral and Psychological Symptoms of Dementia (BPSD)……160, 175
Behçet病……261
Binswanger病……**173**
BPAS……18
Broca失語……9
Brown-Séquard症候群……223

C

Campylobacter jejuni……241
cancer-associated retinopathy (CAR)……263
CBD……197, **200**
Chaddock徴候……8
Charcot-Marie-Tooth病 (CMT)……32, 245
chorea……230
choreoathetosis……230
chronic inflammatory demyelinating polyneuropathy (CIDP)……99, 242
Churg-Strauss症候群……260
CKD……134
Clinical isolated syndrome (CIS)……222, **226**
CMT1A……245
CNS lupus……259
CPEO……80
crescendo TIA……135
Creutzfeldt-Jakob病……232
CT……16
CT perfusion……22

D

deep brain stimulation (DBS)……**229**, 232
dentato-rubro-pallido-luysian atrophy (DRPLA)……230
diaschisis……19
diffusion perfusion mismatch……**20**, 22
DM……250
DRPLA……205, **206**
Duchenne型筋ジストロフィー (Duchenne muscular dystrophy：DMD)……**248**
dystonia……231

E

early CT sign……17, **18**, 137
easy Z-score imaging system (eZIS)……25, 161
ECD……19
EFNS-PNS基準……244

essential tremor ……………………228
Evans index ……………………256

F

Fisher 症候群 ……………………241
FISH 法……………………245
Friedreich ataxia（FA）………207

G

GCI ……………………197
GCS ……………………125
Gerstmann-Sträussler-Sheinker 症候群（GSS）……………………268
Gilles de la Tourette 症候群 …233
'globose' neurofibrillary tangles と tufted astrocyte …………199
Gowers 徴候 ……………………6, 209
Guillain-Barré syndrome（GBS）……………………99, 112, 240
Guillain-Mollaret の三角 ……229

H

Hachinski Ischemic Score ……172
Hallervorden-Spatz 病 ………230
head turning sign ……………160
hemiballismus ……………………232
HMPAO ……………………19
Hoehn & Yahr の重症度分類…192
Hoehn & Yahr 重症度…………119
Hoffman 反射 ……………………8
Huntington 病 ……………………230
hyperdense MCA sign …………**18**
HYVET-COG ……………………175

I

IGF-1 ……………………213
IgG index ……………………40
IMP……………………19
INR ……………………142
intima-media thickness（IMT）……………………69
Iomazenil ……………………19

J

JCS ……………………125

K

Kugelberg-Welander 病 ……209

L

LEMS ……………………264
leukoaraiosis ……………………27
luxury perfusion ………………19

M

Machado-Joseph 病（MJD：SCA3）……………………205, **206**
manifesting carrier ……………85
Marcus Gunn sign ……………223
MCP-1……………………212
MDS-UPDRS ……………………192
Meige 症候群 ……………………232
MELAS ……………………80
MERRF ……………………80
MG ……………………55, 99, 112, 215
MIBG 心筋シンチグラフィー……………………26, 66, 192, 198
microembolic signals（MES）…72
mild cognitive impairment（MCI）……………………158
misery perfusion ………………19
MPO-ANCA ……………………260
MRA ……………………18
MRI……………………18, 161
MS，視神経脊髄型（Opticospinal MS：OSMS）……………………222
MS，通常型（Conventional MS：CMS）……………………222
MSA ……………………197
MSA-P……………………197
multiple sclerosis（MS）…99, 221
multiplex ligation-dependent probe amplification（MLPA）法……………………249
MuSK ……………………216
myasthenia gravis ……………215
myoclonus ……………………232

N

NADH-TR 染色……………………44
Naked axon ……………………49
neuromyelitis optica（NMO）…221
NIH Stroke Scale（NIHSS）…135
NINDS-AIREN ………………172
NMO-lgG ……………………226
NMO の診断基準 ……………223
NPH ……………………256

O

onion bulb ……………………49
onion-bulb 形成 ………………245
ovoid lesion ……………………224

P

P-ANCA ……………………260
palatal tremor …………………229
paraneoplastic cerebellar degeneration（PCD）………………262
paraneoplastic encephalomyelitis（PEM）……………………263

paraneoplastic limbic encephalitis (PLE) ……263
paraneoplastic neurological syndrome (PNS) ……262
paraneoplastic opsoclonus myoclonus syndrome (POMS) ……264
paraneoplastic retinal degeneration ……263
paraneoplastic sensory neuropathy (PSN) ……263
PDWI ……198
perfusion MPI ……19
peripheral myelin protein 22 (PMP-22) ……245
periventricular hyperintensity (PVH) ……27
periventricular lucency (PVL) ……27
Pick病 ……168
Pick嗜銀球 ……168
'pill-rolling movement (丸薬まるめ運動)' ……188
plasmapheresis ……100
PM ……250
polyarteritis nodosa (PN) ……260
PROGRESS ……175
progressive nonfluent aphasia ……168
pseudoathetosis ……230
PSP ……197, **198**
PSP-CBS ……**199**
PSP-P ……**199**
PSP-PAGF ……**199**
PSP-parkinsonism ……**199**
PSP-PNFA ……**199**

R

R-R間隔の変動係数 (CVR-R) ……64
rheumatoid arthritis (RA) ……258
Richardson症候群 ……**199**
Romberg徴候 ……6
rt-PA ……138, 140
rt-PA (アルテプラーゼ) 静注療法 ……134

S

sacsin欠損症 ……207
SCA (spinocerebellar ataxia) ……205
SCA6 ……205, **206**
semantic dementia ……168
Shy-Drager症候群 ……202
Sjögren症候群 ……260
SLE ……259
SND ……**197**
snout反射 ……8
SPECT ……19
SPM ……19
SSPEウイルス ……269
SWI ……198

T

T2＊強調画像 ……28
TDP-43 ……169
TDP-43プロテイノパチー ……169
TIA ……134, **135**
Tic ……233
TOAST分類 ……134
Totally locked-in state (TLS) ……111
Transcranial dopplar ultrasonography (TCD) ……72
traumatic tap ……39
tremor ……228
TXA2合成酵素阻害 ……140

U

Uhthoff徴候 ……224

V

V-Pシャント ……257
VEGF ……212
videofluoroscopy (VF) ……104, 105
videoscopy (VE) ……104, 105
Voxel-based Morphometry (VBM) ……24
Voxel-based Specific Regional Analysis System for Alzheimer's Disease (VSRAD) ……24, 25, 161

W

Wearing-off現象 ……194
Werdnig-Hoffmann病 ……209
Wernicke失語 ……10
Wilson病 ……230, 231, 232

X

X連鎖劣性遺伝 ……85

和文索引

あ

亜急性硬化性全脳炎 ……232, 269
アステリキシス ………………232
アスピリン ………………140, **141**
アセチルコリン皮内試験………65
頭落下試験 ………………………7
圧受容器反射……………………64
アテトーゼ ……………………230
アテローム血栓性梗塞CT ……17
アテローム血栓性脳梗塞 ……………………………133, **137**
アミロイドβ蛋白 ……………157
アミロイドカスケード仮説 …157
アルガトロバン …………140, 141
アルギニン負荷試験 …………198
アルツハイマー病 ……………157
アルテプラーゼ …………138, 140
アレルギー性肉芽腫性血管炎 ……………………………………260
アンチセンス・モルフォリノ ……………………………………250
アンチレックス…………………50

い

意識 ……………………………124
意思伝達装置 …………………110
位置覚 ……………………………8
一次性頭痛 ……………………253
一過性黒内障 …………………135
一過性脳虚血発作 ……………135
易転倒性 ………………………199
遺伝カウンセリング……………88
遺伝学的検査 …………………249
遺伝子組み換え型組織プラスミノーゲンアクチベーター ……138
遺伝性診断………………………82
遺伝性圧脆弱性ニューロパチー(hereditary neuropathy with liability to pressure palsy：HNPP) ………………………………245
遺伝性プリオン病 ……………267
胃瘻 ……………………………106
陰性4徴候 ……………………210
咽頭期 …………………………105
インフォームド・コンセント …88

う

ウイルス性 ……………………183
右左シャント疾患………………73
運動神経伝導検査………………31
運動単位…………………………33
運動単位電位……………………33

え

エアウェイ挿入 ………………114
エクソン・スキッピング ……250
エダラボン …………140, 141, 213
エドロホニウム試験 ……216, 217
エピネフリン……………………65
エルゴメーター…………………80
鉛管様 ……………………………6
嚥下機能 ………………………104
嚥下障害 ………………104, 105
嚥下準備期〜口腔期 …………104
塩酸ドネペジル ………………162

お

凹足 ……………………………245
オーバーラップ(重複)症候群 ……………………………………252
起き上がり ………………………7
オザグレル ……………………140
オリーブ橋小脳萎縮症 ………202
オリゴクローナルバンド………40
音読………………………………11

か

開眼失行 ………………………232
介護保険 ………………………**117**
会話補助装置 …………………110
過換気(hyperventilation)……113
拡散強調画像MRI(diffusion MRI)…………………………137
核上性注視麻痺 …………199, 201
喀痰 ……………………………**116**
喀痰吸引 ………………………112
家系図の書き方…………………83
過剰リン酸化タウ蛋白 ………157
片麻痺性片頭痛 ………………253
カルシウム拮抗薬 ……………255

感覚神経活動電位……………………31
感覚神経伝導検査……………………31
眼瞼痙攣 ……………………90, 231
眼振 ……………………………………4
肝性脳症 …………………………232
関節リウマチ ……………………258
間接訓練 …………………………105
観念運動性失行……………………12
観念性失行…………………………12

き

偽アテトーゼ ……………………230
奇異性脳塞栓症……………………74
気管切開 …………………………114
気管挿管 …………………………114
キサントクロミー…………………40
逆行性経テントヘルニア ……126
逆シャンペンボトル …………245
逆流性食道炎 ……………………106
嗅覚障害 …………………………197
救急のABC ………………………126
急性呼吸不全 ……………………113
急性散在性脳脊髄炎 …………185
球脊髄性筋萎縮症 ………119, 209
球麻痺 …………………………………5
強剛 ……………………………………6
協調運動検査 ………………………6
ギランバレー症候群（GBS）
……………………99, 112, 240
起立試験……………………………63
起立性低血圧………………………64
筋萎縮性側索硬化症（ALS）
……………………109, 112, 208
筋強直性ジストロフィー ……113
近時記憶障害 ……………………158
筋ジストロフィー ……………112
筋ジストロフィー，Duchenne型
……………………………………248
筋生検 ……………………………**43**
筋生検の適応………………………43
筋線維束収縮 ………………………5
筋線維タイプ群化（fiber type grouping）……………………………46
緊張型頭痛 ………………………253
筋脱力………………………………55
筋特異的チロシンキナーゼ …216
筋無力症クリーゼ ……………217
筋無力症症候群……………………55
筋無力症状の急性増悪（myasthenic crisis）…………………56

く

くも膜下出血 ……………………145
グラスゴー昏睡指標 …………125
クリーゼ …………………………113
グリセロール ……………………141
クロピドグレル ………………**141**
群集萎縮（grouped atrophy）…46
群発頭痛 …………………………253

け

経管栄養 …………………………106
経口摂取 …………………………104
痙性斜頸 ………………………90, 231
痙性対麻痺 ………………………209
経腸栄養剤 ………………………107
痙直 ……………………………………6
経頭蓋ドプラ検査…………………72
軽度認知障害 ……………………158
経鼻栄養 …………………………106
経皮内視鏡的胃瘻造設術（PEG）
……………………………………106
頸部血管超音波検査………………69
結核性 ……………………………183
血漿交換療法（plasma exchange：PE）……………………242
結節性多発動脈炎 ……………260
血栓溶解療法 ……………137, 138
嫌気的解糖系………………………77
言語理解……………………………11
原発性球麻痺 ……………………209
原発性側索硬化症 ……………208
健忘性失語…………………………10

こ

抗GQ1bIgG抗体…………………241
抗CCP抗体 ………………………258
抗Ro/SS-A抗体 …………………261
抗La/SS-B抗体 …………………261
抗Hu抗体 ………………………**263**
抗VGKC抗体 ……………………**263**
抗NMDAR抗体 …………………263
抗AChR抗体 ……………………215
抗アクアポリン4（aquaporin-4：AQP4）抗体 ……221, 225, **226**
抗うつ薬 …………………………255
構音障害 ………………………………5
口蓋振戦 …………………………229
鈎回ヘルニア ……………………126
交感神経……………………………63
好気的運動負荷試験 …………**77**
好気的解糖系………………………77
抗コリンエステラーゼ阻害剤 …50
後大脳動脈 ………………………135
後脊髄動脈症候群 ……………**152**
抗糖脂質抗体 ……………………241
口部ジスキネジア ……………233
硬膜動静脈瘻 ……………………**155**
抗リボゾームP抗体 …………259
抗リン脂質抗体症候群 ………135
誤嚥性肺炎 ………………………106

呼吸不全 ……112
国際頭痛学会による分類・診断基準 ……253
心・縦隔比 ……66
固縮 ……190
語想起 ……11
孤発性CJD ……266
孤発性プリオン病 ……87
ゴモリ・トリクローム染色 ……44
コリンエステラーゼ ……54
コリン作動性憎悪 ……56, 201
昏睡 ……124

さ

在宅経管栄養剤 ……106
細胞蛋白解離 ……241
細菌性 ……182
サルコイドーシス ……261
猿手 ……210
賛意（informed assent）……85
酸化ストレス ……213
三叉神経痛 ……**223**, 226
酸素療法 ……114

し

視覚性失認 ……14
磁化率強調画像 ……198
軸索型Guillain-Barré症候群 ……31
軸索変性 ……48
自己抗体 ……251
自己免疫性脳炎 ……185
歯状核赤核淡蒼球Luys体萎縮症 ……230
視神経脊髄型MS（Opticospinal MS：OSMS）……222
ジストニア ……231
ジストロフィン遺伝子 ……248
姿勢反射障害 ……190
肢節運動失行 ……12
持続髄腔内投与療法 ……213
失語 ……9
失行 ……9, 201
失調性呼吸 ……113
失認 ……9
自発話 ……10
視野検査 ……4
若年性ミオクローヌスてんかん ……236
シャント手術 ……257
習慣性流産 ……134
周期性同期性放電 ……266
十字サイン ……198
重症筋無力症（MG）……55, 99, 112, 215
重心動揺計 ……58
出血性脳梗塞 ……141
出生前診断 ……87
小角化線維（small angulated fiber）……46
消化態栄養剤 ……104, 106
常染色体優性遺伝 ……84
常染色体劣性遺伝 ……84
小脳扁桃ヘルニア ……126
食道期 ……105
食物テスト ……104, 105
書痙 ……231
書字 ……11
自律神経機能検査 ……63
シロスタゾール ……**142**
真菌性 ……184
針筋電図検査 ……33
神経筋接合部 ……50
神経原線維変化 ……157
神経生検 ……**43**
神経生検の適応 ……46
心原性脳塞栓症CT ……17
心原性脳塞栓症 ……133, **137**, 138
人工呼吸器 ……112
人工呼吸器関連肺炎 ……116
進行性核上性麻痺 ……197, **198**, 232
進行性筋ジストロフィー ……109
人工濃厚流動食 ……104, 106
侵襲的陽圧換気（invasive positive pressure ventilation：IPPV）……114, **115**
振戦 ……188, 228
振動覚 ……8
深部覚 ……8

す

髄液 ……38
髄液検査 ……241
髄液細胞診 ……41
髄液タップテスト ……257
髄液排除試験 ……257
錘体路徴候 ……210
髄内動静脈奇形 ……**156**
髄膜炎 ……178
ステロイドミオパチー ……252

せ

正常圧水頭症 ……256
声帯外転麻痺（Gerhardt症候群）……198
成分栄養剤 ……104, 106
脊髄虚血性疾患 ……**150**
脊髄くも膜下出血 ……**153**
脊髄血管障害 ……150
脊髄硬膜外血腫 ……150, **153**
脊髄硬膜下血腫 ……**153**
脊髄硬膜動静脈瘻 ……150

脊髄出血性疾患 ……………………152
脊髄小脳変性症 ………58, **61**, **202**
脊髄髄内出血 ……………………**154**
脊髄性筋萎縮症 ……………………113
脊髄性進行性筋萎縮症 …119, 208
脊髄動静脈奇形 ……………………154
舌萎縮 …………………………………5
節性脱髄………………………………49
線維自発電位…………………………34
線維束性収縮 ……………34, 210
先行期 ………………………………104
仙骨部回避 ……………………………8
全失語…………………………………10
線条体黒質変性症 ………**197**, 202
全身性エリテマトーデス ……259
前脊髄動脈症候群 ………150, **151**
前大脳動脈 …………………………134
選択的トロンビン阻害 ………140
前兆 …………………………………253
前兆のない片頭痛 ……………253
前頭側頭型認知症（FTD） …168
前頭側頭葉変性症（FTLD）…169
前頭葉変性症（FLD）…………168

そ

早期虚血性変化 ……………………138
阻血下前腕運動負荷試験 ……**77**

た

体幹失調 ……………………58, **61**
対光反射 ………………………………4
大孔ヘルニア ………………………126
体軸性強剛 …………………………199
帯状回ヘルニア ……………………126
代償性頻脈……………………………64
大脳皮質基底核変性症 …197, **200**
タウ蛋白 ……………………………197
タウオパチー ………………………197
多系統萎縮症 ………197, 202, **203**
脱髄……………………………………49
脱髄型GBS …………………………32
他人の手徴候 ………………………201
多発筋炎 ……………………………**250**
多発性硬化症（MS）…99, 113, **221**
単純血漿交換 ………………………100
蛋白細胞解離…………………………40

ち

チェーンストークス呼吸（Cheyne-Stokes respiration：CSR）…113
致死性家族性不眠症（Fatal familial insomnia：FFI） ………268
チック …………………………………233
中心性経テントヘルニア ……126
中枢神経ループス ………………259
中大脳動脈 …………………………135
超皮質性失語…………………………10
直接訓練 ……………………………106

つ

通常型MS（Conventional MS：CMS） ……………………………222

て

低酸素血症 …………………………114
適応，筋生検…………………………43
適応，神経生検………………………46
てんかん症候群の診断 ………236
てんかんの外科的治療 ………238
てんかんの診断 …………………234
てんかんの治療 …………………237
てんかん発作型の診断 ………236
テンシロン……………………………50
テンシロンテスト ………………217
伝導性失語……………………………10
伝導ブロック…………………………32
天然濃厚流動食 …………104, 106

と

動員……………………………………33
頭蓋内圧亢進 ………………………113
動静脈血栓塞栓症 ………………134
糖代謝PET（FDG-PET）……161
糖原病…………………………………78
糖尿病性ニューロパチー（Diabetic neuropathy：DN） ……245
銅の欠乏 ……………………………108
動脈解離 ……………………………135
ときほぐし標本………………………48
特定疾患 ……………………………**117**
ドパミン調整異常症候群 ……194
取り繕い反応 ………………………160
トリプタン …………………………254
トリプトファンカラム ………101
トロンビン阻害薬 ………………141
トロンボキサンA2合成酵素阻害薬 ……………………………………140

な

内側縦束（medial longitudinal fasciculus：MLF）症候群……223
内側側頭葉てんかん …………236
内中膜複合体…………………………69

に

二次性頭痛 …………………………253
二重膜濾過法 ………………………100
日本昏睡指標（3-3-9度方式）
……………………………………125
乳酸……………………………………77
尿毒症 ………………………………232

認知症，脳血管性 ……………171
認知症を伴うPD ……………166

の

脳炎 ………………………………178
脳血管障害 ………………………112
脳血管性認知症 …………………171
脳血流SPECT ……………………161
脳室腹腔シャント ………………257
脳室拡大 …………………………256
脳死判定 …………………………128
脳死判定基準 ……………………128
脳出血 ……………………………144
脳症 ………………………………178
脳深部刺激術 ……………195, **229**
脳性麻痺 …………………………230
脳脊髄液検査 ……………………180
脳底型片頭痛 ……………………254
脳底動脈 …………………………135
脳膿瘍 ……………………………178
脳ヘルニア ………………113, 126
脳保護薬 …………………………141
脳葉萎縮（cerebral lobar otrophy）………………………23, 28
ノルアドレナリン…………………64

は

パーキンソン症候群 …………**196**
パーキンソン病（Parkinson's disease：PD） ………66, 187, 232
パーキンソン病のPET ………192
パーキンソン病の薬物療法 …192
歯車様 ………………………………6
白血球減少症 ……………………108
発症前診断…………………………87
羽ばたき振戦 ……………………232
ハミングバードサイン ………200
バルプロ酸 ………………………255
半消化態栄養剤 ……104, 106, 107
反復刺激試験 ……………………217
反復唾液のみテスト ……104, 105

ひ

比 …………………………………212
非感染性 …………………………184
皮質下性認知症 …………………199
皮質性小脳萎縮症 ………202, **205**
微小栓子シグナル…………………72
非侵襲的陽圧換気（noninvasive positive pressure ventilation：NPPV）……………………**114**
ビタミンE欠乏症 ………………207
筆談 ………………………………109
非定型抗精神病薬 ………………162
皮膚筋炎 …………………………250
腓腹神経生検 ……………46, 242
表在覚 ………………………………8
平山病 ……………………………209
ピルビン酸…………………………77
ピロカルピン………………………65
ピロカルピン皮内試験……………65
貧血 ………………………………108

ふ

フェニルアラニンカラム ……101
不完全浸透…………………………84
副交感神経…………………………63
複合筋活動電位……………………31
複合反復電位………………………34
復唱…………………………………11
舞踏アテトーシス ………………230
舞踏病 ……………………………230
プラーク …………………………69, 70
フリーラジカルスカベンジャー ……………………………140, 141
プリオン病 ………………………266
プロトン密度強調画像 …………198
プロプラノール …………………255

へ

ベッカー型筋ジストロフィー ……………………………………249
ヘテロプラスミー…………………85
ヘパリン …………………………140
ヘパリン，未分画 ………………141
ヘパリン起因性血小板減少症 ……………………………………141
ヘマトキシリン＆エオジン（H&E）染色 …………………………44
片頭痛 ……………………………253
片頭痛発作予防療法 ……………255
片側顔面痙攣 ……………90, 233
片側バリズム ……………………232

ほ

保因者診断…………………………87
傍腫瘍性オプソクローヌス・ミオクローヌス症候群 …………264
傍腫瘍性感覚ニューロパチー ……………………………………263
傍腫瘍性小脳変性症 ……………262
傍腫瘍性（神経）症候群 ……262
傍腫瘍性脳脊髄炎 ………………263
傍腫瘍性辺縁系脳炎 ……………263
傍腫瘍性網膜症 …………………263
傍脊髄動静脈奇形 ………………**156**
母系（ミトコンドリア）遺伝 …85
発作性運動原性舞踏アテトーゼ ……………………………………230
発端者（Proband） ………………84
ボツリヌス注射 …………**232**, 233

ボツリヌス毒素注射……………90
ポリオの後遺症 ………………113
本態性振戦 ……………………228

ま

末梢神経伝導検査 ………30, 241
慢性炎症性脱髄性多発根ニューロパチー ………………32, 99, 119
慢性呼吸不全 …………………113
慢性進行性外眼筋麻痺…………80

み

ミオキミー放電…………………34
ミオクローヌス ………………232
ミオトニー現象 …………………5
ミオトニー放電…………………34
水飲みテスト ……………104, 105
ミトコンドリア脳筋症 ……**78**, 88
未分画ヘパリン ………………141

む

無動 ……………………………190

め

メタボリックシンドローム …134
メトクロプラミド ……………254
免疫吸着法 ……………………100
免疫グロブリン静注療法（intravenous immunoglobulin：IVIg）…………………………………242

も

文字盤 …………………………110
もやもや病 ……………………148
モルフォリノ・アンチセンス…250

ゆ

有痛性強直性攣縮（painful tonic spasm）…………………**224**, 226

よ

陽性鋭波…………………………34
腰椎穿刺…………………………38
抑肝散 …………………………162

ら

ラクナ梗塞CT …………………17
ラクナ梗塞 ………………133, **137**
ラクナ症候群 …………………137
ランバート・イートン症候群 …………………………………264

り

臨床遺伝専門医 ………………**87**

れ

レビー関連神経突起（Lewy Neurite：LN） …………………164
レビー小体（Lewy body：LB）……………………164, 187, 197
レビー小体型認知症 ……66, 164
レム睡眠関連行動異常症 ……197

ろ

老人斑 …………………………157
ロメリジン ……………………255

わ

ワルファリン …………………142

略歴紹介

阿部康二（Koji Abe）

昭和 56 年　東北大学医学部卒業
昭和 62 年　東北大学神経内科大学院修了（医学博士）
昭和 63 年　米国ハーバード大学神経内科学教室留学
平成元年　東北大学医学部神経内科助手
平成 7 年　東北大学医学部附属病院講師
平成 8 年　東北大学医学部助教授
平成 10 年　岡山大学医学部教授
平成 18 年　岡山大学大学院教授（医歯薬学総合研究科），現在に至る。

専門：臨床神経内科学，神経変性疾患（脊髄小脳変性症，筋萎縮性側索硬化症，パーキンソン病など），脳血管障害，メタボリック症候群と認知症

著書：「神経難病のすべて」
「神経内科検査・処置マニュアル」
「脊髄小脳変性症の臨床」

©2010　　第 1 版発行　2010 年 2 月 25 日

（定価はカバーに表示してあります）

研修医のための神経内科診療

編著　阿部康二

検印省略

発行者　服部治夫
発行所　株式会社 新興医学出版社
〒113-0033　東京都文京区本郷 6 丁目 26 番 8 号
電話　03（3816）2853　　FAX　03（3816）2895

印刷　株式会社 藤美社　　ISBN978-4-88002-700-5　　郵便振替　00120-8-191625